Oclusão
Para Você e Para Mim

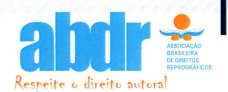

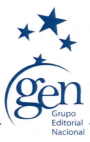

O GEN | Grupo Editorial Nacional – maior plataforma editorial brasileira no segmento científico, técnico e profissional – publica conteúdos nas áreas de ciências da saúde, exatas, humanas, jurídicas e sociais aplicadas, além de prover serviços direcionados à educação continuada e à preparação para concursos.

As editoras que integram o GEN, das mais respeitadas no mercado editorial, construíram catálogos inigualáveis, com obras decisivas para a formação acadêmica e o aperfeiçoamento de várias gerações de profissionais e estudantes, tendo se tornado sinônimo de qualidade e seriedade.

A missão do GEN e dos núcleos de conteúdo que o compõem é prover a melhor informação científica e distribuí-la de maneira flexível e conveniente, a preços justos, gerando benefícios e servindo a autores, docentes, livreiros, funcionários, colaboradores e acionistas.

Nosso comportamento ético incondicional e nossa responsabilidade social e ambiental são reforçados pela natureza educacional de nossa atividade e dão sustentabilidade ao crescimento contínuo e à rentabilidade do grupo.

Oclusão
Para Você e Para Mim

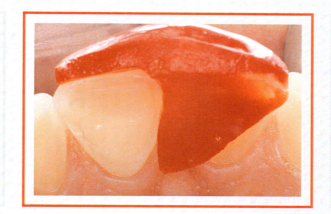

Antonio Carlos Cardoso
Prof. Titular da Disciplina de Oclusão da UFSC
Mestre e Doutor em Reabilitação Oral pela FOB
Coordenador do Curso de Doutorado em Implantodontia na UFSC
Prof. dos Cursos de Especialização em Dentística e Implantodontia na UFSC
Visiting Professor University of Minnesota

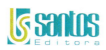

- O autor deste livro e a EDITORA SANTOS LTDA. empenharam seus melhores esforços para assegurar que as informações e os procedimentos apresentados no texto estejam em acordo com os padrões aceitos à época da publicação, *e todos os dados foram atualizados pelo autor até a data da entrega dos originais à editora*. Entretanto, tendo em conta a evolução das ciências da saúde, as mudanças regulamentares governamentais e o constante fluxo de novas informações sobre terapêutica medicamentosa e reações adversas a fármacos, recomendamos enfaticamente que os leitores consultem sempre outras fontes fidedignas, de modo a se certificarem de que as informações contidas neste livro estão corretas e de que não houve alterações nas dosagens recomendadas ou na legislação regulamentadora.

- O autor e a editora se empenharam para citar adequadamente e dar o devido crédito a todos os detentores de direitos autorais de qualquer material utilizado neste livro, dispondo-se a possíveis acertos posteriores caso, inadvertida e involuntariamente, a identificação de algum deles tenha sido omitida.

- Direitos exclusivos para a língua portuguesa
Copyright © 2003 pela **EDITORA SANTOS LTDA.**
Uma editora integrante do GEN | Grupo Editorial Nacional
Travessa do Ouvidor, 11
Rio de Janeiro – RJ – CEP 20040-040
Tels.: (21) 3543-0770/(11) 5080-0770 | Fax: (21) 3543-0896
www.grupogen.com.br | faleconosco@grupogen.com.br

- Reservados todos os direitos. É proibida a duplicação ou reprodução deste volume, no todo ou em parte, em quaisquer formas ou por quaisquer meios (eletrônico, mecânico, gravação, fotocópia, distribuição pela Internet ou outros), sem permissão, por escrito, da EDITORA SANTOS COM. IMP. LTDA.

- Capa: Gilberto R. Salomão
Editoração eletrônica: Editora Santos
Projeto gráfico: Editora Santos

- Ficha catalográfica

C26o
    Cardoso, Antonio Carlos
        Oclusão: para você e para mim / Antonio Carlos Cardoso. - [6ª Reimpr.]. - São Paulo: Santos, 2019.
233 p. : il. ; 28 cm.

    Inclui bibliografia
    ISBN 9788572883641

    1. Oclusão (Odontologia). I. Título.

13-06837   CDD: 617.643
                      CDU: 616.314.25

Colaboradores

Prof. Bertholdo Werner Salles
Prof. Edson Mackovieck
Prof. Edson Medeiros de Araújo
Profa. Liliane Janete Grando
Prof. Mário Vinicius Zendron

Dra. Mariane Cardoso
Dr. Nelson Pavan Junior
Dr. José Cláudio de Mello Filho
Profa. Graziela De Luca Canto
Prof. Rui Tavares

Agradecimentos

Aos colegas da Disciplina de Dentística e do Curso de Especialização em Dentística: Baratieri, Clóvis, Felipe, Mauro, Sylvio, Cleo, pelos anos trabalhando juntos, que nos deram uma visão simples, prática e bonita da Odontologia. Aos Profs. de Periodontia e Implantodontia: Magini, Bianchini. Aos colegas: Marcos Costa, Ângela, Paulo Rodolfo, Adriana Alves, Sérgio Almeida, Ana Paola Bruck, Monique Cunha da Silva, José Cláudio de Mello Filho, Paula Guerra, Deisi Spessato, Nelson Pavan Junior, Yvana Góes, Lauro Bragaglia, Mirian Becker, Mery, Gilberto Arcari e Paula Cardoso.

Aos acadêmicos: Leandro de Aguiar, Luiz Castilhos Junior, Marina, Kívia, Sheila Carminatti, Tatiana de Souza, Walkíria Medri, Luiz Michels Coelho, Fernanda Dalmelin, Betina, Lilian e Morgana Ludwig.

Ao Prof. Waldyr Janson e sua equipe de professores da FOB, que nos ensinaram a dar os primeiros passos no aprendizado da oclusão.

Ao Prof. Mondelli pelo constante incentivo.

Dedicatória

A Deus: "E tudo o que fizerdes, seja em palavra, seja em ação, fazei-o em nome do Senhor Jesus, dando por ele graças a Deus Pai." Col. 3:17

A Aurora, Daniel, Mariane e Clóvis, pelo constante apoio, incentivo e carinho, nas horas fáceis e difíceis, dedico este livro.

Prefácio

Conheci o Antonio Carlos quando ele ainda era um estudante de Odontologia e eu nem sonhava em ser dentista. Ele era colega de turma da minha irmã Rachel e um dia foi almoçar na nossa casa lá em Capinzal. Foi um daqueles almoços com feijão, arroz e muitas risadas. Risadas de jovens cheios de sonhos. Depois de alguns anos, fui aluno dele durante o curso de graduação na Universidade Federal de Santa Catarina (UFSC) onde conheci um excelente professor e iniciamos uma amizade que tem resistido à vida agitada que acabamos encontrando pelos nossos caminhos.

Assim que fui contratado pela UFSC (lá se vão muitos anos), encontrei e vi no professor Antonio Carlos um entusiasta pelo magistério, pela oclusão e em especial pela "palavra" de Jesus. Um entusiasta que sempre usou a sua inquietude em busca de respostas a uma das mais difíceis, ou talvez mal compreendida, áreas da Odontologia, a oclusão. Desde o início o tenho visto numa luta incansável para tornar o ensino da oclusão mais agradável e acessível a um número cada vez maior de estudantes e profissionais. Este livro é fruto de uma vida de dedicação e irá, provavelmente, representar para muitos uma forma nova, simples e objetiva de ver e aplicar os conhecimentos nele contidos. Não obstante, muito mais que isso, ele mostra a todos nós, e especialmente àqueles que sonham com uma vida melhor, que os sonhos podem se tornar realidade.

Hoje tenho a honra e a felicidade de escrever essas palavras para apresentar à comunidade o fruto do trabalho de um amigo e grande professor. Um fruto maduro e doce para as pessoas de bem.

Antonio, que Deus continue a iluminar você e sua família e que este fruto (digo, livro) possa servir de alimento a todos aqueles que desejam (para todos) uma vida melhor e mais justa.

Luiz Narciso Baratieri
Professor Titular de Dentística da UFSC – Florianópolis, SC

Apresentação

Começamos a escrever este livro com uma pergunta que nos intriga particularmente e a muitos que ensinam Oclusão. Por que a maioria dos estudantes de Odontologia e muitos profissionais não gostam da Oclusão, embora reconheçam a sua importância? No nosso entendimento, é porque ela é ensinada de maneira burocrática, complexa, utópica, demasiadamente teórica, com pouca relação clínica, em especial, com as outras áreas da Odontologia. Na Universidade Federal de Santa Catarina, preocupados com o desinteresse dos estudantes, começamos a en-focar o ensino da Oclusão muito mais dirigido às áreas clínicas do que algo meramente teórico. Também começamos a fazer contatos e a manter um relacionamento com professores de outras áreas, com o objetivo de solicitar a sua colaboração para que, aquilo que fosse ensinado em Oclu-são, fosse de certa forma seguida por eles. Dessa maneira, não ficamos mais como uma disciplina isolada. Outro dado também importante é que a equipe de professores de Oclusão aprendeu que, antes de ensiná-la, o ideal seria ensinar o estudante a gostar da disciplina. Cremos que o resultado tem sido satisfatório, tanto que, no nono período, quando a disciplina é oferecida ao aluno em caráter optativo, a procura tem sido sempre muito grande.

O título *Oclusão: Para Você e Para Mim*, extraído de um artigo publicado por Steiner, em 1953, *Cephalometric: For You and Me*, retrata não só a maneira simples como vemos a oclusão, mas também o que consideramos necessário, importante e útil para que tanto os profissionais, como os estudantes de Odontologia possam aplicar o conteúdo deste livro em suas clínicas diariamente.

Assim como o ser humano não termina em um ponto, todo livro, embora pronto, permanece inacabado. Considerando-se que o ponto final deste livro não significa o seu fim, mesmo assim, para a sua realização contamos com o apoio de vários colaboradores, colegas, professores, estudantes de Graduação e de Pós-graduação em Dentística e Implantodontia do curso de Odontologia da UFSC, alunos dos cursos de Atualização em Oclusão de Blumenau, Aracaju, Caxias do Sul, Goiânia e Florianópolis.

O Autor

Sumário

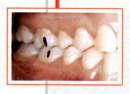

Capítulo 1
Oclusão e seus Princípios Básicos 2
Posições
Movimentos
Interferência Oclusal

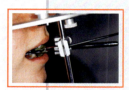

Capítulo 2
Uso de Articulador Semiajustável, com e sem Arco Facial 20
Conceito
Objetivo
Articulador Semiajustável (ASA)
Classificação
Montagem de Modelo de Estudo
Preparo do Articulador
Montagem de Modelos de Estudos sem o Uso do Arco Facial

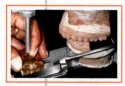

Capítulo 3
Ajuste Oclusal 38
Objetivos
Indicações
Contraindicações
Instrumental para Ajuste Oclusal
Requisitos para Ajuste Oclusal
Regras para Ajuste Oclusal
Ajuste Oclusal e Dimensão Vertical de Oclusal
Número e Localização dos Contatos Oclusais
Ajuste Oclusal de Diagnóstico

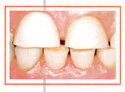

Capítulo 4
Bruxismo X Erosão do Esmalte e da Dentina 62
Bruxismo
Erosão do Esmalte e da Dentina: Uma Patologia Dental Frequente

Capítulo 5
Aplicação Clínica dos Princípios Oclusais 116
Nas Restaurações de Dentes Anteriores e Posteriores
Em Próteses Convencionais Implantossuportadas
Na Confecção e no Ajuste de uma Coroa na Região Anterior
Na Confecção e no Ajuste de uma Coroa Posterior
Em Pacientes com Suspeita de Dimensão Vertical de Oclusão (DVO) Reduzida

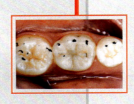

Capítulo 6
Disfunção Musculoarticular do Sistema Estomatognático 168
Anatomofisiologia dos Componentes do Sistema Estomatognático
Articulação Temporomandibular (ATM)
Músculos da Mastigação
Disfunção Muscular

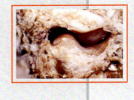

Capítulo 7
Placas Oclusais e Protetores Bucais 190
Placas Oclusais
Protetores Bucais

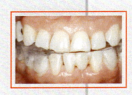

Capítulo 8
Arcada Dentária Reduzida – Um Novo Conceito Terapêutico em Prótese 216
Conceito
Considerações sobre Ausência e Reposição Dentárias
Função Bucal e o Número Mínimo de Dentes
Ausência Dentária e Disfunção Musculoarticular (DMA)
Ausência Dentária e Problema Periodontal
Como Tratar uma Arcada Dentária Reduzida
Outras Maneiras de Tratar uma Arcada Dentária Reduzida
Extrusão Dental

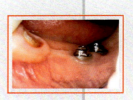

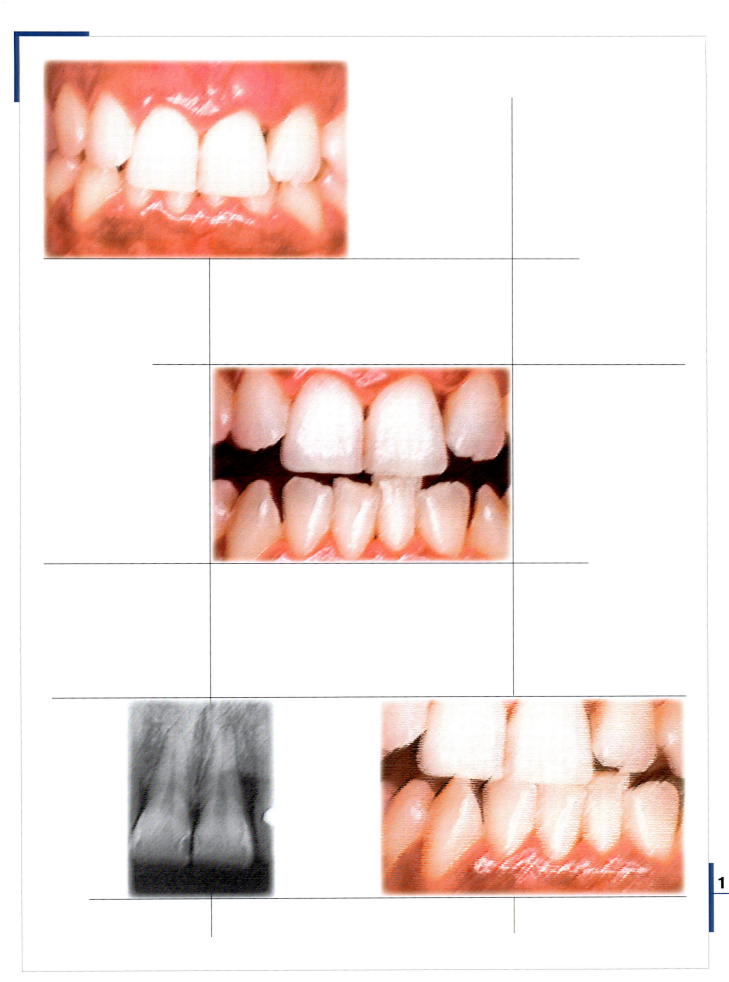

Capítulo

1

Oclusão e seus Princípios Básicos

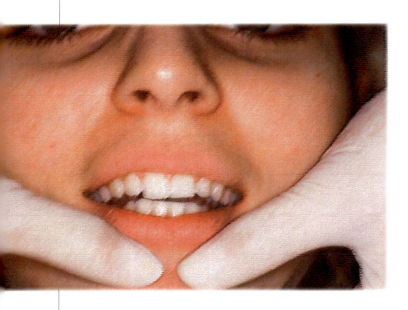

A oclusão é a relação estática (abrir e fechar) e dinâmica (movimentos laterais e protrusivos) entre as superfícies oclusais dos dentes, que devem estar em harmonia com as demais estruturas do sistema estomatognático.[3] Chama-se a atenção para este conceito, procurando fazer entender que todos os órgãos e estruturas que compõem este sistema são importantes e interdependentes e, como tal, devem ser avaliados, diagnosticados e tratados.

O termo oclusão abrange as três maiores áreas da Odontologia, a saber:

- as ciências básicas (anatomia e fisiologia do sistema estomatognático);
- a pesquisa clínica (associada à periodontia, disfunção da articulação temporomandibular e a avalição);
- a sua aplicação clínica, que é o manejamento da oclusão na prática diária, sendo importante tanto em uma simples restauração quanto em uma reabilitação bucal completa.[24]

O objetivo principal de qualquer trabalho restaurador, seja ele de pequeno ou grande porte; seja uma simples coroa ou uma reabilitação extensa, é reconstruir a anatomia oclusal que foi destruída. Sendo por cárie, traumatismo, exodontia ou mesmo pelos preparos para pilares de prótese, fomos e somos ensinados a reproduzir uma anatomia oclusal "perfeita".

Esta "perfeição", como querem alguns, é impossível de se conseguir, porque está se substituindo algo que foi feito por Deus. Assim sendo, não existem mãos humanas que sejam capazes de reproduzir, nem material disponível para isto a Odontologia possui, mesmo porque existe uma ampla variedade de anatomias oclusais na dentição natural. Isso é importante considerar para que reconheçamos as nossas limitações e para que possamos fazer os nossos trabalhos dentro delas. Voltamos a frisar que não existe anatomia oclusal perfeita realizada pelo homem. O que existe é anatomia oclusal fisiologicamente aceita. Existem várias técnicas de enceramento para que se aprenda escultura dental. Todas têm suas funções e aplicações, e efetivamente melhoram a performance do técnico e do dentista. Porém, há o fator personalidade. Independentemente da técnica que aprendemos, toda escultura terá traços das características da pessoa que a faz. É como se fosse uma assinatura. Se tivéssemos, por exemplo, 100 pacientes, de sexo e idades diferentes, e pedíssemos para um profissional reconstruir o primeiro molar deles, teríamos, com toda certeza, 100 esculturas muito semelhantes. Ao contrário, se pedíssemos para 100 dentistas ou técnicos esculpirem o primeiro molar de um jovem com 20 anos de idade, teríamos 100 esculturas diferentes. Isso pode ser constatado examinando-se as superfícies oclusais restauradas dos dentes de nossos pacientes. É possível, talvez, até enumerar quantos profissionais os pacientes visitaram. Não existe nenhum problema nisto. Todas as restaurações poderiam se adequar perfeitamente, se os princípios de oclusão fossem usados para ajustar estes trabalhos. Há basicamente dois tipos de restaurações: uma sob o ponto de vista de nossa óptica e outra, sob a óptica do sistema estomatognático. As que são bonitas aos olhos e aquelas que são bonitas ao sistema. Nem toda restauração que se apresenta bonita aos olhos é adequada ao sistema, e vice-versa. O ideal seria conseguirmos realizar trabalhos restauradores que fossem bonitos aos olhos e também ao sistema. Se tivermos que optar, deveríamos preferir as esculturas que melhor se adaptem ao sistema, em vez de nos preocuparmos com a beleza delas. Uma das condições que um trabalho restaurador não deve e não pode ser é um fator de agressão ao sistema. Isto é, ele tem que se incorporar ao sistema do paciente, sem interferir em qualquer posição ou movimento. Ele deve ser um trabalho harmonioso. Para isso, o profissional e o próprio técnico devem começar a colocar os princípios de oclusão em prática. Só assim eles poderão perceber como a oclusão é fácil e como o seu trabalho terá melhor aceitação.

O propósito deste livro é enfocar, numa linguagem simples, objetiva, clínica e acessível relacionando a Oclusão com outras áreas da Odontologia. E para melhor entendimento do cirurgião-dentista e do estudante de Odontologia, será feita, neste capítulo, uma abordagem fundamentada nos seus princípios básicos, que são **as Posições e os movimentos mandibulares básicos,** procurando de maneira clara, revelar a importância da fisiologia do sistema estomatognático. Na nossa maneira de entender, o conhecimento dos princípios básicos e a sua visualização clínica capacitam qualquer profissional da Odontologia a fazer diagnóstico, planejamento e oferecer o tratamento mais indicado para seus pacientes. Também entendemos que esses princípios podem e devem ser utilizados em todas as áreas da Odontologia com envolvimento clínico.

As posições e os movimentos mandibulares podem ser didaticamente ensinados da seguinte maneira:

Posições

- Relação Cêntrica...................................RC
- Máxima Intercuspidação Habitual ......MIH
- Relação de Oclusão Cêntrica................ROC
- Dimensão Vertical de Repouso.............DVR
- Dimensão Vertical de Oclusão..............DVO
- Espaço Funcional Livre.........................EFL

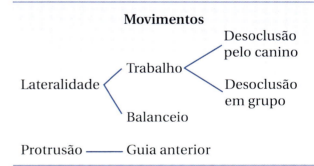

A seguir, será feita uma descrição detalhada desses princípios.

POSIÇÕES

Relação Cêntrica

A literatura odontológica é extremamente rica em se tratando desse conceito, da importância,

Oclusão e seus Princípios Básicos

Figs. 1-1 a 1-10 Mostram superfície oclusal de primeiros molares inferiores hígidas de jovens na faixa etária de 20 anos. Observar a diversidade das anatomias oclusais.

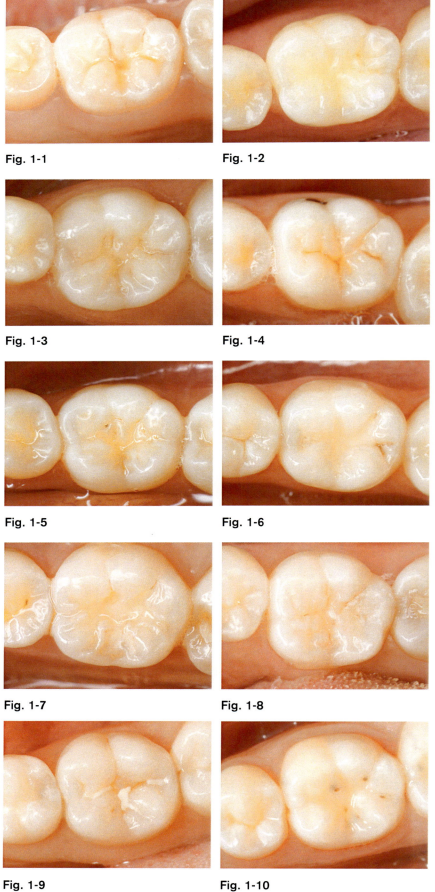

Fig. 1-1

Fig. 1-2

Fig. 1-3

Fig. 1-4

Fig. 1-5

Fig. 1-6

Fig. 1-7

Fig. 1-8

Fig. 1-9

Fig. 1-10

Oclusão: Para Você e Para Mim

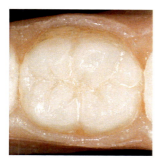
Fig. 1-11

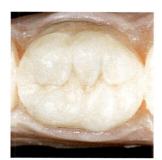
Fig. 1-12

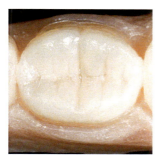
Fig. 1-13

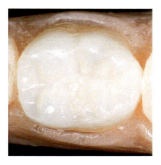
Fig. 1-14

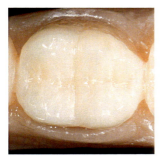
Fig. 1-15

Figs. 1-11 a 1-15 Mostram as esculturas das superfícies oclusais realizadas com resina composta, por cinco diferentes dentistas. Para executar esse experimento, foi realizada uma moldagem do hemiarco inferior direito de um dos dez pacientes. Após a obtenção do modelo em gesso, a superfície oclusal do primeiro molar foi removida. Esse modelo foi, então, moldado e reproduziram-se cinco réplicas em resina acrílica quimicamente ativada. A partir delas, cinco diferentes especialistas em Dentística Restauradora foram convidados a esculpir o primeiro molar desgastado, sem a presença do dente antagonista. É importante observar as diferentes esculturas realizadas.

Você seria capaz de identificar qual paciente (Figs. 1-1 a 1-10) foi utilizado nesse experimento? A resposta poderá ser verificada na página 19 deste capítulo.

bem como das posições que os côndilos mandibulares ocupam dentro da cavidade glenoide quando estão em relação cêntrica.[2,4,6,16,18,19,21,23]

Várias definições já foram e estão sendo escritas abordando a relação cêntrica, no entanto, os conceitos que tratam somente da posição condilar são teóricos, e nenhuma contribuição têm oferecido para aqueles que fazem clínica diariamente. Entendemos que a posição que os côndilos ocupam tem caráter secundário, mesmo porque não existe nenhum método que possa confirmá-la, sendo assim de pequena relevância para a Odontologia.

Numa série de três trabalhos, recentemente publicada, Keshvad & Winstanley[11,12,13] revisaram cerca de 300 artigos na literatura sobre RC. Dentre as conclusões que chegaram estão: (a) que a RC é ainda a solução para reorganizar os procedimentos em Oclusão, embora a sua definição tenha se alterado inúmeras vezes; (b) espera-se mais mudanças para o futuro, no que tange aos conceitos sobre a posição condilar.

Os autores, além de citarem vários conceitos sobre RC ao longo dos anos, dizem que ainda continua existindo muita controvérsia, e que as pesquisas sobre o assunto estão se reduzindo consideravelmente.

Mesmo havendo grandes divergências conceituais e independentes de escolas, existe um consenso considerando que a RC é uma posição craniomandibular (cavidade glenoide versus côndilo mandibular), fisiológica, reproduzível, praticamente imutável, independente de contato dental e de extrema importância para avaliação, diagnóstico e tratamento dos problemas oclusais.

O que na realidade o clínico e o estudante de Odontologia se interessam e devem saber é como manipular o seu paciente em RC e com que objetivo.

Técnicas de manipulação para determinar a RC

A técnica de manipulação a ser adotada pelo profissional deve ser dominada e aperfeiçoada como qualquer procedimento que exija habilidade. Existem, basicamente, duas técnicas para manipular a mandíbula em relação cêntrica:

- frontal;
- bilateral.

TÉCNICA FRONTAL

O paciente é colocado praticamente na posição horizontal, com a cabeça para trás, a fim de evitar a ação muscular, ficando com a boca aberta no máximo 1 cm. Na arcada superior, o polegar e o indicador da mão esquerda apoiam-se na face vestibular dos caninos ou pré-molares, de tal forma que a ponta dos dedos projetem-se para os bordos incisivos e oclusais destes dentes. Já na arcada inferior, o polegar direito é colocado na região cervical dos incisivos ou no mento, puxando o lábio para baixo para visualizar os dentes inferiores, enquanto o indicador e os outros três dedos firmam o mento na sua parte inferior. Com leve pressão e movimentos oscilatórios, manipula-se delicadamente a mandíbula para RC. Os dentes inferiores, primeiramente, tocarão nos dedos colocados na arcada superior. Continuando a manipulação, esses dedos são, então, levemente afastados, até que o paciente estabeleça o primeiro contato em cêntrica. Os dedos colocados nessas posições fazem o papel de desprogramadores oclusais, permitindo, dessa maneira, mais facilidade para manipular a mandíbula em relação cêntrica (Fig. 1.16).

TÉCNICA BILATERAL

Na técnica preconizada por Dawson,[6] o paciente é colocado numa posição reclinada na cadeira e deve ficar o mais relaxado possível. A cabeça é posicionada entre os braços e o peito do operador para oferecer estabilidade. Os polegares são postos sobre a região mentoniana e os demais dedos suportam o corpo da mandíbula. Com leve pressão dos polegares para baixo e pressão dos outros dedos para cima, a mandíbula, como na técnica frontal, é delicadamente manipulada com pequenos movimentos oscilatórios para a posição de relação cêntrica. O paciente, relaxado, vai fechando a boca até que o contato inicial seja sentido.

Um dado comum e de extrema importância nas duas técnicas é que o paciente não deve abrir a boca em demasia, o que é um erro frequente para quem está iniciando. O paciente, com a boca muito aberta, sofre deslocamento condilar acentuado para a região anterior, às vezes ultrapassando a eminência articular. Nessa condição, é impossível manipular qualquer paciente para a posição de relação cêntrica (Fig. 1-17).

> É importante salientar que a RC não é nem mais nem menos fisiológica do que a máxima intercuspidação habitual (MIH).

Mesmo considerando a eficácia desses métodos, quando são empregados para movimentar a mandíbula bruscamente, provocam certo receio ao paciente e, como consequência, uma contração muscular é oferecida, dificultando a manipulação.

Normalmente, é fácil manipular o paciente na posição de RC, no entanto, alguns oferecem resistência à manipulação. Para se conseguir manipular esses pacientes, segundo Wise,[24] faz-se necessária a colocação de determinados dispositivos entre os incisivos. Esses dispositivos, denominados *desprogramadores oclusais*, podem ser de vários tipos:

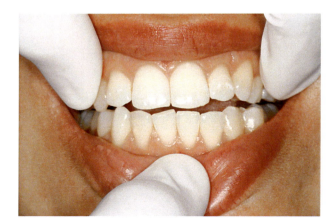

Fig. 1-16 Técnica frontal. Paciente sendo manipulado na posição de RC.

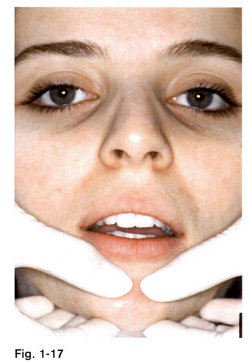

Fig. 1-17

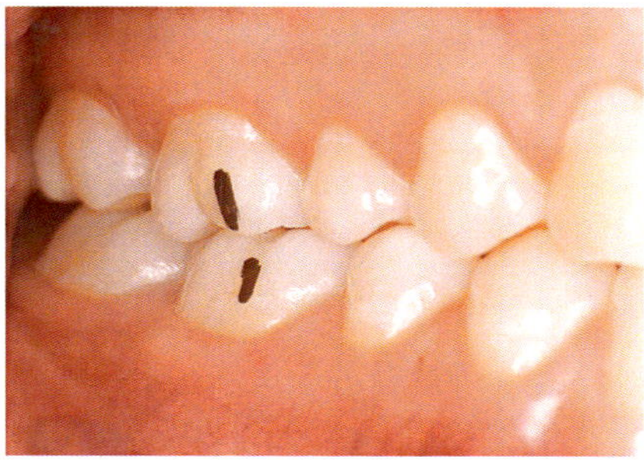

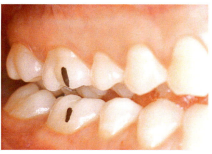

Fig. 1-18

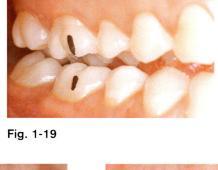

Fig. 1-19

Fig. 1-17 Técnica bilateral. Paciente sendo manipulado na posição de RC.
Fig. 1-18 Vista lateral de paciente em posição de máxima intercuspidação habitual.
Fig. 1-19 Vista lateral de paciente manipulado na posição de RC.

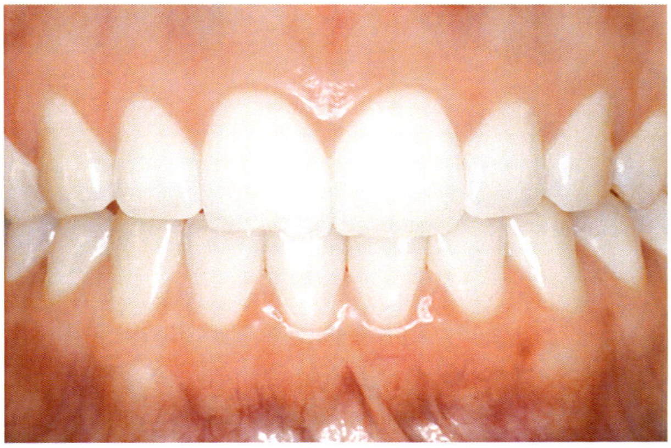

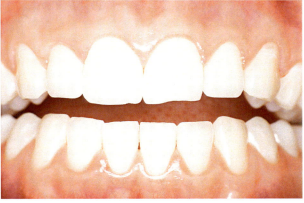

Fig. 1-20 Vista frontal. Paciente na posição de MIH.

Fig. 1-21 Vista frontal do paciente manipulado na posição de RC. Esta vista é importante para visualizar a abertura que o contato prematuro promove na região anterior.

- JIG de Lucia (Guia de Interferência Mandibular)[15,24,25]
- Espátula de afastamento lingual[24]
- Rolete de algodão[24]
- Placa de proteção anterior[6,15]
- "Leaf Gauge" ou tiras de Long[14,25] (Figs. 1-22 a 1-24).

A colocação desses dispositivos (desprogramadores oclusais) permite o afastamento dos dentes posteriores. Esses são mantidos em posição, de 5 a 15 minutos, para promover a desmemorização do reflexo proprioceptivo dos dentes e da musculatura, permitindo que se relaxem e se "esqueçam" da posição habitual da mandíbula. Conforme já salientado, este procedimento facilita a manipulação destes pacientes.

Frequentemente se ouve a seguinte pergunta: *como ter certeza de que a manipulação em relação cêntrica está correta?* A resposta é: embora a RC não seja um dado matemático, e como consequência, não possa ser considerada totalmente reproduzível, a única maneira que existe é manipular o paciente várias vezes, com o

Oclusão e seus Princípios Básicos

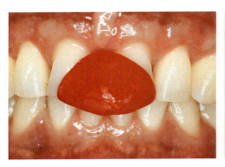 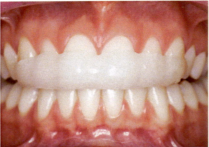 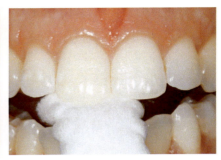

Fig. 1-22
Fig. 1-23
Fig. 1-24

Fig. 1-22 JIG de Lucia em posição.
Fig. 1-23 Placa de proteção anterior.
Fig. 1-24 Rolete de algodão.

propósito de verificar se o contato prematuro está sempre ocorrendo no mesmo local. Por exemplo, ao manipular o paciente pela primeira vez, o clínico observou que existe contato dentário no molar do lado direito. Na sequência da manipulação, o contato passou para o lado esquerdo. Insistindo um pouco mais com a manipulação, o clínico continuou a observar que o contato permanecia do lado esquerdo, daí não alterando mais. O que vale dizer é que o paciente começou a ser manipulado "corretamente" quando o contato do lado esquerdo foi detectado.

Máxima Intercuspidação Habitual

É a posição intermaxilar onde ocorre o maior número de contatos dentários com os côndilos fora da posição de RC. Ao contrário da relação cêntrica, esta é uma posição variável, que pode ser modificada através de intervenção do profissional por meio de uma pequena restauração, de uma reabilitação total, tratamento ortodôntico, extrusão dental, desgaste dentário, etc.

É na posição de MIH que começa e termina o mecanismo da mastigação e, também, é a posição em que os dentes permanecem por maior tempo em contato durante a deglutição.[20]

> É importante também considerar que a Máxima Intercuspidação Habitual não é uma *posição patológica*.

Relação de Oclusão Cêntrica

É a posição intermaxilar onde ocorre o maior número de contatos dentários com os côndilos posicionados em RC, isto é, existe uma coincidência da máxima intercuspidação habitual com a relação cêntrica. Portanto, não existe contato prematuro nestes casos. Huffman & Regenous[9] reportaram que não mais de 1 a 2% da população apresentam Relação de Oclusão Cêntrica; entretanto, para outros autores, esta relação estaria presente em cerca de 10 % das pessoas.

Embora seja difícil de quantificar, o importante a considerar é que a maioria dos pacientes apresentam diferenças entre a RC e a MIH, variando em média de 0,5 a 1,5 mm.[18] Baseado em nossa experiência e em observações clínicas, concordamos com a opinião de que 1 a 2% de nossos pacientes têm a RC coincidindo com a MIH. Cremos que, devido à inexperiência ou falta de habilidade de muitos profissionais, esta diferença entre RC e MIH, muitas vezes, fica difícil de ser observada. Para aprender, basta somente que o cirurgião-dentista comece a exercitar, seguindo as técnicas de manipulação já descritas.

Num passado, de certa forma recente, acreditava-se que esta seria a melhor posição para os pacientes tratados com prótese ou ajuste oclusal. No entanto, observou-se que, mesmo com o melhor tratamento, o paciente voltava a ter diferença entre a RC e a MIH. Isso ocorre devido ao processo de readaptação das estruturas articulares, musculares e pela acomodação natural dos tecidos periodontais de sustentação. É muito importante considerar este aspecto, pois vários profissionais se frustraram e se frustram, porque, pouco tempo após a conclusão do tratamento, o paciente não apresentava mais a "estabilidade oclusal", isto é, a RC coincidindo com a MIH, que eles tinham proporcionado.

Celenza[5] descreveu a recorrência de contato

prematuro desviando a mandíbula da posição de RC para a de MIH, em pacientes reabilitados proteticamente, após alguns anos. Todos os trabalhos foram confeccionados seguindo a filosofia da Escola Gnatológica.

Estabilidade oclusal, um termo muito usado por quem ensina e escreve sobre Oclusão, no entanto, muito difícil e/ou muitas vezes impossível de ser mantido.

Dimensão Vertical

A dimensão vertical é a distância entre dois pontos localizados na face: um na parte superior e outro, na inferior. A Odontologia classifica a dimensão vertical como sendo de *repouso* e de *oclusão*:

Dimensão vertical de repouso

A posição de repouso se concebe fisiologicamente como um estado de equilíbrio estático dos tecidos faciais e temporomandibulares, especialmente dos músculos elevadores e depressores, mantido pelo tônus muscular através dos ligamentos articulares. Também pode ser conceituada como uma altura facial, com a posição normal da mandíbula em relação ao crânio, estando o indivíduo em posição ereta e a musculatura em seu tônus normal.

Segundo Thompson & Brodie,[23] em estudos radiográficos e cefalométricos, a posição de repouso se estabelece no terceiro mês antes da erupção dos dentes e crescimento da face, e se mantém durante toda vida, independentemente da presença ou ausência de dentes. No entanto, esse conceito foi contestado por Tallgren,[22] que relatou que a altura facial de repouso tende a reduzir-se nos desdentados, à medida que a atrofia avança.

Dimensão vertical de oclusão e espaço funcional livre

É a altura facial mantida pelos dentes, em especial pelos posteriores, quando estão ocluídos.

A diferença existente entre a dimensão vertical de repouso e a dimensão vertical de oclusão é o espaço funcional livre.

Para Dawson,[6] raramente a *dimensão vertical de oclusão* (DVO) diminui, no entanto, a ausência dos dentes posteriores e as atrições severas podem levar à redução desta distância.

Já o aumento da dimensão vertical de oclusão pode ocorrer de duas maneiras:

- Pela confecção de trabalhos de próteses e placas.
- Por extrusão dos dentes posteriores. Isso é muito comum ocorrer nos pacientes com mordida aberta anterior, pois, segundo Graber,[8] é frequente ocorrer nestes pacientes uma sobre-erupção de pré-molares e molares, invadindo, dessa forma, o espaço funcional livre (EFL).

Estudos feitos por Niswonger,[16] Posselt,[17] Ramfjord e Ash[19] indicam que há grande variabilidade do espaço interoclusal entre diferentes pacientes e algumas variações no mesmo indivíduo.

Alonsso[1] considera que o EFL varia de indivíduo para indivíduo e conforme o tipo de chave de oclusão.

Classe I – EFL = 3-5 mm
Classe II – EFL = 7-9 mm
Classe III – EFL = 0-3 mm

Um aspecto importante a considerar na DVO relaciona-se, exatamente, aos pacientes com mordida aberta anterior. Além dos problemas musculares e periodontais[19] (analisados detalhadamente no Cap. 5), frequentes neste tipo de paciente devido à sobrecarga aos dentes posteriores, fraturas de dentes e de restaurações são normalmente notadas. É importante o clínico analisar e fazer o diagnóstico em cada paciente, antes de realizar qualquer tratamento restaurador, porque, muitas vezes, o ajuste oclusal através de desgastes seletivos pode, além de reduzir a mordida aberta, diminuir a diferença entre RC e a MIH e melhorar a distribuição de contatos dentários, aumentando, dessa forma, o sucesso dos trabalhos restauradores.[4,6]

Para verificar a existência da invasão do EFL, o clínico pode fazer testes fonéticos com sons sibilantes. Para tal, o paciente deve ser colocado na posição ereta e solicitado a emitir palavras com a letra "S". Caso o paciente acuse contato dentário durante o teste, fica evidente a invasão do EFL, pois esses contatos não devem ocorrer durante a fonação (Figs. 1-25 e 1-26).

Outras importantes considerações clínicas a respeito destas posições são feitas nos capítulos 3 e 5.

Oclusão e seus Princípios Básicos

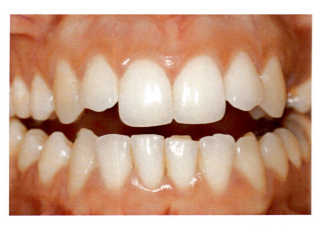

Fig. 1-25 Vista frontal. Paciente com mordida aberta anterior, suspeita de aumento da DVO, confirmado pelo teste fonético.

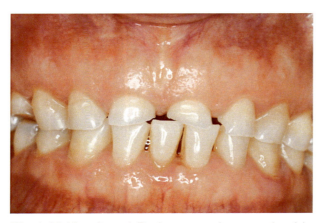

Fig. 1-26 Vista frontal. Paciente com desgaste dentário severo (bruxismo). Suspeita de alteração da DVO.

Movimentos

Lateralidade

Lado de trabalho

É o lado para o qual a mandíbula se movimenta, onde as cúspides com mesmo nome se relacionam.

Lado de balanceio

É o lado oposto ao lado de trabalho, onde as cúspides com nomes diferentes adotam uma relação de alinhamento.

No lado de trabalho, podem ser encontrados dois tipos de guias de desoclusão:

DESOCLUSÃO PELO CANINO

Onde, durante o movimento de lateralidade, o canino inferior desliza na concavidade palatina do canino superior, desocluindo os demais dentes, tanto do lado de trabalho quanto do de balanceio (Figs. 1-27 e 1-28).

DESOCLUSÃO EM GRUPO OU FUNÇÃO EM GRUPO

Em que um grupo de dentes de segundo molar até o canino tocam-se, simultaneamente, desde o início do movimento, desocluindo os dentes do lado de balanceio. Nesse tipo de função, à medida que a mandíbula se movimenta, vai ocorrendo desoclusão progressiva dos dentes posteriores do lado de trabalho. O conceito clássico dessa guia dizia que a cada 0,5 mm desocluía um dente posterior até que o canino começasse a tocar sozinho ou com outros dentes. Esse foi mais um conceito que deixou e deixa muitos cirurgiões-dentistas apreensivos e frustrados, por ser praticamente impossível de se obtido. Consideramos que essa guia, como preconizada por alguns autores, para ser conseguida em trabalhos clínicos, é mais uma *Utopia* dentro da Odontologia. É importante salientar que, num mesmo paciente, possa haver de um lado, desoclusão pelo canino e, de outro, desoclusão em grupo ou outros dentes fazendo a guia de desoclusão (Figs. 1-29 e 1-30).

Protrusão

É o movimento que a mandíbula faz no sentido posteroanterior.

GUIA ANTERIOR OU INCISIVA

Quando, no movimento de protrusão, os dentes anteriores inferiores (principalmente os incisivos centrais) deslizam pela concavidade palatina dos dentes anteriores superiores (incisivos centrais), desocluindo os dentes posteriores (Figs. 1-31 e 1-32).

Questionamento sobre as guias de desoclusão

As guias de desoclusão têm sido amplamente relatadas e questioná-las pode, em princípio, parecer algo muito ousado; todavia, existem estudos, como o de Johansson e cols.,[10] que avaliaram a importância das guias de desoclusão na proteção ao bruxismo. Os autores,

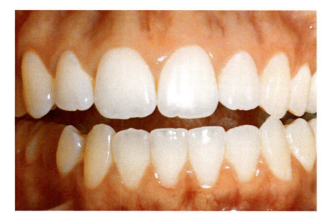

Fig. 1-27 Vista frontal de paciente com desoclusão pelo canino. Lado esquerdo: de trabalho. Lado direito: de balanceio.

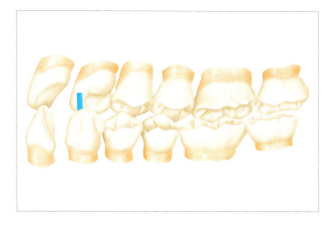

Fig. 1-28 Esquema de desoclusão pelo canino.

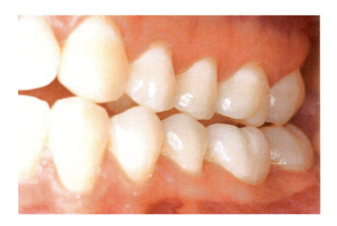

Fig. 1-29 Desoclusão em grupo.

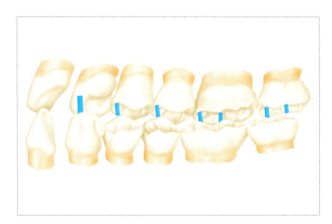

Fig. 1-30 Desenho de desoclusão em grupo.

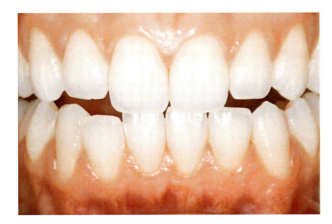

Fig. 1-31 Guia anterior: todos os dentes posteriores ficam afastados com toque dos incisivos durante o movimento protrusivo.

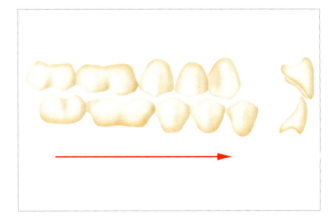

Fig. 1-32 Desenho de guia anterior.

Oclusão e seus Princípios Básicos

estudando o assunto em mais de 400 pacientes (estudantes de Odontologia), concluíram que os mesmos apresentavam bruxismo, com ou sem guia de desoclusão, e ressaltaram que o papel protetor das referidas guias poderia ser questionado na dentição natural. Na realidade, não existe nenhuma função bucal em que se reproduzam os movimentos das guias de desoclusão.

As figuras 1-33 a 1-45, mostram dois casos clínicos: um paciente com 17 anos de idade (Figs. 1-33 a 1-39), com desgaste acentuado do dente 22. Uma paciente com 25 anos de idade (Figs. 1-40 a 1-45), mesmo apresentando guias de desoclusão lateral e protrusiva, na parafunção, os pacientes desgastaram os dentes. Isto é, tanto a guia canina como a guia anterior não impediram os pacientes de rangerem os seus dentes.

Resumidamente, poderia ser afirmado que o importante ao realizar um trabalho restaurador é que este não venha a ser um elemento agressivo ao sistema estomatognático, isto é, que esse trabalho não interfira no padrão de oclusão e desoclusão de nossos pacientes. Os dentistas, antes de fazer qualquer trabalho restaurador, seja em dente posterior ou anterior, devem analisar qual ou quais os dentes o paciente utiliza nos movimentos laterais esquerdo, direito e protrusivo, a fim de manter os mesmos dentes se tocando quando terminar a restauração ou a prótese. Um ponto importante e também difícil de ser avaliado é que os pacientes fazem movimentos laterais em várias direções, complicando ainda mais uma análise clínica.

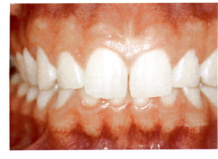

Fig. 1-33 Fig. 1-34

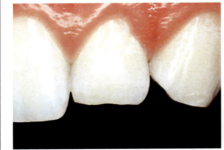

Fig. 1-35 Fig. 1-36

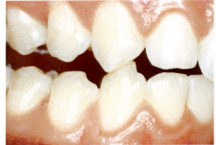 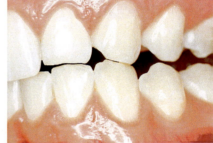

Fig. 1-37 Fig. 1-38

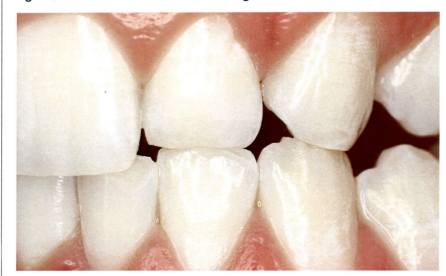

Fig. 1-39

Figs. 1-33 a 1-39 Mostram o caso clínico de um jovem aos 17 anos de idade com desgaste acentuado no dente 22. Mesmo com a guia de desoclusão, o paciente desgastou o dente 22 na parafunção.

Oclusão: Para Você e Para Mim

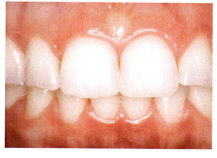

Fig. 1-40

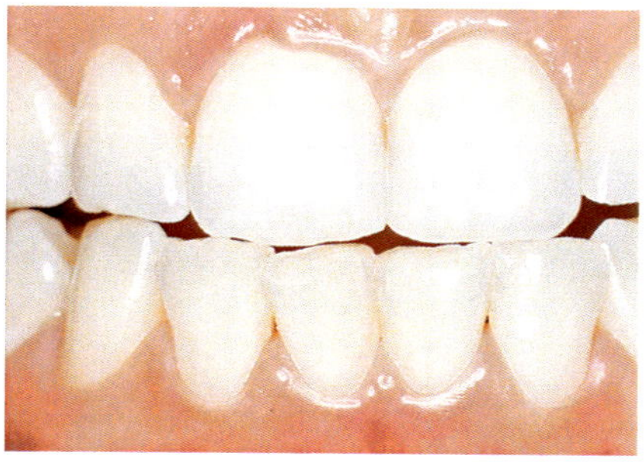

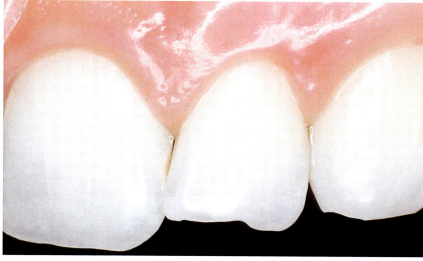

Fig. 1-41

Figs. 1-40 a 1-45 Mostram o caso clínico de paciente jovem aos 25 anos de idade (dentista), com desgaste acentuado no dente 22. Guias de desoclusão normais. Em parafunção, a mandíbula é projetada para a frente, desgastando o dente 22.

Fig. 1-42

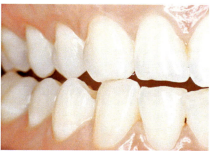

Fig. 1-43

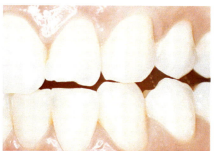

Fig. 1-44

Fig. 1-45

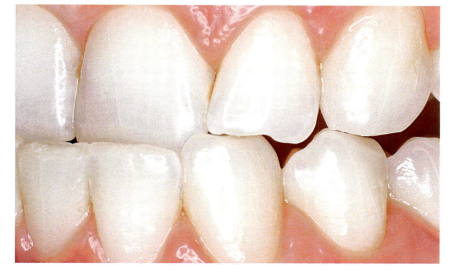

Oclusão e seus Princípios Básicos

Interferência Oclusal

São os contatos oclusais que produzem desvio da mandíbula durante o fechamento para a posição de MIH ou que impedem o suave deslize mandibular nos movimentos laterais e protrusivos.

Sinônimos
A. contato prematuro
B. prematuridade oclusal

A interferência oclusal pode ocorrer em quatro situações:

- Contato que desvia a mandíbula da posição de RC para a de MIH.
- Contato prematuro que não promove desvio.
- Contato prematuro em lateralidade.
- Contato prematuro em protrusão.

Podem ser considerados fisiológicos e patogênicos:

- *Fisiológico*, porque independentemente da posição e do movimento em que o contato possa ocorrer, este não promove nenhuma alteração nas estruturas do sistema estomatognático. Na realização de qualquer trabalho restaurador, as posições e os movimentos mandibulares devem ser consultados para que não se promova nenhuma interferência oclusal que cause problemas por iatrogenia.
- *Patogênico*, quando o contato ocasiona alterações nas estruturas que compõem o sistema estomatognático.

Manifestações Clínicas e Radiológicas de Contato Prematuro Patogênico

- Disfunção musculoarticular
- Bruxismo
- Aumento da mobilidade dentária
- Migração patológica dos dentes, especialmente dos anteriores
- Diastemas em expansão na região anterior
- Facetas de desgastes
- Fraturas de raízes, coroas e restaurações
- Reabsorção radicular
- Pulpite
- Necrose pulpar
- Relação de topo a topo nos dentes anteriores
- Mordida cruzada unilateral e anterior (Figs. 1-46 a 1-68).

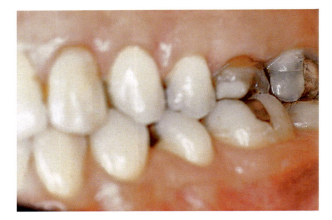

Fig. 1-46

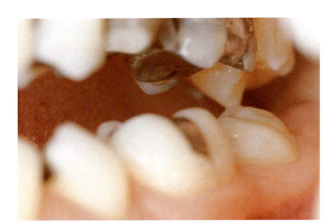

Fig. 1-47

Figs. 1-46 e 1-47 Paciente apresentando sinais e sintomas de disfunção musculoarticular, na posição de MIH e RC, com contato prematuro nesta posição.

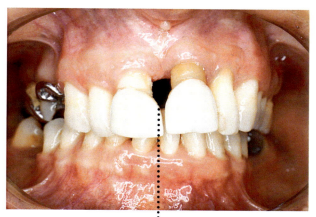

Fig. 1-48

Figs. 1-48 a 1-50 Paciente com amplo diastema na região anterior. Através de duas próteses unitárias e com duas cirurgias periodontais, os profissionais tentaram, sem êxito, tratar a paciente; pelo contrário, a situação só agravou. Observar na vista lateral a paciente na posição de MIH e RC. O contato prematuro promove desvio para anterior, aumentando ainda mais a carga aos dentes anteriores, já comprometidos periodontalmente.

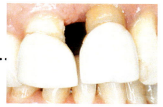

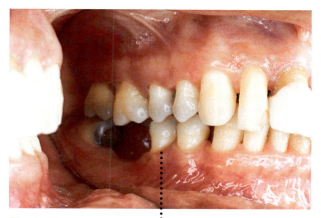

Fig. 1-49

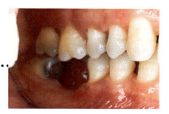

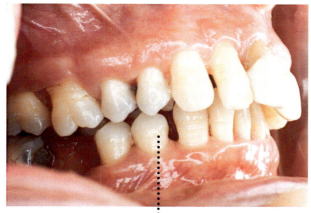

Fig. 1-50

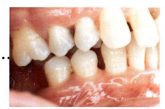

Oclusão e seus Princípios Básicos

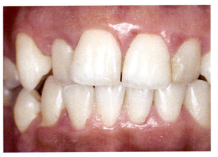 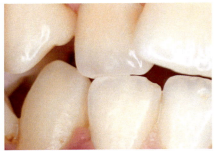 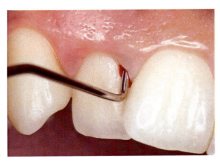

Fig. 1-51   Fig. 1-52   Fig. 1-53

Figs. 1-51 a 1-53 Paciente com 25 anos de idade apresentando o incisivo lateral cruzado. Manipulado na posição de RC mostra a presença do contato exatamente no dente cruzado. Observar pela sondagem a bolsa periodontal.

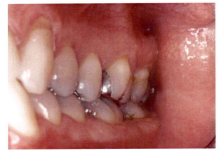 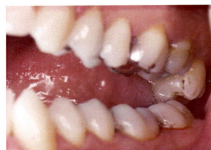 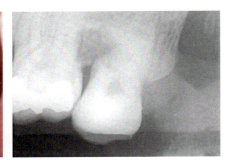

Fig. 1-54   Fig. 1-55   Fig. 1-56

Figs. 1-54 a 1-56 Paciente com 32 anos de idade na posição de MIH e manipulado na posição de RC. Pela radiografia, se verifica não só a perda óssea como também uma grande reabsorção radicular do dente 28, que está com contato prematuro.

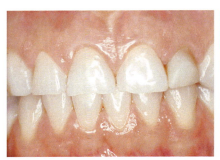 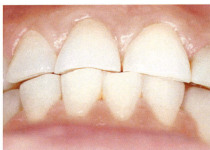 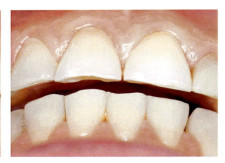

Fig. 1-57   Fig. 1-58   Fig. 1-59

Figs. 1-57 a 1-59 Embora com todos os dentes naturais presentes, essa paciente com 28 de idade oclui na posição de MIH em relação de topo a topo e com desgaste acentuado nos incisivos centrais superiores. Manipulada na posição de RC, observa-se uma abertura na região anterior, promovida por contato prematuro localizado em dentes posteriores.

Oclusão: Para Você e Para Mim

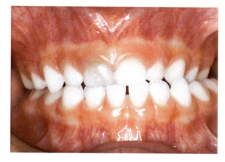
Fig. 1-60

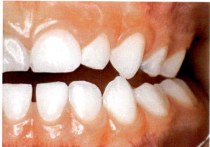
Fig. 1-61

Figs. 1-60 a 1-63 Casos clínicos de pacientes criança e adulto em MIH e manipulados na posição de RC. O contato prematuro promove a mordida cruzada unilateral nas duas situações.

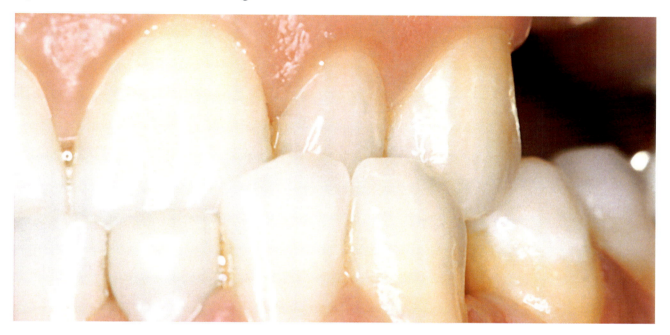
Fig. 1-62

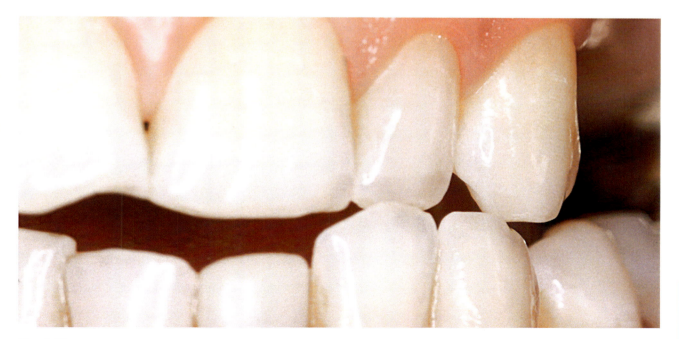
Fig. 1-63

Oclusão e seus Princípios Básicos

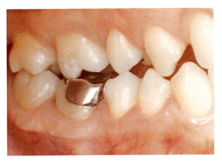
Fig. 1-64   Fig. 1-65

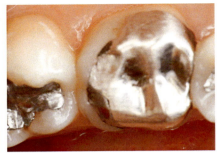
Fig. 1-66

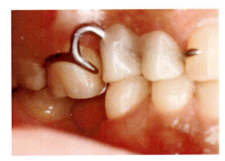
Fig. 1-67

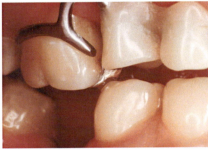
Fig. 1-68

Figs. 1-64 a 1-66 Paciente na posição de MIH e RC, com contato prematuro na restauração metálica fundida.

Figs. 1-67 e 168 Paciente na posição de MIH e RC. Contato prematuro no apoio oclusal da prótese removível.

Interferência no Lado de Balanceio

A interferência no lado de balanceio tem sido apontada como a pior que existe, pois o fato de transformar o tipo de alavanca representada pela mandíbula durante a função, traz sobre ela sérias consequências, inclusive dificuldades na mastigação. Por essa razão, muitos defendem o desgaste deste contato em qualquer situação. Nós consideramos que este contato é igual a qualquer um outro, e que o paciente só utiliza na parafunção. Portanto, recomendamos o seu desgaste quando:

- O dente possuir uma lesão apical recidivante.
- O dente apresentar mobilidade aumentada.
- O dente apresentar uma faceta de desgaste considerada atípica.
- Quando o dente possuir restauração ampla, tipo MOD, de amálgama, sem proteção de cúspide.
- Quando o paciente estiver sendo submetido a ajuste oclusal prévio ao tratamento reabilitador (Figs. 1-69 e 1-70).

Os capítulos que seguem voltarão a enfocar estes princípios oclusais, que consideramos básicos dentro da especificidade de cada área.

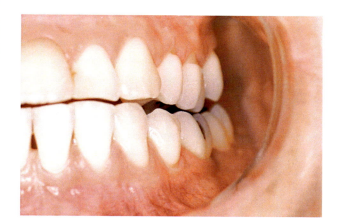

Fig. 1-69

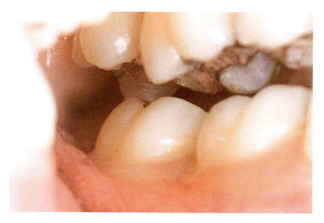

Fig. 1-70

Figs. 1-69 e 1-70 Paciente movimentando a mandíbula para o lado de trabalho (esquerdo). Nenhum contato está evidente. No lado oposto (de balanceio), está o contato prematuro.

Resposta da página 5: Figura 1-10 corresponde às restaurações realizadas pelos cinco dentistas.

REFERÊNCIAS

1. ALONSSO, A. Comunicação pessoal. *In:* III Congresso Catarinense de Odontologia, 1973.
2. AMSTERDAM, M. Periodontal Prothesis. Twenty five years – in retrospect. *Alpha* Omega, 1974.
3. BESHNILIAN, V. *Oclusión & Rehabilitación* – Montevideo, 1971 p.15.
4. CARDOSO, A.C. Redução de mordida aberta através de ajuste oclusal. *Rev Gaúcha Odont,* **33**(2): 134-35, 1985.
5. CELENZA, F.V. The centric position, replacement and character. *J. Prosthet. Dent.* **30**:591-598, 1973.
6. DAWSON, P.E. *Evaluation and diagnosis and treatment of occlusal problem.* St. Louis: CV Mosby Company, 1974.
7. FARRAR, W.B. Condylar path and TMJ deragement. *J. Prosth. Dent.,* **39**(3):319-23, 1978.
8. GRABER, T.M. "The Three M's": Muscles, malformation and maloclusions. *Am. J. Orth.,* **4**:418-50, 1963.
9. HUFFMAN, R.W.; REGENOS, J.W. *Principles of occlusion: laboratory and clinical teaching manual.* 6. ed. Ohio: H. & R. Press, seat VI, part A/sd.
10. JOHANSSON, A.; FAREED, K.; OMAR, R. Lateral and protrusive contact schemes and occlusal wear: A correlational study in a young adult Saudi population. *J. Prosth. Dent.* **71**:159-164, 1994.
11. KESHVAD, A., WINSTALEY, R.B. Review. An Appraisal of the Literature on Centric Relation. Part I. *J. Oral Reabil.* **27**:823-833, 2000.
12. KESHVAD, A.; WINSTALEY, R.B. Review An Appraisal of the Literature on Centric Relation. Part II. *J. Oral Reabil.* **27**: 1013-1023, 2000.
13. KESHVAD, A.; WINSTALEY, R.B. Review An Appraisal of the Literature on Centric Relation. Part III. *J. Oral Reabil.* **28**: 55-63, 2001.
14. LONG, J.H. Location centric relation with leaf gauge. *J. Prosth. Dent.* **29**(6):608-10, 1973.
15. LUCIA, V.O. A technique for recording centric relation. *J. Prosth Dent.* **14**(3):492-504, 1964.
16. NISWONGER, M.E. The rest position of the mandible and the centric nelation. *J. Am. Dent. Ass.* **21** (8):157-62, 1934.
17. POSSELT, U. *Physiology of occlusion and reabilitation.* Oxford, Ed. Blackwell Scientific Publications, 1969.
18. POSSELT, U. Studies in the mobility of the human mandible. Apud. Wiskott, HWA. Belser, UC. A rationale for a simplified oclusal design in restorative dentistry: Historical review and clinical guidelines. *J. Prosth. Dent.* 1995, **73**:169-183.
19. RAMFJORD, S.P. & ASH, M.M. *Occlusion.* 3ed. Philadelphia: W.B. Saunders, 1983, p. 27-8.
20. PAMEIJER, J.H.N., et al. Intraoral occlusal telemetry: IV-tooth contacts during swallowing. *J. Prosthet. Dent.,* 1970; **24**: 396-400.
21. SICHER, H. Temporomandibuiar articulation in mandibular overclosure. *J. Amer. Dent. Ass.,* **36**(2): 131-91, 1948.
22. TALLGREN, A. The reduction in face height of edentulous and partially edentulous subjects during long-term denture wear. A longitudinal roentgenographic cephalometric study. *Acta Odontol Scand.* **24**(2):195-239, Sept. 1966.
23. THOMPSON, J.R. & BRODIE, A.G. Factors in the position of the mandible. *J. Amer. Dent Ass.,* **29**(7):925-42, 1942.
24. WISE, M.D. Occlusion and restorative dentistry for the general practitioner. Part II. Examination ot the occlusion and fabrication of study casts. *Brit. Dent. J.,* **152**(5):160-65, 1982.
25. WOEIFEL, J.B. New divice for accurately centric relation. *J. Prosth. Dent,* **56**:716-26, 1986.

Capítulo

2

Uso de Articulador Semiajustável, com e sem Arco Facial

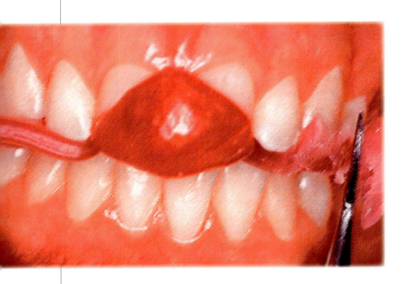

Os articuladores semiajustáveis, de maneira geral, são o maior obstáculo que o clínico e o estudante de Odontologia enfrentam para o aprendizado da Oclusão. É impressionante a maneira como os colegas relutam e ignoram o articulador. Cremos que, no máximo, 1% dos nossos ex-estudantes voltam a usar o articulador de maneira habitual ou mesmo esporádica em seus consultórios. Isso nos preocupa, e acima de tudo, nos frustra, porque não estamos, como professores, sendo capazes de estimulá-los para o seu uso. O mesmo constatamos em outras escolas de Odontologia. Talvez o erro na nossa maneira de ensinar esteja em dar importância ao articulador de forma exagerada, colocando sobre o uso dele a responsabilidade de se fazer uma boa Odontologia. Só que, muito cedo, tanto os clínicos como os estudantes percebem que é possível, sim, fazer uma Odontologia com qualidade sem utilizar articuladores semiajustáveis. É possível que estejamos errados nessas observações, mas é o que temos visto, sentido e ouvido em nossa vida acadêmica, dentro e fora de nossa universidade e nos cursos que ministramos em algumas cidades deste país. A experiência vivida nos Estados Unidos também nos permite a pensar dessa forma. Por que não admitir que, além do articulador semiajustável, também se usam os articuladores mais simples? Por que não admitir que o uso do articulador deva ser feito em casos especiais? Por que não ensinar a simplificar o seu uso e mostrar que é um aparelho mecânico e com muitas limitações? Por que não confessar que, em trabalhos pequenos, pode utilizar oclusores ou outras formas de manter os arcos ocluídos? Será que não estamos supervalorizando os articuladores semiajustáveis?

Anos atrás, quando víamos a foto de um articulador semiajustável e de seus componentes em revista de Odontologia, despertava o desejo em nosso íntimo de que um dia aprenderíamos a usar aquele instrumento. Esse desejo passou a ser um sonho.

No início de nosso curso de mestrado em Reabilitação Oral na Faculdade de Odontologia de Bauru, chegamos com um articulador do tipo Wip-Mix, que tinha vindo do exterior totalmente desmontado. Abrimos o pacote em frente de um colega (Marcos Dias Lanza – Belo Horizonte) e pedimos a ele: "– por favor, monte este negócio e mostre como se usa." Foi o nosso primeiro contato com o "monstro". De imediato, percebemos que o seu uso era simples e que como qualquer instrumento mecânico, necessitava somente de prática. Obviamente, durante o curso, tivemos a oportunidade de aprender e usá-lo de maneira intensa.

Esperamos que com essas colocações o leitor se identifique, entenda e se sinta estimulado, porque o problema do aprendizado existe para qualquer um de nós. Por isso, sugerimos que, ao ler este capítulo, não o faça como um romance. Use-o para consulta. Talvez, assim, poderá aprender e tirar algumas dúvidas em relação ao uso dos articuladores semiajustáveis.

Temos sugerido aos nossos colegas que participam dos cursos de Oclusão conosco que, a cada semana ou a cada 15 dias, façam uma montagem dos modelos de um dos seus pacientes com o objetivo simplesmente de praticar. Acreditamos que esta seja uma boa conduta para não esquecerem mais o uso do articulador semiajustável (ASA), bem como para compreenderem que treino não é perda de tempo, mas sim um investimento para o futuro.

Na intenção de sermos transparentes, de tornar o ensino do uso do ASA mais simples e de estimular os colegas a utilizar o articulador – mesmo que esporadicamente – explicaremos, a seguir, os métodos de montagens de modelos de estudo, com e sem o uso do arco facial.

CONCEITO

O articulador é um instrumento mecânico que representa a articulação temporomandibular, a maxila e a mandíbula, além de registrar e duplicar alguns movimentos mandibulares.[7,9,11-13] Dependendo do modelo utilizado, de estudo ou de trabalho, pode ser usado como meio auxiliar de diagnóstico, planejamento ou para o tratamento reabilitador propriamente dito.

OBJETIVO

De acordo com Weinberg,[16] o objetivo de todos os articuladores é auxiliar as fases laboratoriais do trabalho protético, substituindo partes anatômicas por mecânicas equivalentes, tentando reproduzir, desse modo, embora de maneira limitada, os movimentos fisiológicos.

ARTICULADOR SEMIAJUSTÁVEL (ASA)

A montagem dos modelos em articuladores facilita o diagnóstico, melhora a visualização nas relações estáticas e dinâmica dos dentes, bem como permite um exame lingual da oclusão do paciente, a qual é impossível de ser vista clinicamente. Outra vantagem é a possibilidade de se executarem facilmente os movimentos e, desse modo, observar interferências – embora com certas limitações – que clinicamente podem não ser percebidas e diagnosticadas. Uma outra e talvez a grande vantagem dos articuladores semiajustáveis é o fato de servir como excelentes instrumentos de aprendizado da oclusão.

CLASSIFICAÇÃO

Os articuladores semiajustáveis são subdivididos nos tipos Arcon (articulador-côndilo) e não Arcon. O tipo Arcon possui trajetória condilar ligada ao ramo superior do articulador e corresponde mais intimamente à situação do paciente. O tipo não Arcon tem a trajetória condilar ligada ao ramo inferior.

O instrumento tipo Arcon mais comumente usado é o Whip-Mix. No Brasil, existem três aparelhos similares ao Whip-Mix, desenvolvidos pela Gnatos, Bio-Art e o Dent-flex.

Os articuladores não Arcon mais populares são os Dentatus ART e o Hanau modelo H.

MONTAGEM DE MODELO DE ESTUDO

Montagem do Modelo Superior

Arco facial

O arco facial é um componente do articulador semiajustável, que tem como finalidade registrar:

- A distância das articulações aos dentes superiores.
- A relação entre o plano horizontal de Frankfurt e o plano oclusal da arcada superior.
- A distância entre os côndilos.[18]

Tais registros são considerados importantes especialmente quando, nos modelos montados, existe um envolvimento estético. Também o são nos casos de reabilitação total, quando permite ao técnico de alcançar uma mellhor perspectiva, a qual impedirá a produção de próteses com planos oclusais incorretos ou linha de sorriso invertida.

Registro com o Arco Facial

Plastifica-se um bastão de godiva de baixo ponto de fusão (39-42°C) e coloca-se no garfo de mordida. Essa plastificação é feita sobre a chama de gás ou de lamparina a álcool e não diretamente na chama, pois a godiva sofre fusão, ebulição, carbonização e volatilização dos seus componentes de baixo ponto de fusão, além de que, se diretamente na chama, não sofre uma plastificação homogênea. A adaptação da godiva ao garfo deve ter como base três pontos: um anterior e dois posteriores. Em seguida, replastifica-se e coloca-se o conjunto contra os dentes superiores. Centraliza-se o garfo-godiva tendo a linha média do paciente como referência. Deve mantê-lo na boca até que ocorra a solidificação da godiva. Demarcam-se somente as pontas das cúspides, pois do contrário pode-se ter algum tipo de retenção. Terminado este procedimento, confere-se o registro colocando o modelo sobre as marcas das pontas de cúspides. O modelo superior não deve apresentar báscula ou instabilidade. Alguns autores e professores, para melhorar ainda mais as edentações, utilizam pasta zincoenólica. No entanto, consideramos um procedimento totalmente dispensável.

Uma outra maneira de fazer essas edentações é no próprio modelo superior. De posse do modelo, adequadamente recortado e com as superfícies oclusais e incisivas levemente umedecidas, coloca-se no garfo já com a godiva plastificada, fazendo-se as edentações, como frizado anteriormente. O modelo deve estar levemente umedecido para que a godiva não se una ao gesso, o que pode levar à fratura das pontas das cúspides e das bordas dos incisivos no ato da remoção. Leva-se, então, o garfo com as edentações à boca para verificar a estabilidade do mesmo.

O próximo passo consiste em relacionar o garfo de mordida com o arco facial, outro segmento do articulador semiajustável. Para tanto, o conjunto garfo-godiva é reposicionado na boca. Para segurá-lo em posição, podem ser utilizados dois métodos: (1) o paciente pode prendê-lo fechando a boca e mordendo a godiva previamente colocada na região "inferior" do garfo; (2) o próprio paciente pode segurá-lo com as mãos. Se usada esta última técnica, para a etapa seguinte, será necessária a colaboração de um auxiliar. O profissional, então, irá introduzir a presilha no cabo do garfo de mordida. A presilha deve posicionar-se por cima do cabo do garfo. O paciente participará dessa fase segurando ambos os braços do arco facial e introduzindo as olivas plásticas do disco nos seus condutos auditivos externos. Feito isso, apertam-se os 3 parafusos superiores do arco facial. O terceiro ponto é obtido ao colocar o relator násio na barra transversal do arco facial e no nasio do paciente. Aperta-se, também, esse parafuso manualmente. Pede-se ao paciente que mantenha o arco pressionado para a frente e posiciona-se a presilha o mais perto possível dos lábios do paciente, sem tocá-los. Apertam-se, agora, os parafusos com a chave de ponta hexagonal, de forma alternada. Durante o apertamento desses parafusos, deve-se cuidar para que o arco facial não desloque de posição.

O último procedimento desta fase consiste em anotar a distância intercondilar que estará registrada no arco facial, ou seja:

1. S —— Short – Pequena
2. M —— Midle – Média
3. L —— Large – Grande

Observação importante:

Caso a distância esteja localizada exatamente entre o "L" e o "M", anota-se como sendo "M". Se estiver entre o "M" e o "S", anota-se o "S", ou seja, dá-se preferência sempre para a menor distância intercondilar. O emprego da distância intercondilar imediatamente menor resultará em cúspides mais baixas, com menor possibilidade de interferência.

Afrouxam-se, então, levemente os parafusos, um quarto de volta é o sufiente, e remove-se o relator násio para, em seguida, retirar todo o conjunto com cuidado.

Preparo do Articulador

Montagem do Modelo Superior

O articulador é preparado adequadamente para receber o modelo. O ramo inferior tem os números 1, 2 e 3 ou S, M e L (pequeno, médio e grande) gravados em cada lado, onde os elementos condilares devem ser ajustados de acordo com a distância intercondilar obtida no arco facial.

A mesma distância intercondilar precisa ser programada no ramo superior do articulador. Portanto, acrescentam-se ou retiram-se espaçadores para ajustar a distância correta entre as guias condilares. Assim, quando se constatar 1 ou S, não se coloca nenhum espaçador; 2 ou M, um espaçador; e 3 ou L, 2 espaçadores. A parte chanfrada dos espaçadores deve estar voltada para as guias, e a marca horizontal do espaçador deve ser alinhada com a que existe na parte posterior da guia condilar.

As guias condilares devem ser ajustadas em 30 graus e o ângulo de Bennett, em 15 graus, através da aleta de movimento lateral. Procede-se, em seguida, à colocação do arco facial na parte superior do articulador, encaixando cada oliva de plástico no pino situado externamente às guias condilares. Os três parafusos são ajustados firmemente. Prepara-se o modelo de gesso do paciente, que será fixado no garfo, hidratando-o e criando-lhe retenções. Isso facilita o seu prendimento na placa superior. Adapta-se o modelo no registro de godiva do garfo. Manipula-se e coloca-se o gesso na superfície superior do modelo prendendo-o à placa de montagem. É importante evitar mexer na haste do articulador. Se necessário, acrescenta-se mais gesso para melhorar a retenção. Quando este tomar presa, remova o arco facial do articulador.

As medidas que estão demarcadas na frente do arco facial correspondem às distâncias intercondilares. Normalmente, quando este é colocado no articulador, dificilmente a distância intercondilar coincidirá com a distância registrada no paciente. Dizem os estudiosos que isso não traz nenhum problema para a montagem final (Figs. 2-1 a 2-8).

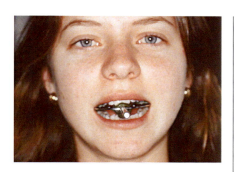

Fig. 2-1 Vista frontal: garfo em posição na boca. Observar a linha média.

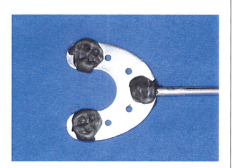

Fig. 2-2 Edentações na godiva.

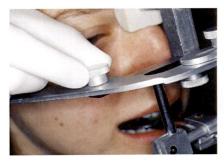
Fig. 2-3

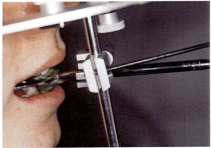
Fig. 2-4

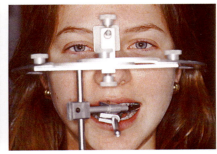
Fig. 2-5

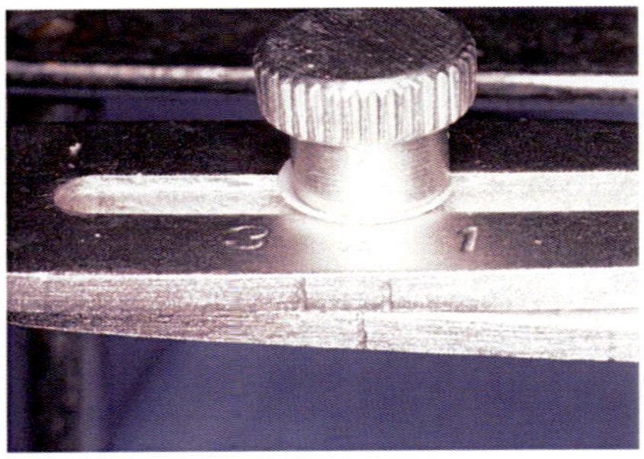

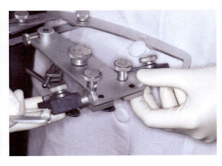
Fig. 2-6

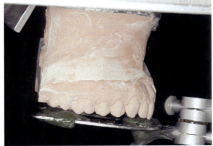
Fig. 2-7

Fig. 2-8

Figs. 2-3 e 2-4 Arco facial já colocado, sendo feitos apertos dos parafusos.
Fig. 2-5 Vista frontal: conjunto arco facial e garfo em posição.
Fig. 2-6 Demarcação da distância da intercondilar média.
Fig. 2-7 Colocação do arco facial no ramo superior do articulador
Fig. 2-8 Modelo superior em posição preso à placa de montagem

Montagem do Modelo Inferior

Registro da posição de relação cêntrica (RC)

Para montar o modelo inferior no articulador, é preciso obter um registro que relacione as duas arcadas dentárias com os côndilos em RC. Frizamos mais uma vez: a posição que os côndilos ocupam dentro da cavidade glenoide, quando estão na posição de RC, permanece um mistério. Esta discussão, para nós, continua irrelevante.

Na posição habitual, é frequentemente fácil relacionar os modelos, contudo, quando montados nesta posição no articulador, não há como realizar movimento para posterior. Portanto, essa montagem impede a localização da posição de relação cêntrica. Assim, é mais indicado montar os modelos de estudo na posição de relação cêntrica, que é uma posição fisiológica, reproduzível e, em especial, uma posição de diagnóstico. Como esta posição condilar oferece normalmente uma relação oclusal instável devido à presença de interferência oclusal, há a necessidade de um registro interoclusal de maneira a estabilizar a relação entre as arcadas na hora da montagem.

Técnica para obter a posição de RC

Utilizam-se as mesmas técnicas descritas no capítulo 1. Independentemente da técnica, o profissional deve estar treinado e o paciente devidamente relaxado, para que o registro possa ser obtido com fidelidade. Por isso, é importante que o profissional, desde a primeira consulta, manipule seus pacientes na posição de RC, especialmente, aqueles nos quais se pretende fazer montagem em articulador. À medida que o cirurgião-dentista pratica, ele vai criando habilidade, de tal modo que os casos difíceis começarão a ser fáceis. No caso de o profissional não conseguir levar o paciente na posição de RC, ele terá sérias dificuldades para fazer o registro.

O Registro da posição de Relação Cêntrica é o passo mais importante de uma montagem num articulador semiajustável, porque a partir desta posição é que a avalição, o diagnóstico, o ajuste oclusal e o tratamento poderão ser realizados.

Preparo da cera para o registro da posição de RC

Existem vários materiais para serem utilizados com o propósito de fazer registros usando-se os dentes como referência: a cera comum número 9; as ceras específicas (ceras mais duras) e os materiais à base de siliconas. Como demonstração e para descomplicar a técnica, vamos descrever com o material mais comumente usado – a cera número 9.

Plastifica-se e dobra-se uma lâmina de cera de cor rosa, número 9, colocando-se entre ela pedaço de papelão fino, uma lâmina de alumínio, ou ainda uma lâmina radiográfica de chumbo, para reduzir deformidade que porventura possa ocorrer. Corte a cera, agora dobrada, um pouco mais larga que o tamanho da arcada superior. O comprimento deve ser o suficiente para que possa abranger três ou quatro dentes posteriores, deixando os anteriores sem contato. Leva-se à boca para verificar o tamanho. Um outro cuidado é que a cera só se limite a tocar em dentes, evitando as áreas do rebordo posterior. Quando transferida para o modelo, a cera, atingindo estas áreas, não se ajustará perfeitamente, o que trará problema no resultado final da montagem.

Registro da posição de RC, sem desprogramador oclusal

A cera é, então, replastificada e com leve pressão é justaposta aos dentes da arcada superior que foram previamentes secos com a seringa de ar. A mandíbula é, então, manipulada em RC e guiada contra a cera, sem permitir desvio de seu eixo terminal. Os arcos são fechados quase até o ponto do primeiro contato. Remove-se o excesso de cera e, após resfriado com água ou ar, o registro é removido da boca. Ao ser examinado, assegurar-se de que o mesmo não sofreu distorções e/ou perfurações. Após esta análise, uma boa conduta é mantê-lo num frasco com água, em temperatura ambiente, evitando-se, dessa forma, distorções.

Quando os modelos forem montados, deverão adaptar ao registro interoclusal tão perfeitamente quanto o registro se adapta à boca.

Essa técnica foi descrita porque alguns autores a citam e são capazes de fazê-la. No entanto, consideramos que é muito difícil fazer um registro da posição de RC sem utilizar um dispositivo que impeça o total fechamento dos dentes. Pela nossa experiência, e em contato com vários profissionais de diversos estados brasileiros, podemos sentir o quanto de dificuldade os cirurgiões-dentistas encontram na obtenção desse registro, mesmo usando dispositivo para desprogramar a musculatura. Por isso, não a recomendamos.

Os dispositivos mais utilizados para auxiliar no registro da posição de RC são: JIG, tiras de Long e placa anterior. A literatura mostra que não existe diferença, quando se faz o registro utilizando o JIG ou as tiras de Long, no entanto, temos preferência pelo JIG, o qual será demonstrado a seguir. A placa anterior é utilizada quando o paciente já a possui.

Uso do JIG para o registro da posição de RC

O que é o JIG? É um dispositivo de resina acrílica quimicamente ativada(RAQA) confeccionado e posicionado nos incisivos centrais superiores, idealizado por Victor Lucia em 1964.[7] A expressão JIG é uma abreviatura do termo em inglês: Jaw Interference Guide = Guia de Interferência Mandibular.

TÉCNICA DE CONFECÇÃO DO JIG

Primeiramente, o paciente deve ser levado à posição de RC para observar o espaço que o contato prematuro promove entre os dentes anteriores. Isso permite ao cirurgião-dentista estabelecer a quantidade de resina que necessitará para fazer o JIG, evitando excessos ou falta de material. Unta-se os incisivos centrais superiores com vaselina. Satura-se o pó com o líquido de RAQA, em um pote Dappen, na sua parte menor, e deixá-la até a fase plástica. Leva-se a resina à boca e nos incisivos centrais, envolvendo as faces vestibulares, incisivas e palatais, e criando uma aresta mais ou menos na região central-palatal. Manipula-se o paciente na posição de RC, verificando o espaço interoclusal que o JIG está promovendo. Este espaço deve ser o menor possível, não mais que 1 mm da área onde existe a interferência oclusal, evitando o contato dente com dente. Não se deve permitir que a resina polimerize na boca, impedindo não só o aquecimento como também a retenção da resina aos dentes. Uma irrigação abundante é necessária, pois a reação de polimerização da RAAQ é exotérmica e isso pode causar injúria pulpar nos dentes envolvidos. Estando o JIG com altura adequada, faz-se o acabamento com pedras ou fresas apropriadas e inicia-se o processo do registro. Somente um incisivo central inferior deve tocar no JIG. O paciente permanece com o JIG na posição por alguns minutos. Depois desse tempo, a "memória" da posição em que ocorre a máxima intercuspidação dos dentes é praticamente eliminada, podendo a mandíbula ser facilmente manipulada e levada à posição de RC. O anteparo anterior não permite que o paciente coloque seus dentes em contato, pois, caso isso ocorresse, imediatamente a musculatura voltaria a ser programada para um fechamento dental guiado. Um procedimento recomendável antes de se fazer o registro é, após o relaxamento da musculatura, demarcar o contato na posição de RC no JIG. Isto possibilita ao profissional verificar, no momento em que está fazendo o registro com a cera, se efetivamente o dente inferior está tocando na demarcação feita antes. Assim, após alguns minutos, a cera é então replastificada, colocada nos dentes superiores, e o paciente é levado na posição de RC, enquanto fecha a boca até o incisivo central inferior tocar no JIG. Neste momento, com o auxílio de uma espátula Lecrown, remove-se o excesso de cera rente aos dentes, resfria-se o registro com água ou ar, retirando-o da boca.

Fixação do Modelo Inferior

Recoloca-se o pino-guia incisivo no ramo superior do articulador, com a extremidade arredondada voltada para baixo e ajustada numa abertura de 2 mm (alinhe a segunda marca acima da linha de circunferência do pino com a borda superior do anel onde está o parafuso de fixação do pino). Ajuste a mesa incisiva de tal forma que o pino possa se apoiar. Coloque o ramo superior do articulador (com o modelo superior montado) na posição invertida sobre a mesa do laboratório, com a extremidade do pino-guia incisivo se estendendo para fora da bancada. Em seguida, coloque o registro da posição retrusiva sobre o modelo superior. Os dentes devem se adaptar completamente ao registro. Coloque o modelo inferior sobre o registro e confira se todos os dentes estão totalmente assentados. Os modelos ocluídos não devem se tocar em ponto algum. Remova o modelo inferior, faça retenções e hidrate-o, mergulhando somente a base do modelo num recipiente contendo água. Esta hidratação tem como objetivo evitar que o modelo absorva, por ação de capilaridade, parte da água do gesso que será utilizada durante a fixação na placa de montagem inferior, independentemente de ser do tipo II, III, IV ou V. Uma vez hidratado o modelo, volte a assentá-lo no registro, fazendo leve pressão para um perfeito assentamento, e fixe-o com elástico ou utilize outro método, a fim de que se mantenha a posição. Misture gesso apropriado numa consistência espessa, colocando uma porção na base do modelo e outra sobre a placa de montagem do ramo inferior do articulador e mantendo os côndilos na posição mais retruída nas guias condilares. Com os côndilos nesta posição, fecha-se o ramo inferior do articulador até que o pino-guia incisivo toque na mesa incisiva. Um erro muito comum nas montagens é quando os dois côndilos do articulador não encostam na parede posterior. A inobservância deste detalhe torna todo este trabalho inútil.

Verifique estes detalhes:

- Cada côndilo deve estar apoiado na parede posterossuperior de sua guia condilar correspondente.
- Tanto o modelo superior como o inferior devem estar completamente assentados no registro interoclusal.
- O gesso deve abranger tanto as retenções do modelo como as das placas de montagem do articulador.

Após a presa do gesso, manipula-se nova porção a fim de preencher os espaços vazios existentes entre o modelo inferior e a placa de montagem. Durante essa fase, aproveita-se para examinar qualquer falta de gesso que porventura possa existir ainda entre o modelo superior e a sua respectiva placa de montagem. Promove-se também o acabamento do gesso em ambos os modelos, pois isso dá uma aparência uniforme (Figs. 2-9 a 2-24).

Análise da Montagem

Assim que o gesso tomar presa, abre-se o articulador, retira-se o registro de cera, e o pino incisivo é levantado mais ou menos 2 cm, voltando à linha zero.

Para verificar se a montagem foi bem-sucedida, siga os seguintes passos:

- Verifique se os dois côndilos estão tocando nas paredes posterossuperiores das cavidades glenoides do articulador, caso contrário, a montagem está inutilizada.
- Com uma tira de papel celofane medindo 8 mm de largura por 3 cm de comprimento, presa a uma pinça de Müller, verifique se o ponto de contato do articulador coincide com o ponto de contato da boca.
- Verifique se a posição de MIH do articulador também coincide com a posição de MIH da boca.

São três procedimentos simples que podem dar a convicção de que a montagem está ou não correta.

O erro em montagem é muito frequente, acontece com todos os profissionais, mesmo com os mais experientes, porque existe uma enorme quantidade de fatores que, muitas vezes, foge do alcance do profissional. Por isso, queremos deixar uma mensagem: que os profissionais não desanimem se algumas de suas montagens não estiverem dando certo. É uma questão de prática. Quanto mais fizer, mais se aprende.

MONTAGEM DE MODELOS DE ESTUDOS SEM O USO DO ARCO FACIAL

Durante o XV Congresso Internacional de Odontologia de São Paulo, em 1992, ocorreu uma reunião do Prof. Gunnar Carlson[5] (Suécia) com professores de Oclusão de diversas Faculdades de Odontologia brasileiras. Naquela ocasião, o Prof. Carlson falou sobre diversos assuntos, mais especificamente do ensino da Oclusão. Num determinado momento, respondendo a uma pergunta, o Prof. Carlson deixou claro que, na Faculdade de Gotemburgo, eles usavam os métodos mais simples para tratar os pacientes com problemas musculoarticulares, e que inclusive, na montagem dos modelos em articulador semiajustável para confeccionar placas oclusais não utilizavam o arco facial.

A partir daquele momento, começamos a refletir sobre o assunto e a analisar a real necessidade do uso arco facial. Várias perguntas e indagações começaram a surgir, como por exemplo:

Por que ao se repetir o registro com o arco facial a posição do modelo raramente coincide? Por que as linhas que demarcam as distâncias intercondilares na boca não coincidem com aquelas vistas quando o arco facial está no articulador? Por que os espaçadores têm 7 mm de espessura? Por que o ângulo de Bennet e a inclinação da parede anterior "da cavidade glenoide" estão demarcados de 5 em 5°? Estas e outras perguntas não tínhamos como responder. Entretando, sabíamos que muita informação dada pelo arco facial é aleatória. Começamos a fazer as montagens para a confecção de placas e para modelos de estudo também sem o arcofacial. Consideramos que os resultados de nossas placas, bem como as montagens dos modelos de estudo, não têm trazido mais problemas do que quando usávamos arco facial.

Em publicação do ano de 1999, Carlsson e Magnusson[6] afirmaram que nenhum dentista escandinavo tem usado o arco facial nas últimas duas décadas. Também escreveram que não existem evidências indicando que o uso do arco facial aumenta a qualidade clínica de uma restauração confeccionada num articulador quando comparada com uma cujo modelo é montado sem arco facial.

Mais recentemente, em 2001, Shodadai e cols.[14] publicaram um artigo entitulado: *Existe benefício do uso do arco facial para a fabricação de placas oclusais?* Nele, os autores estudaram a confecção de placas oclusais com cobertura total na arcada superior em 20 pacientes, avaliando o número de contatos oclusais. Concluíram: não existiu nenhuma diferença relacionando o número de contatos oclusais entre as placas confeccionadas nos modelos transferidos com o arco facial e aquelas que não o usaram. Sugeriram que para a fabricação de placas oclusais o uso do

Fig. 2-9 Incisivos centrais superiores sendo untados com vaselina.
Fig. 2-10 Colocação da resina (Duraley) para confecionar o Jig.

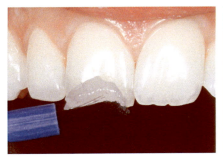

Fig. 2-9   Fig. 2-10

Fig. 2-11 Resfriamento da resina acrílica na fase de polimerização com água.
Fig. 2-12 JIG pronto e em posição.

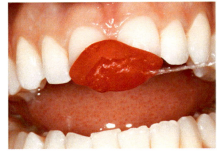 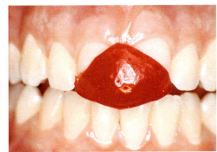

Fig. 2-11   Fig. 2-12

Fig. 2-13 Demarcação do ponto de contato no JIG na posição de RC.
Fig. 2-14 Ponto de contato na posição de RC.

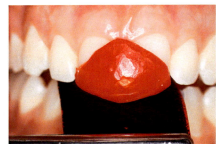 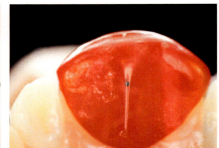

Fig. 2-13   Fig. 2-14

Fig. 2-15 Cera preparada para obter o registro.
Fig. 2-16 Após o registro obtido, removendo-se o excesso da cera.

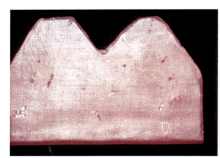 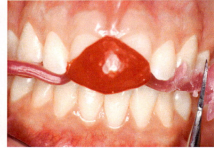

Fig. 2-15   Fig. 2-16

Fig. 2-17 Excesso de cera totalmente removido.
Fig. 2-18 Modelo inferior ocluído. Invertida a posição, sendo fixado com gesso na placa de montagem no ramo inferior do articulador.

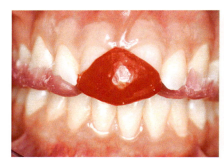

Fig. 2-17   Fig. 2-18

Oclusão: Para Você e Para Mim

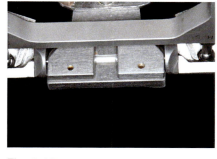
Fig. 2-19

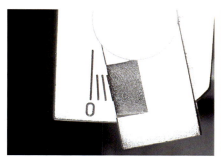
Fig. 2-20

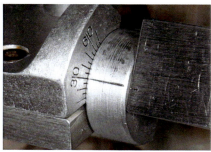
Fig. 2-21

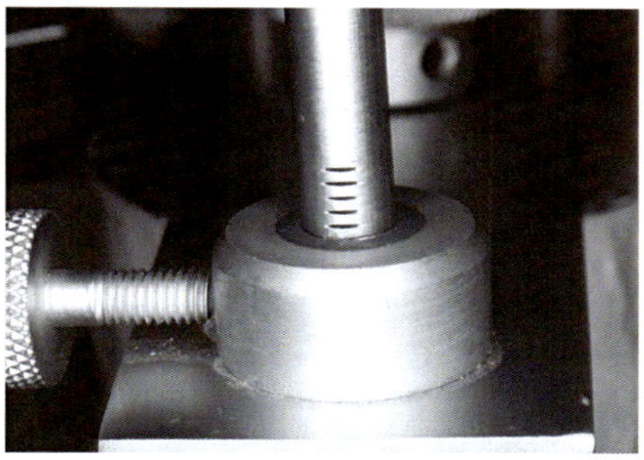

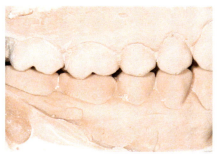
Fig. 2-23

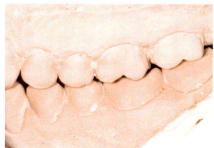
Fig. 2-24

Fig. 2-19 Côndilos justapostos nas paredes posteriores e medianas das "cavidades glenoides".
Fig. 2-20 Programação do articulador, ângulo de Bennet igual a 15°.
Fig. 2-21 Inclinação da parede anterior da cavidade glenoide igual a 30°.
Fig. 2-22 Pino incisivo regulado 2 mm acima para compensar o espaço interoclusal dado pelo JIG.
Figs. 2-23 e 2-24 Modelos já montados em ASA.

arco facial para transferir o modelo superior para o articulador pode ser omitido.

Pode ser que muitos professores e profissionais se encandalizem com o que estão lendo neste momento. Não é nosso propósito desmerecer, nem tampouco desqualificar o uso do arco facial. Também, não desejamos dizer que quem esteja usando o arco facial está errado.

A nossa proposta é simplificar o ensino da Oclusão, sem entretanto banalizá-lo, tampouco fugirmos dos seus princípios básicos. Queremos ser transparentes e honestos com nossos alunos e com os profissionais da Odontologia de maneira geral. Desejamos que mais dentistas usem o articulador semiajustável. Quem sabe se removermos o arco facial da vida deles, o articulador possa ter seu uso mais proveitoso e ampliado.

Montagem dos Modelos

O registro da posição de RC deve ser feito criteriosamente, como já descrito. Voltamos a insistir que é a parte mais importante de uma montagem. Os modelos superior e inferior, devidamente recortados, são ocluídos entre si, com o registro em cera interpondo-se a eles. Os modelos devem estar adequadamente justapostos ao registro, semelhantemente à situação da boca. Por isso, é importante eliminar o excesso de cera na própria boca do paciente. Só assim o dentista pode visualmente analisar esta justaposição dos modelos. Agora, os modelos são presos entre si, podendo, para esta finalidade, utilizar godiva de baixa fusão e palitos de fósforo; cera pegajosa e palitos de fósforo; amarrar com elástico ou cordão, ou somente prendê-los com cera. Ranhuras são então feitas, e os modelos, umedecidos em água. Após programado o articulador, como anteriormente mencionado, e colocada uma porção de gesso na placa de montagem do ramo inferior, o respectivo modelo deve ser posicionado e fixado neste gesso, procurando-se deixar o conjunto equidistante dos ramos superior e inferior, em uma angulação de aproximadamente 10 a 15 graus.[15] Para facilitar a visualização dessa inclinação, basta regular a eminência articular do articulador neste ângulo e colocar o modelos em posição.

Uma vez que o modelo inferior esteja preso, nova porção de gesso deve ser misturada para prender o modelo superior à placa de montagem. Assim que tiver tomado presa, uma complementação pode ser feita, sempre usando gesso de boa qualidade para evitar expansão e soltura dos modelos das placas (Figs. 2-25 a 2-27).

Montagem do Modelo Superior Utilizando o Plano de Camper

Alguns fabricantes, tanto os nacionais como os estrangeiros, já possuem em sua linha de pro-

dução um dispositivo, plataforma ou mesa para a montagem do modelo superior. Infelizmente, a maioria delas deixa o modelo superior paralelo ao plano de Frankfurt. No entanto, outras empresas já fabricam estas plataformas (Plano de Camper) com leve inclinação no sentido posteroanterior de 10 a 15 graus.

Para a montagem do modelo superior, é necessário, adaptar e prender o plano de Camper no ramo inferior do articulador. Colocar o ramo superior, já previamente programado, em posição com o ramo inferior do articulador, de tal maneira que fiquem paralelos entre si. Posicionar o modelo superior adequadamente na plataforma, seguindo as linhas referenciais para sua centralização, podendo este ser preso temporariamente com cera, godiva ou qualquer outro produto. Com o modelo preparado, isto é, com ranhuras e umidificado, colocar gesso do boa qualidade, até prendê-lo na placa de montagem do ramo superior. Esperar até que o gesso tome presa para então começar a montagem do modelo inferior.

A montagem do modelo inferior segue toda a sequência utilizada com o arcofacial.

> *Observação:* Os registros de lateralidade e de protrusão não serão comentados neste livro, por considerá-los extremamente imprecisos e de limitado ou de nenhum valor, não só para o aprendizado da Oclusão, como também para a aplicação clínica.

Modelos de Estudos Troquelados

Nos casos em que há a necessidade de fazer o ajuste oclusal, como, por exemplo, paciente com mordida aberta anterior; ganhar espaço com o objetivo de restaurar dentes anteriores desgastados; relação topo a topo anterior adquirida, ou em outras situações, é importante fazer uma análise e ajuste oclusal de diagnóstico.[1-4,10] Normalmente, o ajuste oclusal de diagnóstico é realizado por desgaste dos dentes nos modelos com o propósito de verificar o resultado final. Se desejarmos mostrar ao paciente a sua situação antes do desgaste, será impossível porque os modelos já foram desgastados. Existe um recurso de técnica que, através do modelo superior troquelado nos dentes posteriores, podemos fazer várias demonstrações de como resultaria o ajuste oclusal, bastando, para tal, remover os dentes troquelados e verificar o resultado final, analisando a relação interincisiva.

O modelo pode ser troquelado de diversas maneiras. A mais prática e simples é demarcar, na moldagem de alginato, as áreas nas quais deverão ser colocados os pinos para troquel. Normalmente se coloca um pino para os molares e outro para os pré-molares de ambos os lados. Faz-se o primeiro vasamento do gesso cobrindo até

3 mm acima da extremidade das margens cervicais das coroas dos dentes. Quando este estiver tomando presa, coloca-se os pinos em posição, sem tocar no fundo da moldagem. Após a tomada de presa, remove-se todo o excesso do gesso na área palatal e vestibular da moldagem e unta-se com vaselina na região do primeiro pré-molar para posterior. Na região anterior, compreendendo de canino a canino, devem ser feitas retenções ou também pode-se confeccionar um troquel. Completa-se o vasamento, de preferência com gesso de cor diferente (Figs. 2-28 a 2-32).

Uma outra técnica de confecção de troquel, também simples, é colocar pinos presos com cera a alfinetes ou fios ortodônticos e proceder com o vasamento do gesso da maneira descrita acima. As figuras de 2-33 a 2-37 mostram a técnica.

Assim sendo, o modelo está pronto para ser montado. Após a montagem dos modelos no articulador, os troquéis são então serrados, podendo ser deslocados de suas posições quando for necessário. Esta remoção e colocação dos troquéis pode ser feita tantas vezes quantas forem necessárias, simulando deste modo o ajuste oclusal de diagnóstico (Figs. 2-38 a 2-50).

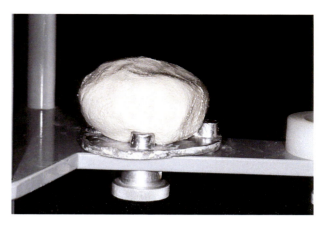

Fig. 2-25 Colocação de gesso na placa de montagem do ramo inferior.

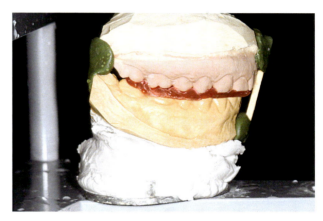

Fig. 2-26 Modelos superior e inferior ocluídos sendo fixados ao ramo inferior: observar a leve inclinação, aproximadamente 10°, dos modelos.

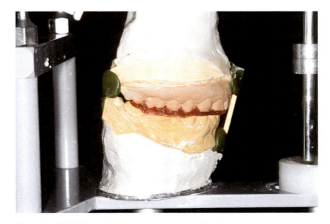

Fig. 2-27 Modelo superior preso à placa de montagem do ramo superior.

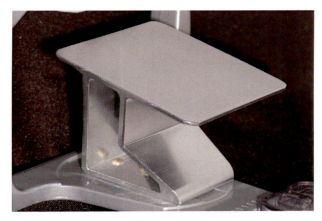

Fig. 2-27A Plano de Camper posicionado no ramo inferior do articulador.

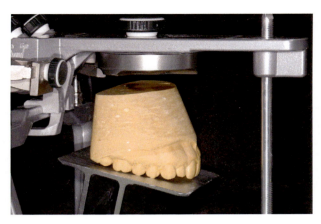

Fig. 2-27B Modelo superior centralizado sobre o plano de Camper.

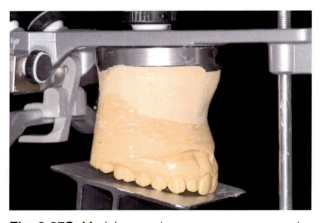

Fig. 2-27C Modelo superior preso ao ramo superior com gesso.

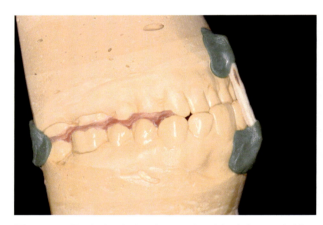

Fig. 2-27D Articulador invertido. Modelos ocluídos entre si com o registro interoclusal em cera.

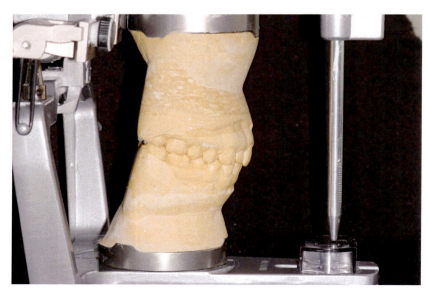

Fig. 2-27E Modelos finalmente montados em ASA.

Oclusão: Para Você e Para Mim

Figs. 2-28 e 2-29 Demarcação nas moldagens para a colocação de pinos para troquéis.

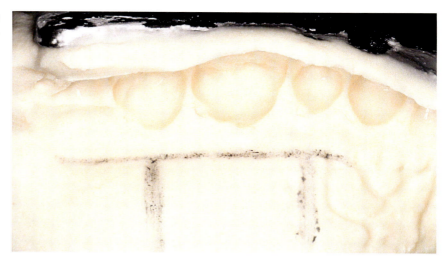

Fig. 2-28

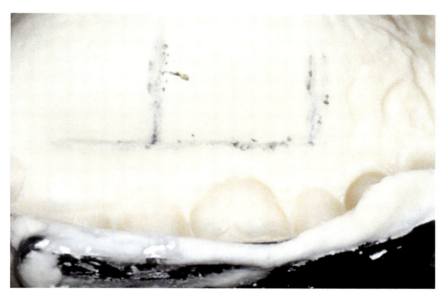

Fig. 2-29

Fig. 2-30 Primeira camada de gesso vazada, pinos em posição. Após a presa do gesso, isolar a região posterior com vaselina.

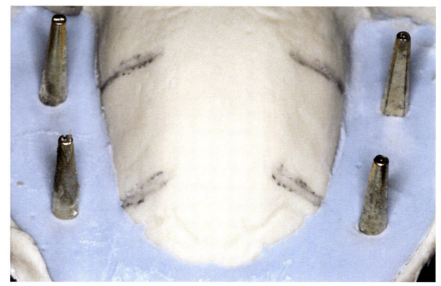

Fig. 2-30

Uso de Articulador Semiajustável, com e sem Arco Facial

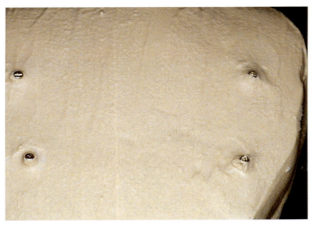

Fig. 2-31 Segunda camada de gesso completada. Observar a exposição da extremidade dos pinos.

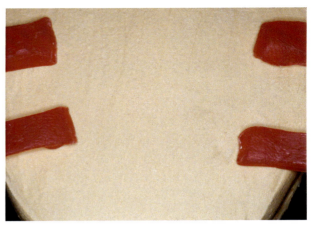

Fig. 2-32 Cera cobrindo os pinos para facilitar a sua remoção.

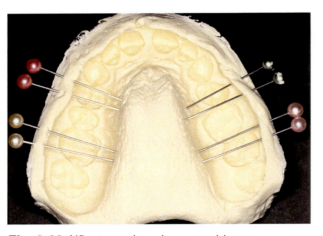

Fig. 2-33 Alfinetes colocados na moldagem.

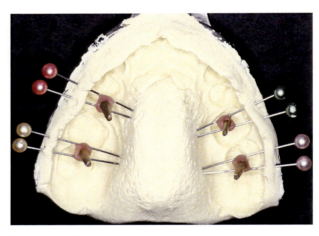

Fig. 2-34 Pinos para troquel presos com cera nos alfinetes.

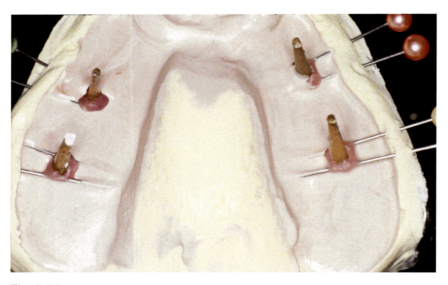

Fig. 2-35 Primeira camada de gesso realizada.

Fig. 2-35

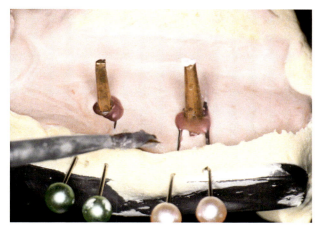

Fig. 2-36 Isolamento com vaselina na região posterior.

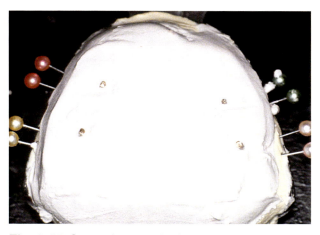

Fig. 2-37 Segunda camada de gesso já realizada.

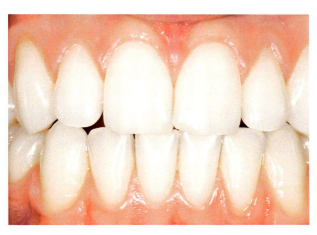

Fig. 2-38 Vista frontal de paciente na posição de MIH.

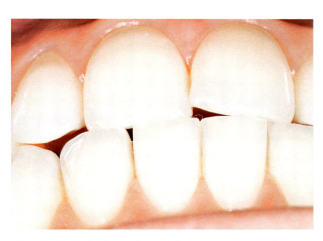

Fig. 2-39 Vista frontal de inferior para superior: paciente na posição de MIH. Observar relação de topo entre os dentes 11 e 41.

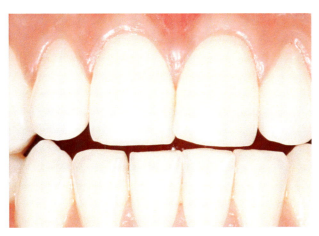

Fig. 2-40 Vista frontal: paciente manipulado na posição de RC.

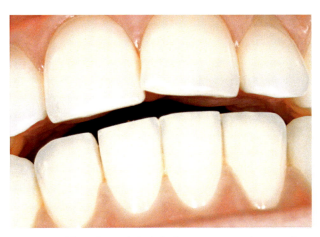

Fig. 2-41 Vista frontal de inferior para superior: paciente na posição de RC, observar o espaço provocado pelo contato prematuro.

Uso de Articulador Semiajustável, com e sem Arco Facial

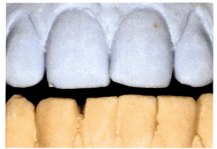

Figs. 2-42 e 2-43 Vista frontal: modelos montados na posição de RC.
Figs. 2-44 e 2-45 Vista lateral direita esquerda: modelos montados na posição de RC.

Fig. 2-42

Fig. 2-43 Fig. 2-44 Fig. 2-45

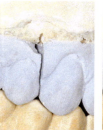
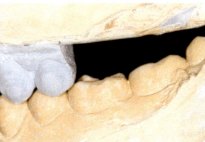

Fig. 2-46 Fig. 2-47

Figs. 2-46 a 2-49 Remoção dos troquéis.

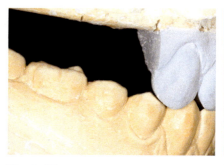
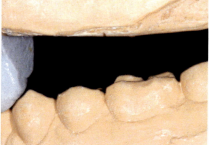

Fig. 2-48 Fig. 2-49

Oclusão: Para Você e Para Mim

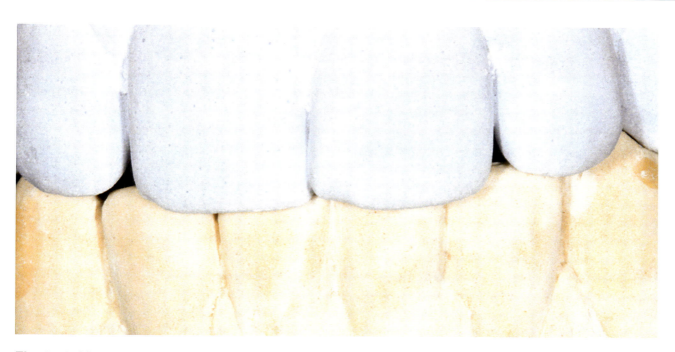

Fig. 2-50 Vista frontal: resultado final da análise oclusal de diagnóstico, todos os dentes anteriores mostrando trespasse vertical.

Referências

1. BERNARDON, J.K. e cols. Oclusão X Dentística: Como Proceder na Restauração de Dentes Posteriores. *J. Bras. Clin. Odont. Integ.* 28:283-287, 2001.
2. CARDOSO, A.C.C.; ARCARI, G.M.; RITTER, A.V.; WESOLOSKI, C.L. Dupla Moldagem/Registro Oclusal – Sistema Simultâneo. *Revista Gaúcha de Odontologia*, 42:55-58, jan., 1994.
3. CARDOSO, A.C. e cols. Importância da Relação Cêntrica na Restauração Estética de Dentes Anteriores Abrasionados. *Amelo.* 7:50-56, 2000.
4. CARDOSO, A.C.; FELIPE, L.A. *Oclusão na Odontologia Restaurdora*. Congresso do Rio de Janeiro.
5. CARLSON, G. *XV Congresso Paulista de Odontologia*. São Paulo, 1992.
6. CARLSON, G.; MAGNUSSON, T. Management of Temporomandibular Disorders in the General Dental Practice. Apud Shodadai, S.P. e cols. Is there a benefit of using na arbitrary facebow for the fabrication of a stabilization appliance? *Int. J. Prosth.*, 6-517-522, 2001.
7. DAWSON, P.E. *Evaluation and diagnosis and treatment of occlusal problem*. St. Louis: CV Mosby, 1974.
8. LUCIA, V.O. A technique for recording centric relation. *J. Prosth Dent.*, 14(3):492-504, 1964.
9. MACIEL, R.N. *Oclusão e ATM – Procedimentos clínicos*. São Paulo: Ed. Santos, 1996, p. 121.
10. MAIA, E.A.V.; BERNARDON. J.K.; CARDOSO, A.C.; VIEIRA, L.C.C. Como Ganhar Espaço para Restaurar Dentes Anteriores Desgastados. *JBA*, 3:252-257, 2001.
11. MEZZOMO, E. e cols. *Reabilitação Oral para o Clínico*. São Paulo: Ed. Santos, 3.ed. 1997, p.170.
12. RAMFJORD, S.P. & ASH, M.M. *Occlusion*, 3ed. Philadelphia: W.B. Saunders, 1983, p. 27-8.
13. SHILLINGBURG, H.T.; HOBO, S.; WHITSETT, L.D. *Fundamentos de Prótese Fixa*. São Paulo: Ed. Santos, p. 55, 1983.
14. SHODADAI, S.P. e cols. Is there a benefit of using na arbitrary facebow for the fabrication of a stabilization appliance? *Int. J. Prosth.*, 6-517-522, 2001.
15. STEINER, C.C. Cefalometrics for you and me. *Am. J. Orthod.* 39:729-55, 1953.
16. WEINBERG, A.L. An evaluation of basic articulator and their concepts. Part I. *J. Prosth. Dent.* 13:622-644, 1963.
17. WILSON, E.G.; WERRIN, R. Double arch impressions for simplified restorative dentistry. *J. Prosth. Dent.* 49:198-202, 1983.
18. WISE, M.D. Occlusion and restorative dentistry for the general practitioner. Part II. Examination of the occlusion and fabrication of study casts. *Brit Dent J.*, 152(5):160-65, 1982.

Capítulo 3

Ajuste Oclusal

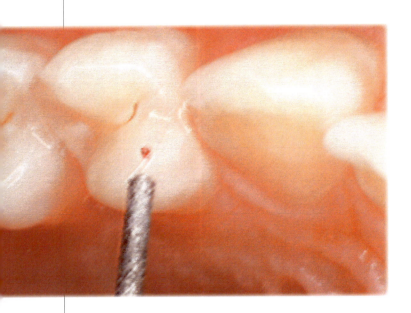

O ajuste oclusal é o estabelecimento da relação funcional da dentição para um perfeito equilíbrio com as demais estruturas do sistema estomatognático através de desgaste seletivo, melhorando a eficiência e a função desse sistema. Também é conceituado como o processo no qual as faces oclusais dos dentes antagonistas são alteradas pelo cirurgião-dentista, a fim de mudar a relação de contatos oclusais.[21] Para Guichet,[9] o ajuste oclusal é comparado ao gesso, que envolve um membro fraturado, o qual possibilita, apenas, a reestruturação do sistema em equilíbrio.

OBJETIVOS

- Proporcionar "estabilidade oclusal".
- Permitir a obtenção de contatos bilaterais simultâneos.
- "Permitir uma guia de desoclusão lateral e guia anterior".
- "Dirigir os vetores de força para o longo eixo dos dentes".

INDICAÇÕES

- Pacientes com sinais e sintomas de disfunção musculoarticular (antes da instalação de placas oclusais).[1,6,18]
- Tratamento de hábitos parafuncionais (p. ex.: bruxismo).[6,18,19]

- Antes, durante e após o tratamento ortodôntico.[1]
- Para estabelecer um padrão de oclusão ótimo, prévio a restaurações bilaterais ou extensas.[1,6,12]
- Antes das cirurgias e tratamentos periodontais.[16]
- Estabilização pós-cirurgia bucomaxilofacial.
- Para reduzir mordida aberta anterior pequena.[1,3,6]
- Para tratar mordida cruzada funcional unilateral.[8]
- Para ganhar espaço para restaurar dentes anteriores desgastados.[1,2,4,5]

A seguir, discutiremos sob o nosso ponto de vista, de maneira sucinta, as indicações do ajuste oclusal por meio de desgaste seletivo.

Pacientes com Disfunção Musculoarticular

Embora tenhamos conhecimento de que as causas da disfunção musculoarticular são várias e que os fatores oclusais estão sendo cada vez mais descartados enquanto causadores deste problema, existem situações nas quais está indicado interferir na oclusão. Uma das situações é quando o paciente, possuindo as características clínicas de uma disfunção musculoarticular (descritas no Cap. 5), apresenta contato prematuro na região de pré-molares e molares, na posição de RC, considerado grande. Neste caso, está indicado o uso de placas oclusais, porém o toque da placa com o dente em interferência aumentaria ainda mais o contato e, como consequência, ampliaria a abertura na região anterior. O que se recomenda, então, é fazer um ajuste oclusal por desgaste seletivo, procurando reduzir a altura desse contato, bem como dos demais que forem surgindo, com o objetivo de confeccionar uma placa oclusal mais fina e, portanto, mais confortável para o paciente (Figs. 3-1 a 3-6).

Pacientes com Bruxismo

Este assunto também é descrito em detalhes no capítulo 4. Por ser multifatorial, o bruxismo apresenta-se na mesma situação dos pacientes com disfunção musculoarticular. Nem sempre há a necessidade de intervir na oclusão do paciente; ao contrário, normalmente o procedimento é preservar a dentição remanescente e/ou reabilitar o que foi destruído. Existem bruxômanos que só fazem esta parafunção num determinado dente ou grupo de dentes. Obviamente, o dente mais atingido sofrerá maiores consequências. Embora o objetivo do ajuste oclusal não seja de tratar o bruxismo, ele pode ser útil para viabilizar um tratamento restaurador, o qual preservará os dentes que estão sendo atingidos pelo desgaste. Ou, ainda, o ajuste oclusal pode ser realizado no preparo da boca para receber uma placa oclusal.

Antes, Durante e Após o Tratamento Ortodôntico

Existe um certo preconceito, não só entre os ortodontistas, mas também entre outros especialistas em Odontologia, com relação ao ajuste oclusal, antes e durante o tratamento ortodôntico. Em que pese estas opiniões, é importante salientar que este procedimento tanto pode facilitar e acelerar o tratamento, como também reduzir sobre alguns dentes, forças oclusais desnecessárias. Isso pode ser exemplificado nos casos de mordida cruzada unilateral, seja em crianças, adolescentes ou adultos. O dente cruzado em MIH, muitas vezes em RC, descruza ou estabelece uma relação de topo. Um pequeno desgaste possibilita uma melhora considerável, tanto na posição dentária, quanto na condilar.

Se o dente já vai ser movimentado, para que desgastá-lo? Essa é uma pergunta que se faz rotineiramente, no entanto, a Ortodontia em muitas ocasiões lança mão de quatro e, às vezes, de oito exodontias para iniciar o tratamento. Apesar disso, pouco questionamento existe sobre o assunto e se aceita, de maneira geral, muito bem. Já no caso de desgaste dental, antes do tratamento ortodôn-

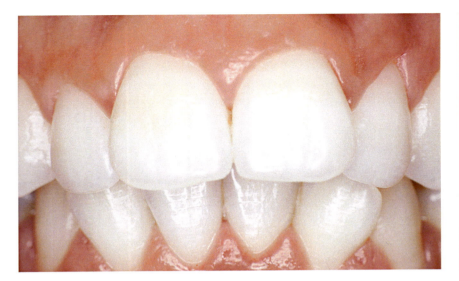

Fig. 3-1

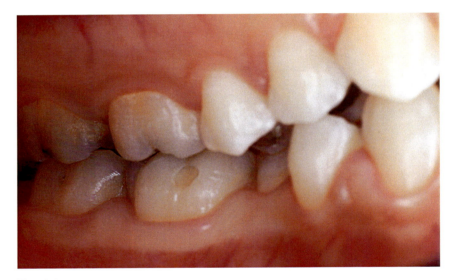

Fig. 3-2

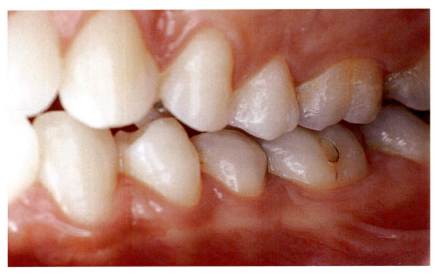

Fig. 3-3

As figuras 3-1 a 3-6 mostram uma paciente com disfunção musculo-articular que procurou tratamento na clínica de oclusão da UFSC. Manipulada na posição de RC, constatou-se a presença de contato prematuro. Por ser considerado grande, indicou-se previamente a confecção de placa oclusal, e o ajuste oclusal por desgaste seletivo.

Figs. 3-1 a 3-3 Vistas frontal, lateral direita e esquerda na posição de MIH.

Figs. 3-4 a 3-6 Vistas frontal, lateral direita e esquerda na posição de RC.

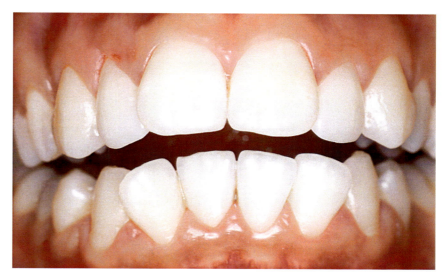

Fig. 3-4

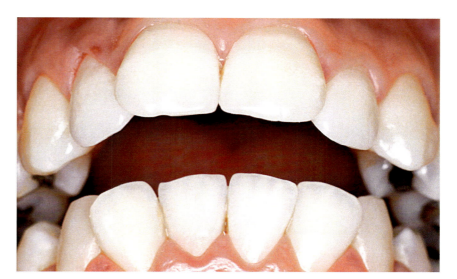

Fig. 3-5

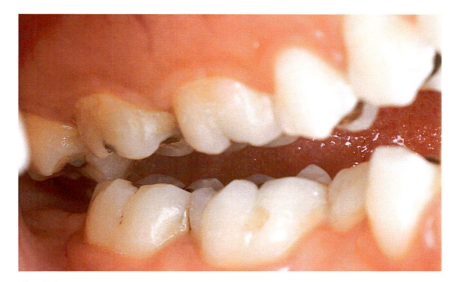

Fig. 3-6

Ajuste Oclusal

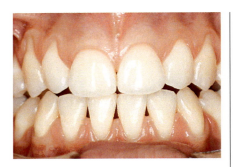

Fig. 3-7

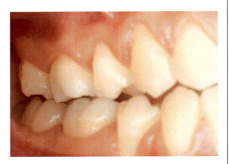

Fig. 3-8

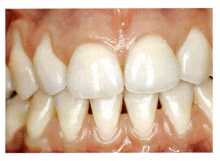

Fig. 3-9

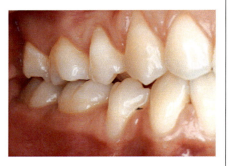

Fig. 3-10

tico, não só se questiona como também, muitas vezes, se descarta totalmente a hipótese. Alguns ortodontistas têm perdido por desconhecer este excelente auxiliar para seus tratamentos.

Após o tratamento ortodôntico, existe praticamente a unanimidade de que o ajuste oclusal deve ser sempre realizado. No entanto, consideramos que nem todos os casos precisam ser ajustados. Na verdade, acreditamos ser indispensável que todos os casos sejam analisados sobre a real necessidade de se fazer o ajuste oclusal após a conclusão do tratamento (Figs. 3-7 a 3-10).

Para Estabelecer um Padrão de Oclusão Ótimo, Prévio a Restaurações Bilaterais ou Extensas

Nestas situações, o ajuste oclusal está indicado porque facilitaria o tratamento, tanto em Prótese como em Dentística. Uma vez que sua oclusão foi ajustada, o paciente passa a ter somente uma posição: a *relação de oclusão cêntrica*, embora temporariamente. Com esse simples procedimento, torna-se mais fácil obter os registros do paciente e, em especial, o ajuste final dos trabalhos. Uma outra indicação também relevante é para os pacientes que possuem poucos dentes posteriores se contatando, como por exemplo um ou dois molares de cada lado e os demais afastados, mesmo que tenham trespasse vertical. O ajuste oclusal faz com que aumente o número de dentes posteriores com contato e, muitas vezes, torna possível a obtenção de toques também nos dentes anteriores (Figs. 3-11 a 3-18).

Antes das Cirurgias Periodontais

O papel da oclusão no aparecimento ou exacerbação das lesões periodontais ainda é, de certa forma, controvertido. No entanto, em alguns pacientes necessitados de reabilitação oclusal e portadores de complicações no periodonto de sustentação, existe uma sequência lógica de intervenções que permite atingir resultados satisfatórios. São estes os procedimentos básicos:

- Raspagem e polimento radicular.
- Ajuste oclusal por meio de desgaste seletivo.
- Restabelecimento do padrão oclusal com próteses provisórias.
- Cirurgia periodontal.
- Trabalho final.

Figs. 3-7 a 3-10 Paciente com 22 anos de idade com tratamento ortodôntico recentemente finalizado. Indicou-se ajuste oclusal por desgaste seletivo como complementação de tratamento, o que possibilitou a obtenção de contatos bilaterais simultâneos.

Figs. 3-7 e 3-8 Vistas frontal e lateral direita da paciente na posição de MIH. Observar a ausência de contatos em pré-molares e dentes anteriores.

Figs. 3-9 e 3-10 Vistas frontal e lateral direita da paciente após ajuste oclusal, com contatos estabelecidos em todos os dentes.

O ajuste oclusal nesta situação tem por objetivo:

- Reduzir o contato prematuro.
- Reduzir a mobilidade dentária.
- Melhorar a capacidade funcional, dando conforto ao paciente.

Pacientes com mobilidade dentária também têm indicação para o ajuste oclusal, porque Muhlemann et al.[16] relataram a redução da mobilidade após o ajuste oclusal. Esta informação indica que o contato prematuro pode provocar aumento da mobilidade dos dentes. Entretanto, outros autores afirmam que a mobilidade dentária não acusa a real presença de interferências oclusais. Como acreditamos que forças oclusais, quando ultrapassam a capacidade do periodonto de suportá-las, podem contribuir para o agravamento da doença periodontal, este assunto ainda será abordado dando mais ênfase, informações e exemplos clínicos no capítulo 5.

Estabilização Pós-cirurgia Bucomaxilofacial

As cirurgias bucomaxilofaciais são os procedimentos que mais envolvem as posições dentárias, musculares e articulares. Com o paciente anestesiado e em posição bem diferente daquela que o cirurgião-dentista trata seus pacientes, a única relação referencial que o cirurgião tem é a dentária.

É comum, após os tecidos estarem totalmente cicatrizados, ocorrerem discrepâncias oclusais grandes, mesmo sob tratamento ortodôntico. Por esta razão, para eliminar ou reduzir a altura de interferências oclusais e facilitar o tratamento, o ajuste oclusal pode ser indicado.

Para Reduzir Mordida Aberta Anterior Pequena

Sobre mordida aberta anterior, Dawson[7] em 1974 afirmou:

"O fechamento da abertura anterior que resulta na Dimensão Vertical Diminuída produz uma significativa melhoria da aparência. Ainda que o espaço não fique completamente fechado, toda diminuição do espaço anterior resulta em uma notável melhoria estética".

Embora nem toda mordida aberta possa ser fechada completamente, o ajuste oclusal por meio de desgaste seletivo, muitas vezes, serve como um instrumento importante e colaborador nos tratamentos ortodônticos e nas cirurgias ortognáticas, que são as formas tradicionais e mais comuns para tratar alguns tipos mordida aberta anterior. Mesmo que não se consiga fechar a mordida ou fazer os dentes anteriores se tocarem, a inclusão de mais contatos dentários obtidos com o ajuste oclusal pode ser relevante na distribuição das cargas oclusais. O princípio do desgaste seletivo para reduzir a mordida aberta está na afirmativa de que o desgaste dental, na altura dos segundos e terceiros molares, fecha aproximadamente 3 mm na região anterior.[7] Reconhecendo que existem limitações e, como todo tratamento, há indicação e contraindicação, nos casos de mordida aberta anterior, o ajuste oclusal não foge à regra. Por essa razão, este assunto também será enfocado com mais detalhes no capítulo 5 (Figs. 3-19 a 3-26).

Tratamento de Mordida Cruzada Funcional Unilateral

Num trabalho realizado na Universidade Federal de Santa Catarina em 1997, por Dutra, foram selecionadas 12 crianças com mordida cruzada unilateral na faixa etária de 2 a 6 anos. O perfil da oclusão das crianças selecionadas para este estudo era o seguinte:

- Na posição de máxima intercuspidação habitual, a oclusão estava cruzada e incluía os caninos, unilateralmente.
- Manipulava-se em posição de relação cêntrica e obtinha-se uma relação de total descruzamento, ou uma relação de topo entre os caninos com contato, ou ainda uma relação de topo entre os caninos, porém com contato num dos molares.

Nestas crianças, foi feito ajuste oclusal por desgaste seletivo e realizado acompanhamentos pelo período de um ano. O resultado obtido revelou que todas as crianças mantiveram a sua oclusão descruzada, isto é, 100% de sucesso.

É importante salientar que as sessões de ajuste eram de no máximo vinte minutos.

O mesmo tratamento pode também ser realizado no adolescente e no adulto, desde que o perfil da oclusão destes pacientes tenha semelhança ao que foi descrito. Mais detalhes, consultar o capítulo 5.

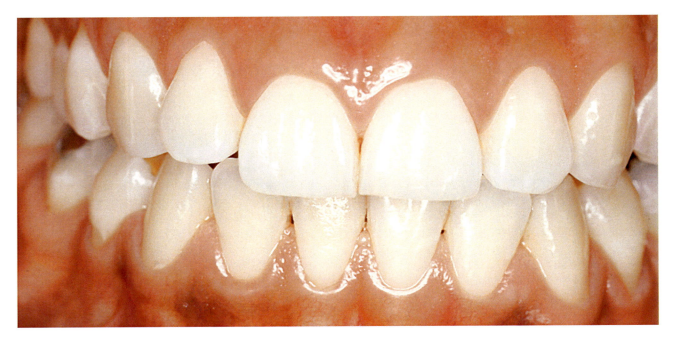

Fig. 3-11

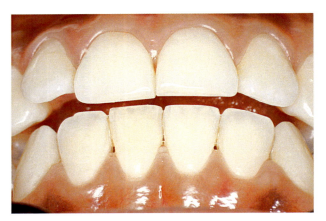

Fig. 3-12

As figuras 3-11 a 3-18 mostram paciente necessitando restaurar vários dentes posteriores e apresentando desconforto musculoarticular. No exame clínico, constatou-se contato dental somente entre os segundos molares. Após o ajuste oclusal, praticamente todos os dentes mantiveram relação de contato, podendo a paciente ter seus dentes restaurados. O desconforto musculoarticular foi eliminado.

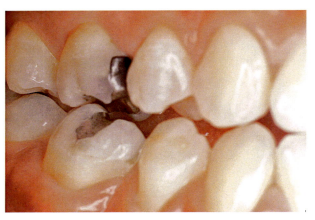

Fig. 3-13

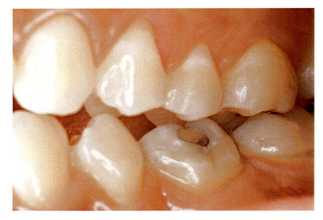

Fig. 3-14

Figs. 3-11 a 3-14 Vistas frontal, laterais direita e esquerda. Observar a presença de contato somente nos segundos molares. A RC coincidia com a MIH.

Oclusão: Para Você e Para Mim

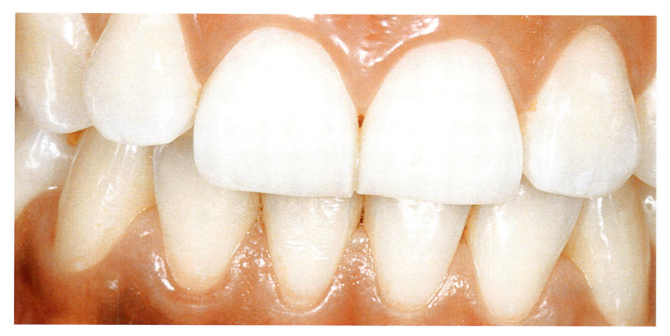

Fig. 3-15

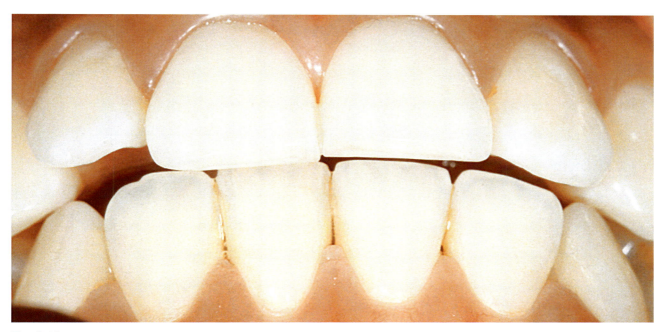

Fig. 3-16

Figs. 3-15 e 3-16 Vista frontal, com o ajuste oclusal já realizado. Observar o contato praticamente em todos os dentes anteriores. Compare com as figuras 3-11 e 3-12.

Ajuste Oclusal

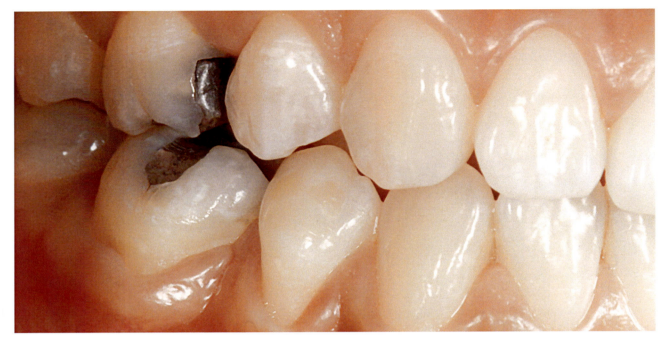

Fig. 3-17

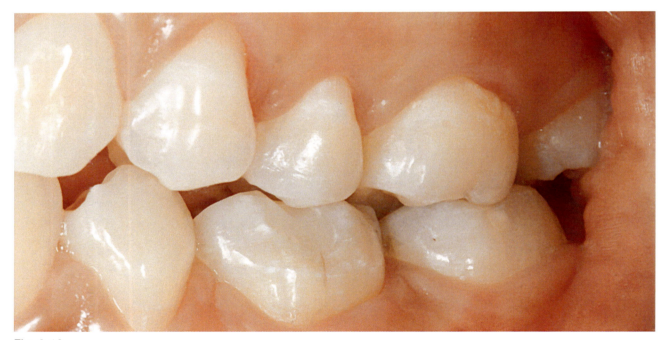

Fig. 3-18

Figs. 3-17 e 3-18 Vistas lateral direita e esquerda após o ajuste oclusal. Todos os dentes posteriores ocluindo em harmonia.

Figs. 3-19 a 3-22 Paciente com 24 anos de idade apresentando mordida aberta anterior progressiva. A posição de RC coincidia com a MIH.

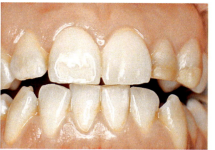
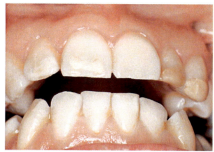

Fig. 3-19　　　　　　　　　　Fig. 3-20

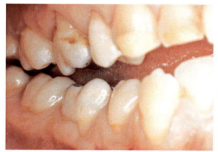
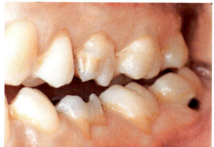

Fig. 3-21　　　　　　　　　　Fig. 3-22

Figs. 3-23 a 3-26 Após o ajuste oclusal, pode-se observar o total fechamento da mordida aberta.

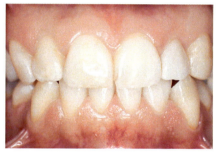
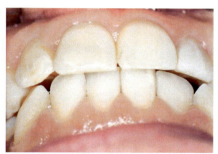

Fig. 3-23　　　　　　　　　　Fig. 3-24

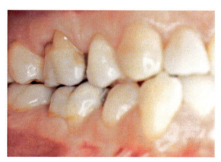
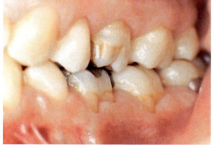

Fig. 3-25　　　　　　　　　　Fig. 3-26

Ajuste Oclusal

Para Ganhar Espaço para Restaurar Dentes Anteriores Desgastados

Uns dos grandes desafios que o clínico geral encontra em seu consultório quase que diariamente é a falta de espaço para restaurar os dentes anteriores desgastados, desgaste este provocado pela atrição, erosão ou por ambas. Publicações recentes[1-5] de trabalhos clínicos têm mostrado a possibilidade de recuperar espaço, tanto vertical como horizontal, através de ajuste oclusal por desgaste seletivo, viabilizando a reconstrução com prótese ou restaurações em resina composta dos dentes afetados pelo desgaste. Este assunto é amplamente discutido e descrito nos capítulos 4 e 5 (Figs. 3-27 a 3-33).

CONTRAINDICAÇÕES

- Previamente à correção cirúrgica.
- Não deve ser feito profilaticamente.
- Não deve ser realizado antes que o diagnóstico seja bem estabelecido.

INSTRUMENTAL PARA AJUSTE OCLUSAL

- Duas pinças de Müller.
- Tiras de papel celofane: 4 cm de comprimento por ± 8 mm de largura.
- Fitas para demarcação do contato tipo *accufilm* (de preferência com duas cores).
- Pontas cilíndricas diamantadas (Fig. 3-34).

REQUISITOS PARA O AJUSTE OCLUSAL

Entendemos que o cirurgião-dentista estará capacitado para ajustar uma oclusão quando conhecedor de alguns de seus princípios básicos, tais como:

- Perfeito domínio da técnica de manipulação em posição de RC.

Consideramos a condição básica para efetuar o ajuste oclusal. O profissional deve estar convicto do domínio, ter facilidade e certeza da condução da mandíbula do seu paciente, caso contrário, o ajuste oclusal não terá o sucesso desejado. Em dificuldade na manipulação em posição de RC, sugerimos fazer uso de desprogramadores oclusais, que relaxam os músculos de maneira considerável.[1,6,13 14,21]

- Conhecer as estruturas que compõem a anatomia oclusal dos dentes.

Este requisito é relevante, pois contribui não só para localizar como também para desgastar a estrutura oclusal indicada.

- Localizar os pontos de contatos tanto os cêntricos como os excêntricos.

A utilização de fitas apropriadas é outra condição importante para realizar o ajuste oclusal com clareza. Quando em lateralidade, deve-se usar fita com cores diferentes para demarcar o contato excêntrico, diferenciando-o do contato cêntrico. Outra condição para visualizar os contatos é manter os dentes secos com gaze ou ar.

- Saber quando parar e visualizar o resultado final.

Visualizar o resultado final ou saber quando parar o ajuste oclusal é mais um desafio deste tratamento. Isso pode ser conseguido com a montagem dos modelos em articulador semiajustável, por meio da análise oclusal ou de acordo com a experiência clínica do profissional mentalmente visualizar a conclusão do trabalho.

Oclusão: Para Você e Para Mim

Figs. 3-27 a 3-29 Paciente na posição de MIH. Desgaste severo na borda incisal dos incisivos superiores. Mesmo com tratamento ortodôntico, a relação oclusal permaneceu de topo.

Figs. 3-30 e 3-31 Paciente sendo manipulado na posição de RC; observar o espaço conseguido.

Fig. 3-32 Ajuste oclusal realizado. Obteve-se espaço para o trabalho restaurador.

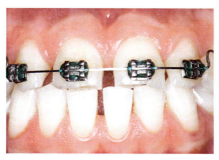
Fig. 3-27

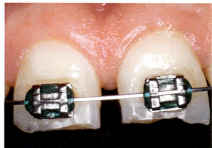
Fig. 3-28

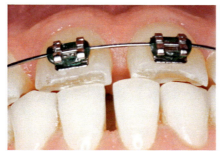
Fig. 3-29

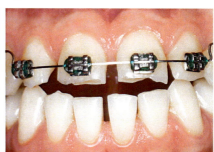
Fig. 3-30

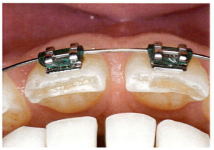
Fig. 3-31

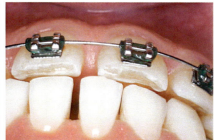
Fig. 3-32

Fig. 3-33 Paciente sem o aparelho e com os incisivos centrais restaurados.

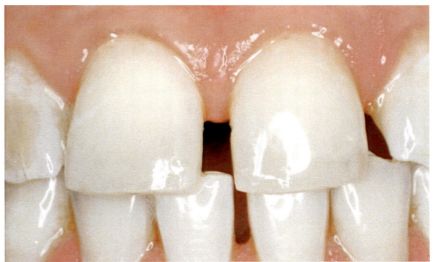
Fig. 3-33

Observação: as restaurações devem ser feitas imediatamente após o ajuste oclusal.

Ajuste Oclusal

REGRAS PARA O AJUSTE OCLUSAL

Várias são as formas apresentadas pelos autores no ensino do ajuste oclusal através de desgaste seletivo. Cada um tem mostrado as vantagens da sua técnica. Nós entendemos que a técnica que o profissional dominar é a melhor, desde que a mesma leve a resultados satisfatórios.

As regras a seguir foram elaboradas por Guichet[10] e enfatizadas por Janson et al.,[12] Baratieri e cols[1] e são basicamente as mesmas que adotamos nas disciplinas de Oclusão, Dentística e de Implantodontia na Universidade Federal de Santa Catarina.

Didaticamente, o ajuste oclusal é realizado em três etapas:

- Ajuste em relação cêntrica
- Ajuste em lateralidade
- Ajuste em protrusão

Antes de comentar sobre as regras de ajuste oclusal e para facilitar o entendimento, é importante observar as figuras 3-35 e 3-36, que ilustram com simplicidade a anatomia de uma superfície oclusal, bem como os nomes das cúspides dos dentes posteriores que se relacionam quando estão ocluídos.

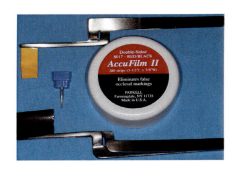

Fig. 3-34 Instrumentos necessários para a realização de ajuste oclusal por meio de desgaste seletivo.

Ajuste em Relação Cêntrica

Podem ocorrer quatro situações, dependendo da localização do contato.

Primeira situação

Contato que desvia a mandíbula em direção à linha média ou à língua.

LOCALIZAÇÃO DO CONTATO

Vertente lisa da cúspide de contenção (CCC), quer seja inferior ou superior, com a vertente trituradora da cúspide de não contenção cêntrica (CNCC).

REGRA PARA O AJUSTE

Desgastar na vertente lisa da CCC, até o contato ocorrer na ponta da cúspide (Fig. 3-37A a C).

Segunda situação

Contato que desvia a mandíbula contra a linha média ou em direção à bochecha.

LOCALIZAÇÃO DO CONTATO

Vertentes trituradoras das cúspides de contenção cêntrica (Fig. 3-38A a C).

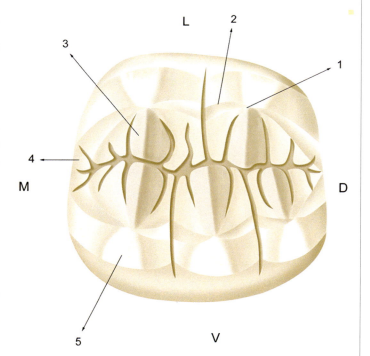

Fig. 3-35 Superfície oclusal. (1) Ponta da cúspide; (2) Aresta longitudinal; (3) Vertente trituradora; (4) Crista marginal; (5) Vertente lisa.

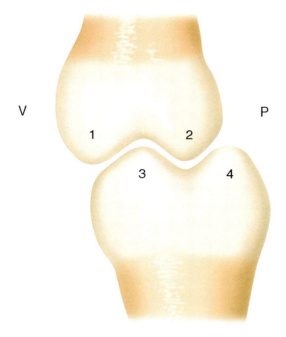

Fig. 3-36 (1 e 4) Cúspide de não-contenção cêntrica – CNCC; (2 e 3) Cúspide de contenção cêntrica – CCC.

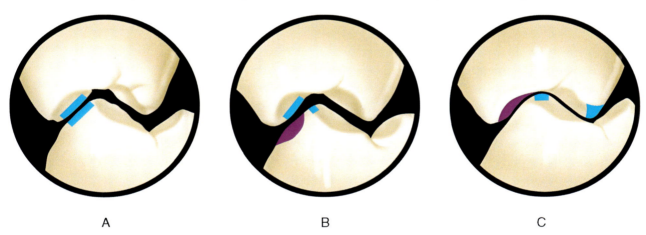

Fig. 3-37 (**A**) Contato prematuro; (**B**) Ajuste da vertente lisa do dente inferior; (**C**) Estabilidade oclusal determinada com a ponta da cúspide ocluindo na fossa do antagonista.

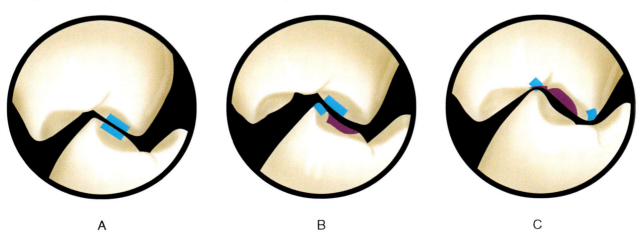

Fig. 3-38 (**A**) Contato prematuro; (**B**) Ajuste da vertente triturante do inferior; (**C**) Estabilidade oclusal determinada pela ponta da cúspide ocluindo na fossa do antagonista.

LOCAL DO DESGASTE

Desgastar o contato que se localiza mais próximo à ponta da cúspide.

Caso haja coincidência da localização, desgastar o dente mais desfavorável.

Terceira situação

Contato que desvia a mandíbula para anterior.

LOCALIZAÇÃO DO CONTATO

Vertente triturante ou aresta longitudinal mesial da cúspide palatina contra vertente triturante ou aresta longitudinal da cúspide vestibular inferior (Fig. 3-39A a C).

LOCAL DO DESGASTE

É importante observar a posição dos dentes nas arcadas. Caso esteja em boa posição, desgastar em ambos os dentes; caso contrário, desgastar naquele cuja posição esteja inadequada.

Quarta situação

CONTATO SEM DESVIO

Ponta de cúspide de contenção cêntrica contra fossa, facetas ou platô dos dentes oponentes.

LOCAL DO DESGASTE

Consultar o lado de trabalho:

- se, durante o movimento, a CCC tocar a vertente triturante ou a ponta de cúspide de não contenção cêntrica, desgastar na ponta da cúspide de contenção cêntrica;
- se, durante o movimento, a CCC não tocar no dente antagonista, desgastar na fossa.

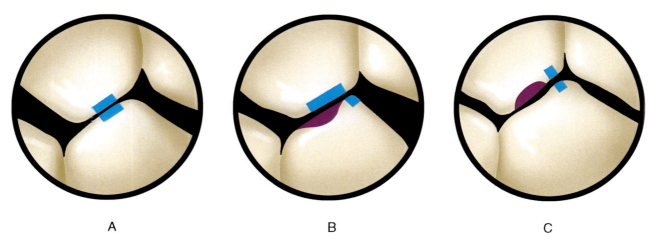

Fig. 3-39 (A) Contato prematuro; **(B)** Desgaste da crista longitudinal distal do dente inferior; **(C)** Estabilidade obtida.

Como localizar o contato em RC

Manipula-se a mandíbula em posição de relação cêntrica, solicitando-se ao paciente que informe o lado onde ocorrer o primeiro contato. Lembre-se que só teremos certeza de que a manipulação está correta quando ela for feita repetidas vezes e o local do contato coincidir.

Coloca-se a tira de papel celofane presa à pinça de Muller, entre os dentes e, através de tração, observa-se o local que prender, ou rasgar, o celofane. Em seguida, prende-se a fita demarcadora de contato na pinça de Müller, colocando-a entre os dentes, tornando a manipular. De acordo com a localização das marcas, teremos uma das quatro situações descritas, em que efetuar o desgaste. Este deve ser feito em *alta rotação*, com refrigeração, de preferência a ar, pois facilmente se sabe a quantidade de estrutura dentária que está sendo removida, bem como a permanência dos outros contatos fica visível, o que com a água é facilmente removido. Esse procedimento é repetido até que se obtenha "estabilidade oclusal", com contatos bilaterais simultâneos e, se possível, com contatos nos caninos. Em muitas situações, torna-se impossível estabelecer contatos em todos os dentes, principalmente nos anteriores, através de ajuste oclusal. Quando o clínico achar necessário o estabelecimento desses contatos, pode lançar mão dos materiais restauradores, usando os sistemas adesivos.

Um dispositivo muito importante e útil para auxiliar na realização do ajuste oclusal ou para finalizá-lo é o JIG de Lucia, especialmente quando o paciente tem dificuldade de ser levado em posição de RC ou nos casos em que se necessita de espaço para restaurar dentes anteriores desgastados (ler Cap. 5).

Características de contatos oclusais

Nossos pacientes apresentam basicamente duas situações quando se refere às discrepâncias oclusais vistas no plano sagital:[21]

DISCREPÂNCIA VERTICAL AMPLA COM DISCREPÂNCIA HORIZONTAL PEQUENA ENTRE RC E MIH

A trajetória percorrida pela mandíbula deslocando-se de posição de RC até que os dentes ocluam em MIH é maior no sentido vertical do que horizontal.

Nesta situação, quando os contatos iniciais são desgastados na posição de relação cêntrica, a consequente alteração na dimensão vertical resulta em uma posição ajustada, praticamente coincidindo com a máxima intercuspidação habitual.

Além do paciente se adaptar rapidamente, o ajuste oclusal é de fácil realização e excelente prognóstico (Figs. 3-40A e B).

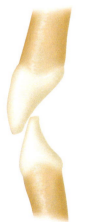 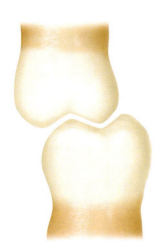

Fig. 3-40A Trajetória vertical maior que a horizontal.

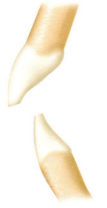 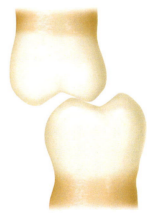

Fig. 3-40B Trajetória vertical maior que a horizontal.

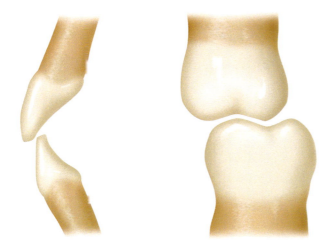

Fig. 3-40C Trajetória horizontal maior que a vertical.

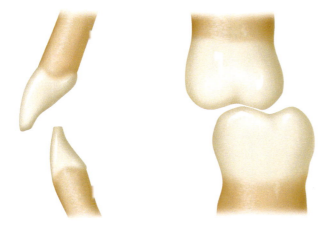

Fig. 3-40D Trajetória horizontal maior que a vertical.

> *Observar a diferença entre altura das cúspides das figuras 3-40A e B para 3-40C e 3-40D.*

DISCREPÂNCIA HORIZONTAL AMPLA E DISCREPÂNCIA VERTICAL PEQUENA ENTRE RC E MIH

A trajetória percorrida pela mandíbula deslocando-se da posição de relação cêntrica até que os dentes ocluam na máxima intercuspidação habitual é maior no sentido horizontal do que no vertical.

Após os ajustes na posição de relação cêntrica, a mandíbula certamente irá se reposicionar mais distalmente da máxima intercuspidação habitual original. Nesta situação, pode ser mais difícil os pacientes se acomodarem, e o ajuste oclusal mais difícil de se realizar, praticamente pela impossibilidade de se obter um estabilidade imediata, mesmo que temporária (Fig. 3-40C e D).

Ajuste em Lateralidade

É importante acrescentar que o ajuste em lateralidade deve ser realizado quando o ajuste na posição de relação cêntrica estiver concluído, embora contatos exagerados, tanto no lado de trabalho como no de balanceio, possam ser removidos previamente.

Duas situações:

- Balanceio
- Trabalho

O ajuste no lado de balanceio deve ser feito simultaneamente com o do lado de trabalho.

Lado de balanceio (local do contato)

- Vertente triturante e ponta de cúspide de contenção cêntrica superior contra vertentes triturantes e pontas de cúspide de contenção cêntrica inferior (Figs. 3-41A a C).

LOCAL DO DESGASTE

- Procurar sempre consultar a Relação de Oclusão Cêntrica (ROC).
- Desgastar na cúspide menos estável na arcada.

Lado de trabalho (local do contato)

- Vertente lisa e ponta da cúspide vestibular inferior contra a vertente triturante e ponta da cúspide vestibular superior.
- Ponta da cúspide com vertente lisa da cúspide palatina contra vertente triturante e ponta da cúspide lingual (Figs. 3-42A a C).

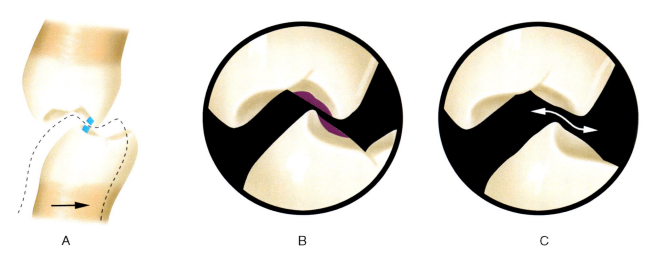

Fig. 3-41 Ajuste em lateralidade – (lado de balanceio). (**A**) Contato prematuro; (**B**) Ajuste realizado nas vertentes triturantes; (**C**) Livre de contato.

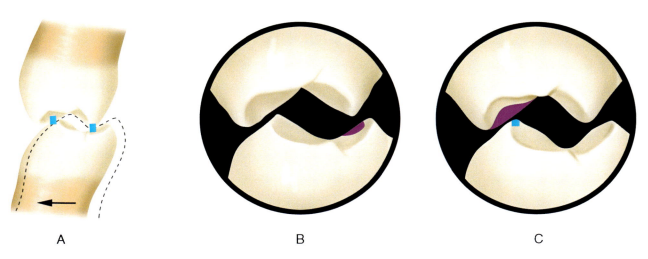

Fig. 3-42 Ajuste em lateralidade – (lado de trabalho). (**A**) Contato prematuro; (**B**) Ajuste realizado na vertente triturante da cúspide não funcional do dente inferior; (**C**) Ajuste realizado na cúspide não funcional do dente superior.

LOCAL DO DESGASTE

Desgastar as pontas das cúspides ou as vertentes triturantes das cúspides de não contenção cêntrica.

Como localizar o contato no lado de trabalho

Coloca-se o papel celofane no lado desejado e conduz-se o paciente a fazer o movimento de lateralidade, até que os caninos cheguem a uma relação de topo. Isso é feito dente por dente. Caso haja contato, o papel celofane ficará preso ou irá se romper. Conhecendo os dentes que estão em contato, demarcam-se os contatos cêntricos com a fita, por exemplo, de cor preta. Com a fita vermelha no local, faz-se o paciente mover a mandíbula em lateralidade. O local onde as cores coincidirem é o contato cêntrico; onde só aparece a cor vermelha, é o contato prematuro excêntrico.

Para localizar o contato no lado do balanceio, o procedimento é repetido.

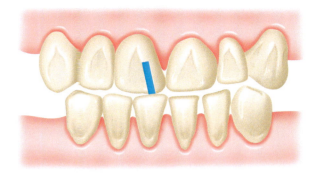

Fig. 3-43 Contato prematuro na posição de MIH ou na ROC até a posição de topo a topo.

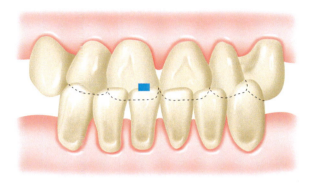

Fig. 3-44 Contato prematuro na posição de MIH ou na ROC.

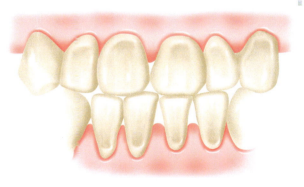

Fig. 3-45 No movimento protrusivo, todos os incisivos se tocam.

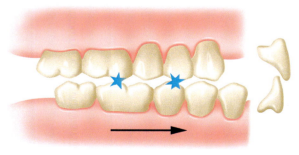

Fig. 3-46 No movimento protrusivo, contato prematuro nos dentes posteriores.

Ajuste em Protrusão

Pode ser realizado em três situações:

Primeira situação

Quando um incisivo contata, tanto em ROC quanto em protrusão, até a relação de topo (Fig. 3-43).

LOCAL DO DESGASTE

Desgastar na borda incisal do dente inferior.

Segunda situação

Quando somente um incisivo contata na ROC e na protrusiva todos se tocam (Figs. 3-44 e 3-45).

LOCAL DO DESGASTE

Concavidade palatina do dente superior.

Terceira situação

Quando, durante o movimento de protrusão, contatar apenas os dentes posteriores (Fig. 3-46).

LOCALIZAÇÃO DOS CONTATOS

- Cúspide vestibular inferior (ponta de cúspide ou aresta longitudinal mesial ou vertente lisa mesial) contra a cúspide vestibular superior (aresta longitudinal distal, vertente triturante distal ou ponta de cúspide).
- Cúspide lingual (ponta de cúspide ou vertente triturante mesial ou aresta longitudinal mesial) contra a cúspide palatina (ponta de cúspide ou aresta longitudinal distal ou vertente lisa distal).

LOCAL DO DESGASTE

Nas cúspides de não contenção cêntrica.

Como localizar o contato

Proceder do modo semelhante ao realizado para localizar o contato em lateralidade.

Voltamos a salientar que nenhum ajuste oclusal deve ser realizado antes que boa análise e ajuste oclusal de diagnóstico sejam efetuados nos modelos adequadamente montados em articulador semiajustável, e que o propósito do ajuste seja clinicamente indicado.

Ajuste Oclusal e Dimensão Vertical de Oclusão

Todo contato prematuro em posição de relação cêntrica promove automaticamente aumento da dimensão vertical de oclusão (DVO). Em outras palavras, a dimensão vertical de oclusão em máxima intercuspidação habitual é diferente da dimensão vertical de oclusão quando o paciente está em posição de RC, desde que este possua contato prematuro. Isso é facilmente observado pela abertura vertical que o contato prematuro promove entre os dentes anteriores.

Esta prerrogativa determina que a oclusão de um paciente submetido a ajuste oclusal por meio de desgaste seletivo, com respeito a DVO pode resultar em três situações:

- Manter a mesma dimensão vertical da MIH
- Reduzir a dimensão vertical
- Aumentar a dimensão vertical

A primeira situação normalmente acontece e é o que sempre se espera do ajuste oclusal.

Reduzir ou aumentar a DVO com ajuste oclusal é o que transforma esta técnica de tratamento como inovadora e um grande desafio para os cirurgiões-dentistas.

A redução ou recuperação da DVO por desgaste seletivo pode e deve ser indicada em duas situações:

- *Para reduzir mordida aberta anterior*: o fato de a mordida se fechar pelo desgaste dos dentes posteriores, automaticamente reduz a DVO.
- *Nos casos de pacientes com desgastes nos bordos incisivos nos dentes anteriores superiores e que possuem uma relação de topo adquirida:* por necessidades estéticas ou mesmo como medida preventiva objetivando evitar maior desgaste, se indica a reconstrução dos dentes afetados com resina composta ou mesmo fazendo uso das facetas de porcelana. Porém, nessas condições, não há espaço para colocar o material restaurador. Obter espaço pelo aumento dos dentes posteriores com prótese, é por nós considerado um tratamento radical e irreversível, o qual recomendamos somente em casos especiais. Assim sendo, utiliza-se a técnica de ajuste oclusal por desgaste seletivo para recuperar o espaço anterior na região, a fim de restaurar estes dentes.

Ao manipularmos qualquer paciente em posição de RC, a mandíbula adquire uma posição mais posterior, na qual é realizado o ajuste oclusal. Como se deseja contato entre as estruturas dos dentes anteriores (palatina dos superiores com vestibular dos inferiores), para conter o desvio da mandíbula, promove-se com a técnica de desgaste dos dentes posteriores, trespasse vertical nesta região. Em seguida, se reconstróem os dentes anteriores superiores com resina composta ou porcelana. É evidente que a diminuição da DVO é mínima, e nenhuma alteração em nível musculoarticular acontecerá.

Nos casos que se propõe o *aumento* da DVO, a situação se repete ao que foi descrito no parágrafo anterior, devendo ser incluídos, neste tópico, os pacientes que tiveram as superfícies palatinas dos dentes anteriores superiores parcialmente destruídas por processo de erosão-atrição. O ajuste oclusal é então realizado, obtendo-se contatos bilaterais nos dentes posteriores e criando-se espaços vertical e horizontal para restaurar os dentes afetados pelo desgaste.

Explica-se o aumento da DVO pelo desgaste, exemplificando desta forma:

Na posição de máxima intercuspidação habitual, a ponta das cúspides tocam normalmente no fundo da fossa dos respectivos antagonistas. Na posição de relação cêntrica, o contato prematuro toca em planos inclinados ou, às vezes, em ponta de cúspides e, como consequência, ocorre aumento da DVO. Quando realizamos o ajuste oclusal por desgaste, reduzimos a altura do primeiro e dos demais contatos, evitando alcançar a DVO da máxima intercuspidação habitual. Os pontos de contato estarão presentes entre as vertentes, ponta de cúspides ou mesmo nas plataformas feitas durante o desgaste seletivo. Dessa maneira, se conseguem contatos bilaterais simultâneos entre os dentes posteriores e os espaços vertical e horizontal na região anterior.

As restaurações devem ser realizadas imediatamente, na mesma sessão, para proporcionar a estabilidade necessária, caso contrário, deixando para a consulta posterior, é possível que ocorra perda do espaço já conseguido.

A técnica descrita é uma associação entre o ajuste oclusal por desgaste seletivo com a técnica, como alguns autores gostam de chamar, de ajuste oclusal por acréscimo (ler Cap. 5).

NÚMERO E LOCALIZAÇÃO DOS CONTATOS OCLUSAIS

Existe uma preocupação grande por parte da maioria dos clínicos e pesquisadores em relação ao número e à localização dos contatos oclusais.

Sabe-se que, na dentição natural, as cúspides ocluem na fossa ou embrasura dos antagonistas, determinando um número variado, bem como, de local dos contatos.

Korioth[15] avaliou o registro na posição de MIH em 45 adultos jovens com oclusão morfologicamente normal. O autor observou que a maioria dos jovens apresentava distribuição assimétrica em número e localização de contatos oclusais. Também verificou que boa parte dos pesquisados tinha sete pontos de contatos de cada lado, e que esses eram mais frequentes entre os primeiros e segundos molares.

A Odontologia aceitou, dentro da dentição natural e da Prótese, o padrão de contatos estabelecidos por duas escolas de oclusão: a gnatológica e a cêntrica longa. A Escola Gnatológica ainda preconiza o tripoidismo, para cada cúspide, enquanto a Cêntrica Longa, um contato na fossa do antagonista com liberdade de movimento no sentido anterior. Por necessitar de um técnico de extrema habilidade para fazer contatos trípodes, foi que levou alguns autores a abandonar estas filosofias e adotar a relação cúspide-fossa, sem se preocupar com os três pontos e com a liberdade em cêntrica.

Em nossa disciplina, deixamos de ensinar e de exigir, dentro da técnica de enceramento progressivo, o tripoidismo, por considerarmos esta uma missão, no mínimo, extremamente difícil de se estabelecer, e que estávamos levando os nossos estudantes a um desgaste emocional e físico desnecessário.

Num outro trabalho sobre o assunto, Wiscott e Belser[20] estabeleceram que cada dente deve possuir somente um contato dental com seu antagonista em prótese. Segundo os autores, é o suficiente para proporcionar uma função oral aceitável.

Dentro do ajuste oclusal, não ficamos preocupados com o local nem com o número de contatos obtidos, porque sabemos que a oclusão é dinâmica, bem como as estruturas e os componentes do sistema estomatognático estão em constante processo de remodelação e de adaptação. Buscamos, no entanto, contatos bilaterais simultâneos em todos os dentes posteriores.

AJUSTE OCLUSAL DE DIAGNÓSTICO

O ajuste oclusal de diagnóstico é realizado em modelos de estudos montados em articulador semiajustável. Para todo profissional ou estudante de Odontologia que estiver começando a prática do ajuste oclusal, acreditamos que esta seja a maneira mais eficaz e, talvez indispensável, não só para o aprendizado, mas também para adquirir experiência sobre o assunto. Exercitar o ajuste oclusal nos modelos montados em articulador semiajustável permite ao profissional sentir-se mais seguro, bem como possibilita visualizar sua proposta de tratamento.

Após a presa dos modelos nas placas de montagem do articulador, este é programado dentro das angulações predeterminadas, isto é, 15° para o ângulo Bennet e 30° para a inclinação da parede anterior da cavidade glenoide. Essas medidas são baseadas em médias.

Instrumentos para o Ajuste Oclusal em Modelos

- Duas pinças de Müller ou porta-agulhas.
- Tiras de papel celofane – 8 mm de largura X 3 mm de comprimento.
- Fita para demarcação de contato. Para modelo de gesso contraindicamos o tipo de fita Accu-Film ou similares pelo fato da marcação não ficar bem visível. Aconselhamos para tanto fitas de papel ou de tecido.
- Lâmina de bisturi nº 15.

- Lápis e papel: para anotar os nomes das estruturas anatômicas em que ocorrerem os contatos. Isto não só faz parte do aprendizado, como também facilita a memorização dos componentes da anatomia oclusal.

Manipulação do Articulador na Posição de RC

- Levantar o pino incisal; mais ou menos 2 cm da mesa incisiva.
- O polegar apoia-se na frente da mesa incisiva, enquanto o indicador da mesma mão, colocado no pino incisivo, levanta a haste do articulador, puxando-a para a frente.

Localização do Contato

Com papel celofane preso à pinça, levá-lo até o dente que corresponde ao contato na boca. Feche o articulador delicadamente até ocorrer o primeiro contato dental; puxe o papel celofane; se o ponto de contato realmente coincidir com o da boca, haverá resistência e o papel normalmente rasgará.

Demarcação do Contato

De preferência com outra pinça e com a fita a ela presa, levar aos dentes em contato e fechar o articulador, sempre de maneira delicada para evitar a fratura do gesso. Abrir o articulador e visualizar o contato para selecionar o local do desgaste.

Desgaste

Uma vez demarcado, escrever em papel as estruturas oclusais que estabeleceram os contatos e, seguindo as regras de ajuste oclusal, fazer o desgaste utilizando, para isto, bisturi e lâmina, de preferência nº 15.

Esses procedimentos, já descritos, são repetidos até o objetivo final ser alcançado, ou seja, que haja contatos bilaterais simultâneos e, se possível, com toque entre os caninos, caso isso esteja dentro dos planos do operador.

Após o ajuste oclusal de diagnóstico, o profissional irá se sentir mais seguro para atuar na boca (Figs. 3-47 a 3-50).

Os capítulos que seguem voltarão a enfocar esses princípios oclusais, que consideramos básicos, dentro da especificidade de cada área.

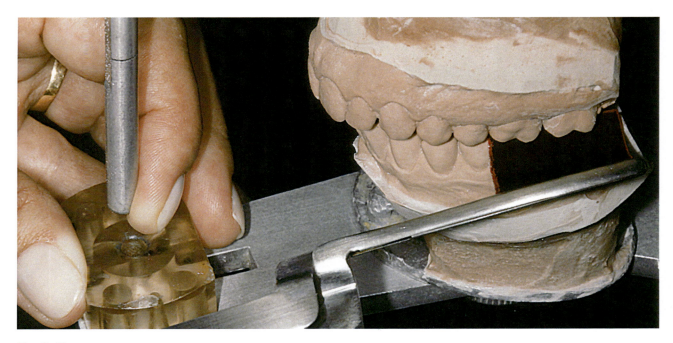

Fig. 3-47

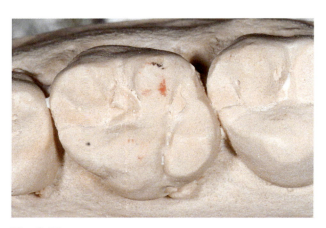

Fig. 3-48

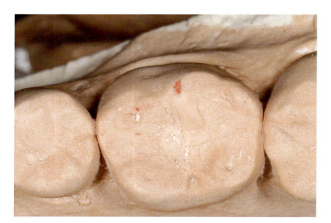

Fig. 3-49

Fig. 3-47 Articulador sendo manipulado com a mão esquerda, e a direita segurando a pinça de Müller com a fita demarcando o contato dental nos modelos.

Observar a posição dos dedos da mão esquerda manipulando o articulador.

Figs. 3-48 e 3-49 Contatos demarcados nos primeiro molares superior e inferior esquerdos.

Oclusão: Para Você e Para Mim

Fig. 3-50 Contato prematuro sendo desgastado utilizando-se lâmina de bisturi número 15.

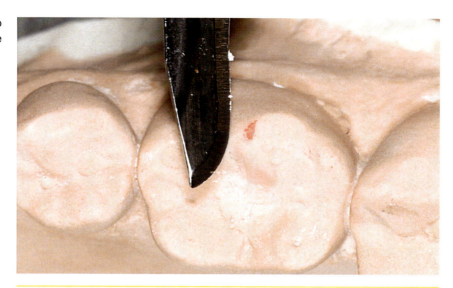

Aconselhamos aos iniciantes que façam os primeiros ajustes oclusais em pacientes parcialmente dentados: pacientes necessitados de próteses fixas ou removíveis. Neles, o número de dentes que se contatam é pouco e de boa visualização, o que facilita sobremaneira o ajuste oclusal.

REFERÊNCIAS

1. BARATIERI e cols. *Odontologia Restauradora: Fundamentos e Possibilidades.* São Paulo: Quintessense, p. 176, 2001.
2. BERNARDON, J.K., e cols. Oclusão X Dentística: Como Proceder na Restauração de Dentes Posteriores. *J. Bras. Clin. Odont. Integ.* 28:283-287, 2001.
3. CARDOSO, A.C. Redução de mordida aberta através de ajuste oclusal. *Rev Gaúcha Odont,* 33(2): 134-5, 1985.
4. CARDOSO, A.C. et al. Dental Erosion: Diagnostic-Based Nonivasive Treatment. *Pract. Periodont. Aesthet. Dent.* 12:223-228; 2000.
5. CARDOSO, A.C. e cols. Importância da relação cêntrica na restauração estética de dentes anteriores abrasionados. *Amelo.* 7:50-56, 2000.
6. CARDOSO, A.C.; FELIPE, L.A. *Oclusão na Odontologia Restaurdora.* Congresso Rio de Janeiro.
7. DAWSON, P.E. *Evaluation and diagnosis and treatment of occlusal problem.* St. Louis: Mosby, 1974.
8. DUTRA, A. Avaliação clínica do tratamento da mordida cruzada posterior funcional, realizado através de ajuste oclusal, por meio de desgaste seletivo, em pacientes na fase de dentadura decídua. Dissertação-Mestrado, U.F.S.C. 70 p. 1997.
9. GUICHET N.F. apud HUFFMAN, R.W. & REGENOS, J.W. *Principles* of *occlusion; laboratory and clinical* teaching *manual.* 6ed. Ohio, H. & R. Press, seat Vl, part A./sd/
10. GUICHET, N.F. apud CELENZA, F.J. & NASEDKIN, J.N. *Occlusion the state of the art.* Chicago, Quintessence Publishing Co, 1978.
11. HUFFMAN, R.W. & REGENOS, J.W. *Principles* of occlusion: *laboratory and clinical* teaching *manual* 6 ed. Ohio, H. & R. Press, seat Vl, part A/sd.
12. JANSON, W.A. et al. *Manual – Introdução a oclusão.* Bauru, Departamento de Prótese da Faculdade de Odontologia de Bauru, 1984. 55 p.
13. KORIOTH, T.W.P. Number and location of contacts in intercuspal position. *J. Prosthet. Dent.,* 64:206-10, 1990.
14. LONG, J.H. Location centric relation with leaf gauge. J. *Prosth. Dent.,* 29(6):608-10, 1973.
15. LUCIA, V.O. A technique for recording centric relation. J. *Prosth Dent.,* 14(3):492-504, 1964.
16. MUHLEMANN, H.R. et al. Quantitative evaluation of thr terapeutic effect of selective grinding. Apud in Ramfjord, S.P.; Ash, M.M. *Periodontologia e periodontia: Teoria e prática Moderna.* São Paulo: Ed. Santos, 1991 p. 106.
17. NEFF, P.A. *Occlusion and Function.* Georgetown, Ed. University School of Dentistry, 1976, 59 p.
18. RAMFJORD, S.P. & ASH, M.M. *Occlusion* 3ed. Philadelphia, W.B. Saunders Company, 1983, p. 27-8.
19. RAMFJORD, S.P.; ASH, M.M. *Periodontologia e periodontia: Teoria e prática Moderna.* São Paulo: Ed. Santos, 1991 p. 105 e 241.
20. WISCOTT, H.W.A.; BELSER, U.C. A rationale for a simplified design in restorative dentistry: Historical review and clinical guidelines. *J. Prostht. Dent.,* 73:169-183, 1995.
21. WISE, M.D. Occlusion and restorative dentistry for the general practitioner. Part II. Examination ot the occlusion and fabrication of study casts. *Brit. Dent. J.,* 152(5):160-65, 1982.

Capítulo 4

Bruxismo X Erosão do Esmalte e da Dentina

Antônio Carlos Cardoso
Edson Makowiecky
Graziela De Luca Canto
Liliane Janete Grando

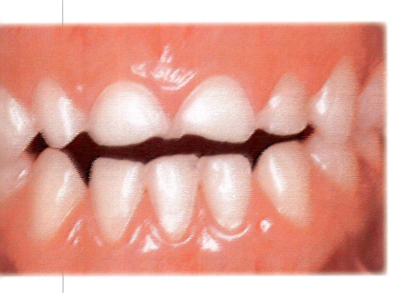

Nas três últimas décadas, a Odontologia vem experimentando um declínio na incidência e na prevalência da cárie dentária. Com base nesse dado, é lógico concluir que os dentes de nossos pacientes permanecem por mais tempo na cavidade bucal, estando sujeitos a outros tipos de lesões, entre as quais estão o bruxismo e a erosão.

O bruxismo e a erosão constituem processos de perda progressiva de substância dentária, sem o envolvimento bacteriano. Embora, em muitas vezes, essas duas lesões estejam associadas, seu diagnóstico geralmente é confundido e, mesmo hoje, poucos casos de erosão são corretamente diagnosticados.

Em função dessa dificuldade na realização do diagnóstico diferencial, neste capítulo evidenciaremos as características clínicas dessas doenças oclusais, baseados numa ampla bibliografia, com o objetivo de fornecer ao clínico os elementos necessários para realizar um diagnóstico correto.

É importante salientar que somente um diagnóstico preciso nos levará a um tratamento individualizado e eficaz, com objetivos claros, garantindo nossa satisfação com os resultados.

BRUXISMO

O bruxismo, em uma linguagem bem popular, pode ser considerado "O Vilão da Odontologia", já que se não fosse por ele, nossos pacientes possivelmente teriam com menos frequência:

- desgastes dentários;
- restaurações fraturadas e deslocadas;
- coroas e raízes fraturadas;
- perdas ósseas periodontais;
- dores musculares;
- problemas articulares;
- próteses destruídas.

A possibilidade da ocorrência desses itens na clínica diária faz com que os cirurgiões-dentistas, de maneira geral, tenham medo do bruxismo. Considerando a complexidade do bruxismo, esse medo realmente procede, em função de sua origem multifatorial, do seu aspecto destruidor e de sua reduzida possibilidade de cura. Como consequência, ele é o primeiro item na lista das contraindicações de vários tratamentos restauradores. Sabe-se, por exemplo, que nos pacientes com bruxismo estão contraindicadas:

- resinas compostas nos dentes posteriores;
- restaurações de *onlay* com resina e porcelana;
- facetas de porcelana;
- próteses adesivas;
- próteses sobre implantes.

Em diversas ocasiões, ouvimos palestrantes contraindicando a resina composta para dentes posteriores em pacientes com bruxismo, alegando que o desgaste da resina traria sérios problemas oclusais. Acreditamos que o desgaste da resina é favorável, já que assim ela terá uma adaptação progressiva e, possivelmente, funcional. Além disso, só justifica contra-indicarmos um material se indicarmos outro para substituí-lo. Desse modo, surgem novas dúvidas:

Qual material está indicado para paciente com bruxismo?
Se há tantas contraindicações para o paciente com bruxismo quem irá tratá-lo?

A resposta é simples: Qualquer material pode ser utilizado para reconstruir dentes nos pacientes com bruxismo. O importante é o profissional se conscientizar que ele está diante de um paciente doente e de um hábito altamente destruidor. Também deve fazer o paciente sabedor do problema e que seu trabalho provavelmente terá menor longevidade do que os pacientes sem esta doença. Independente do material utilizado, recomendamos, após qualquer tratamento restaurador, o uso de placas oclusais como meio de proteção aos efeitos do bruxismo (Figs. 4-1 e 4-2).

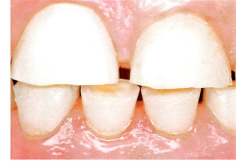

Fig. 4-1

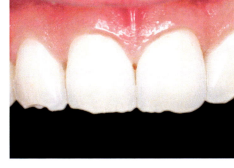

Fig. 4-2

Figs. 4-1 e 4-2 Vista frontal – desgaste dentário severo provocado pelo bruxismo.

A História

O bruxismo não é um problema recente na civilização: a tendência de ranger os dentes associada a problemas psíquicos acusa registros históricos primitivos. No entanto, a primeira referência foi publicada na literatura odontológica somente em 1860, no Editorial do *Southern Dental Examiner*, relatando um processo de desgaste que ocorria tão rapidamente, que a natureza não tinha tempo de se proteger.

Em 1901, Karolyi introduziu a maioria dos conceitos existentes atualmente sobre o assunto, utilizando o termo "neuralgia traumática" para denominar o que hoje chamamos *bruxismo*.[69]

Marie e Pietkiewtz, em 1907, utilizaram o termo *La Bruxomanie* (bruxomania) e relacionaram o bruxismo a doenças debilitantes.[7,12,22,50,55,58,69]

No período entre 1901 e 1928, o bruxismo teve diferentes denominações, tais como "efeito de Karolyi", "neurose de hábito oclusal"[87] e "hábito oral neurótico".[69]

No entanto, credita-se a Frohman, em 1931, a utilização pioneira do termo bruxismo para identificar um problema dentário desencadeado pelo movimento mandibular anormal.[7,50,68,69] O termo bruxismo deriva da expressão grega *brychein odontas*, que significa "ranger os dentes".[54]

Hoje, bruxismo é o termo usado para o contato estático ou dinâmico da oclusão dos dentes em momentos que não aqueles durante as funções normais da mastigação e/ou deglutição, sendo, por isso, considerado um hábito parafuncional,[19] em geral praticado inconsciente e espontaneamente e podendo ser repetido em intervalos regulares.[6]

Prevalência

O bruxismo é considerado uma doença universal de ocorrência bastante comum,[2,7,25,45,48,53,59,63,65] observada em todas as faixas etárias,[59] com semelhante prevalência em ambos os sexos.[25,53,73]

Por ser um hábito realizado inconscientemente pela maioria dos indivíduos, é muito difícil determinar a sua prevalência na população.[3,5-7,18,25,51,53,54,69,72,75]

Estudos recentes apontam uma alta incidência de bruxismo, um deles aponta um índice de mais de 88% em jovens com 17 anos de idade, outros apresentam 81% em crianças.[2] Sabe-se que há um aumento na incidência do bruxismo na infância até a adolescência; então, a partir daí diminuição relacionada ao aumento da maturidade e adaptação do estresse psicoemocional do paciente. Porém, esses números são variáveis, de acordo com a definição de bruxismo que o autor utiliza, os critérios de diagnóstico, as técnicas de estudo, a escolha da amostra e da população estudada.[77]

Nos trabalhos dirigidos por questionários, mostra-se altamente variável, de 37% a 40%. Nos estudos nos quais se utilizou o exame clínico, a prevalência se mostra alta, em média 50%, já os estudos eletromiográficos revelam 100% das amostras com alguma parafunção.[80] As divergências podem estar na metodologia utilizada: a anamnese pode ser subjetiva e os exames clínicos dependem da acuidade de cada observador.

Se concordarmos com o fato de que movimentos parafuncionais, pelo menos em algum período da vida de alguma pessoa, constituem bruxismo, então a incidência poderia perfeitamente se aproximar de 100%. Porém, a tendência transitória a apertar ou ranger os dentes, associada às condições psíquicas de explosão emocional, não é prejudicial e é considerada normal.[78]

Classificação

O bruxismo pode manifestar-se de três diferentes formas:[59]

- **Apertamento,** mais frequente durante o dia, contrasta com os outros tipos de bruxismo devido à forte pressão transmitida ao osso alveolar, produzindo grave destruição óssea.
- **Rangimento,** geralmente noturno, pode produzir atrição dentária e perda óssea alveolar.

Oclusão: Para Você e Para Mim

- **Batimento dos dentes,** pouco frequente, é usualmente um contato rápido, repetido e rítmico dos dentes, com pressões descontínuas e, portanto, os efeitos são menores.

Didaticamente, o bruxismo pode ainda ser classificado em cêntrico ou excêntrico.[18,68,78] Entretanto, essas duas condições estão intimamente relacionadas e ambas são expressões de um tônus muscular aumentado. Sua determinação depende do local das interferências oclusais que, associadas ao fator emocional, atuam como fatores desencadeantes:

- O bruxismo cêntrico é mais frequentemente associado à instabilidade oclusal na adjacência imediata da oclusão cêntrica ou relação cêntrica, ou seja, de apertamento dos dentes ocorrendo **contração muscular isométrica.**
- O bruxismo excêntrico tem geralmente interferências excêntricas, ou seja, de rangimento (deslizamento). A mandíbula faz movimentos excêntricos de lateralidade ou de látero-protrusão, ocorrendo **contração muscular isotônica e isométrica.**

Etiologia

A etiologia do bruxismo é bastante controvertida, complexa e, com frequência, difícil de ser identificada. A maioria dos autores concorda que geralmente é multifatorial, ou seja, pode haver uma associação de fatores locais, psicológicos, sistêmicos ou ocupacionais e genéticos.

Fatores emocionais ou psicológicos

O bruxismo é apenas um de inúmeros hábitos nervosos produzidos por alguma forma de tensão emocional. As tensões emocionais, o medo e as desordens nervosas podem levar à incontinência urinária, irritabilidade, desadaptação social e distúrbios do sono.[2,8,13,23,29,42,43,56,62,86,89]

Sabe-se que a maioria dos bruxômanos apresentam-se mais ansiosos e tensos do que os não bruxômanos. O ato de ranger ou apertar os dentes pode ser utilizado como um meio de aliviar frustrações e tensões.[82,85]

A maior frequência de bruxômanos aos seis anos de idade, pode ser devida à entrada das crianças desta idade na escola, em função das novas exigências e restrições.[55]

Fatores locais

Dentre os fatores locais, os mais relevantes são as interferências oclusais.[13,33,72,77,81,86] Podemos acrescentar ainda a erupção de dentes decíduos e permanentes, a transição da dentadura decídua para mista e desta para a permanente[49] e as posturas durante o sono forçando a mandíbula em látero-protrusão pela pressão do travesseiro ou mão do paciente.[67]

Diversos autores já constataram uma correlação entre interferências oclusais e bruxismo, e apontaram as desarmonias oclusais como fatores desencadeantes de bruxismo:[41,70]

- Ramfjord[70] relatou bruxismo experimental, produzido em 10 macacos Reshus, pela colocação de restaurações com amálgama com prematuridade oclusal em primeiros molares. O bruxismo nos macacos iniciou imediatamente após a colocação das restaurações e continuou vigorosamente até o amálgama ter sido desgastado e, então, cessou.
- Jankelson[36] relatou desencadeamento de bruxismo experimental em humanos pela colocação de acrílico cimentado na face oclusal de molares. Ele sugeriu que o ranger de dentes é resultante de um esforço para se remover a interferência e ganhar o máximo de contato dentário.

Porém, existem situações em que a oclusão consiste apenas em um fator coadjuvante, nas quais o principal problema é o fator emocional. Da interação desses dois fatores, duas situações podem ocorrer:

- Uma discrepância oclusal muito pequena em presença de alteração emocional ou sistêmica acentuada desencadeando a parafunção.

- Uma grande discrepância oclusal em presença de pequenas alterações emocionais ou sistêmicas também podem desencadear a parafunção.

Fatores sistêmicos

Diversas condições sistêmicas têm sido reconhecidas como fatores etiológicos significantes de bruxismo:

- *Rinite alérgica*[2,13,48,62,89] (edema da tuba de Eustáquio, ataques de asma, infecções do aparelho respiratório superior, exposição excessiva a pólens, mofos, pó e animais com pelo).[48] Marks,[48] em 1980, justificou a maior incidência de bruxismo em crianças alérgicas em função do desequilíbrio da pressão da cavidade timpânica. Para o autor, as crianças alérgicas em função de seu menor fluxo salivar, principalmente ao dormir, têm aumento da pressão da cavidade timpânica fazendo com que o ouvido fique "tamponado", semelhante ao que ocorre em uma viagem de avião. Na tentativa de "desentupir" o ouvido, reequilibrando a pressão da cavidade timpânica, na impossibilidade de, dormindo, mascar algo ou forçar a deglutição, a criança range os dentes.

- *Deficiências nutricionais,*[2,43,48,76,77] hipoavitaminoses, escorbuto, hipocalcemia e deficiência de proteínas e de magnésio.[42]
- *Deficiências endócrinas*[2,62,76] (como o hiperparatireoidismo).
- *Problemas gastrointestinais*[2,62,84] (doença parasitária intestinal, distúrbios gastrointestinais, consumo de alimentos alergênicos, distúrbios enzimáticos na digestão causando dor abdominal crônica e disfunção urológica recorrente).
- *Fatores neurológicos:* doenças do sistema nervoso central têm sido pesquisadas para determinar a possível ligação com o bruxismo, quais sejam, pacientes com lesão do córtex cerebral, afecções medulares, hemiplagia infantil, paralisia espástica infantil, meningite tuberculosa,[12] deficiência mental e epilepsia.[29]
- *Uso indiscriminado de medicamentos inibidores de apetite* (anfetaminas e fenfluraminas), L-dopa (medicamento para o mal de Parkinson) ou fenotiazina (tranquilizante).[79]
- *Uso indiscriminado de álcool:*[31] Sabe-se que os episódios de bruxismo aumentam em intensidade e frequência em pacientes alcoolizados.

Fatores ocupacionais

Os fatores ocupacionais, como os profissionais que trabalham nas bolsas de valores, atletas em busca de melhores índices e recordes, estudantes estressados com a cobrança dos professores e em busca das melhores notas em suas avaliações, crianças que atuam em atividades meticulosas e precisas[2,62] e aqueles ligados ao padrão de desenvolvimento, vêm da tentativa de se criar uma situação de repouso muscular,[62,81] trazendo como consequência a instalação de bruxismo.[62]

Alguns pacientes podem promover desgaste dentário pelo contato dente-unha, nos casos de hábito de onicofagia (Figs. 4-3 a 4-5).

Fatores genéticos

Os fatores hereditários podem influenciar a causa central do bruxismo, mas não determinar significativamente ocorrência de fatores locais.[2,23,43,62]

Fisiologia

O bruxismo geralmente ocorre durante o sono. Sabe-se que o sono passa por diferentes estágios. O sono de ondas lentas, repousante e profundo é aquele que ocorre na primeira hora do sono, quando há diminuição da pressão sanguínea, da frequência respiratória e do metabolismo basal. Este sono inicia-se em um estágio 1, aprofunda-se até o 4 e retorna ao estágio inicial.[1] O ciclo pode demorar até 100 minutos. Quando este ciclo se conclui inicia-se o sono REM (Rápidos Movimentos Oculares). O sono REM dura de 5 a 30 minutos e pode aparecer a cada 90 minutos. É a fase de "sonho ativo", na qual há uma irregularidade da frequência cardíaca e da respiração. É nesta fase do sono que o bruxismo costuma ocorrer.[83] Normalmente, há uma média de cinco episódios de bruxismo por noite, coincidindo com os cinco episódios de sono REM, com 8 segundos de duração em média, perfazendo um total de 40 segundos,[16] poucos segundos que geram uma força substancial sobre os dentes. A força máxima de mordida em um paciente acordado é de 162 psi (pontos por polegada quadrada), enquanto o maior registro de apertamento é de 975 psi[86], ou seja, o paciente conscientemente não consegue reproduzir a força que realizou inconscientemente.

Sinais e Sintomas

As forças do bruxismo são transmitidas a estruturas do sistema mastigatório e, dependendo da resistência individual destas estruturas, uma ou outra sofrerá os efeitos deletérios. Como consequência, os pacientes poderão apresentar, principalmente, disfunção da ATM;[20,73] facetas de desgaste;[6,24] dores de cabeça;[20] sensibilidade dentária;[6,93] fraturas dentárias e/ou de restauração;[93] "clique na ATM; trismo;[6] perda da dimensão vertical e, ainda, reabsorção radicular.[11,30]

Acredita-se que os sinais clínicos e sintomas desse hábito são comuns entre crianças e adultos e que o aparecimento e o grau de severidade destes dependem de sua frequência, intensidade e duração, como também, da idade do paciente.[2]

Revisando a literatura, encontramos os seguintes sinais e sintomas do bruxismo:

Sinais clínicos

- *Facetas de desgaste dentário*[2,5-7,53,63,67,69,75,80,84,93] – As facetas do bruxônomo são sempre coincidentes, ou seja, fazendo movimentos látero-protrusivos as facetas dos dentes inferiores deverão, em algum lugar, contactar-se perfeitamente com as facetas dos dentes superiores. As facetas podem atingir esmalte, dentina e

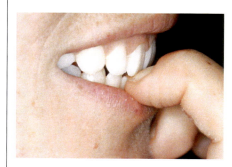

Figs. 4-3 a 4-5 Paciente aos 21 anos de idade com o hábito de roer unha, tendo como consequência o desgaste dentário acentuado.

Fig. 4-3

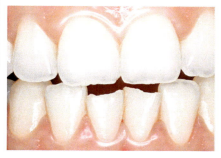

Fig. 4-4

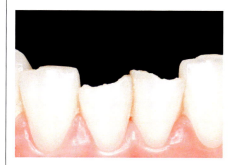

Fig. 4-5

até a polpa, que geralmente se retrai, em função dos estímulos constantes. Pode haver pulpite ou necrose (Fig. 4-6).

- *Fratura de dentes e/ou restaurações*[2,6,7,13,68,69] (Figs. 4-7 e 4-8).
- *Fraturas radiculares.*[2]
- *Distúrbios temporomandibulares*[2,6,13,62,81] – o microtraumatismo provocado pela contração dos músculos da mastigação, devido ao hábito de ranger os dentes, pode produzir numerosos problemas patológicos na ATM e na musculatura mastigatória (Quinn, 1995).
- *Aumento do tônus muscular*[12] – falta de relaxamento reflexo.[74]
- *Contração espontânea da musculatura facial.*[2,13,62,81]
- *Hipertrofia muscular*[2,6,7,13,62] – principalmente do músculo masseter, dando um aspecto quadrangular à face. A morfologia facial dos pacientes geralmente é retangular com a mandíbula rotacionada para anterior, pequena altura facial anterior e grande ângulo interincisivo. Além disso, a forma da arcada dentário superior é mais retangular que o normal[90] (Fig. 4-9).
- *Limitação de movimentos mandibulares* – abertura bucal e/ou trismo.[2,6,8,9,13,40,62,81]
- *Sons provenientes da articulação temporomandibular*[21,40] – crepitação[12,21,62] e "clique" articular.[12,61,62]
- *Hipertonicidade* ou espasmos dos músculos da mastigação.[2,7,13,62,81,84]
- *Desvio da mandíbula para o lado comprometido.*[12,13,22,62,81]
- *Tendência de morder lábios e bochechas,*[62,74] formando pequenas ulcerações e sulcos na mucosa jugal, lábios e bordos laterais da língua.[62]
- *Perda da dimensão vertical*[2,13,59,62,81] (alteração de contornos faciais quando não houve compensação de extrusão de dentes).
- *Ruído à percussão* (teste).[8]
- *Intrusão e extrusão dentárias.*[68]
- *Injúrias ao periodonto*[2,13,62,73,81] – recessão gengival,[2,13,24,62,67,68,73,81] bolsas periodontais (Figs. 4-10 a 4-12), abscessos periodontais, periodontites, migração dentária quando presentes são agravadas.[74]
- *Mobilidade dentária*[2,6,7,13,58,62,68,81,84] (Figs. 4-13 a 4-16), o bruxismo pode causar injúria ao periodonto, provocando, ocasionalmente, aumento da mobilidade dentária. A pressão pode interferir no suprimento sanguíneo local, desenvolvendo perda de altura da crista óssea alveolar.
- *Assimetria e edemas faciais.*[62]

Sinais radiográficos

- Alteração da lâmina dura.[6,8,69]
- Aumento do espaço do ligamento periodontal.[6,8,69]
- Aumento do trabeculado ósseo e da crista alveolar[8,78] (quando a tensão for compensada).
- Rarefação do osso alveolar e crista alveolar (reabsorção).[2,13,62,68,73]
- Exostoses alveolares;[18] calcificações pulpares.[2,6,13,68]
- Hipercementoses.[68]
- Reabsorção radicular.[11,30]
- Radioluminescência apical (indicando necrose pulpar)[68] (Figs. 4-17 a 4-20).

Sintomas

NEUROMUSCULARES

- *Dores de cabeça*[2,7-9,13,40,52,62,68,73,81,84,92] crônicas e recorrentes,[74] principalmente na região do feixe anterior do temporal, ao acordar e no final do dia, em função da hiperatividade muscular.[9]

Fig. 4-6 Faceta de desgaste.
Figs. 4-7 e 4-8 Fratura do esmalte. Paciente na posição de MIH e fazendo movimento de lateralidade. Observar que a fratura do esmalte na face vestibular do dente 15 ocorreu no movimento lateral (bruxismo).
Fig. 4-9 Hipertrofia do músculo masseter.

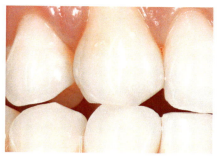

Fig. 4-6

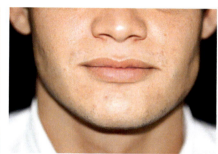

Fig. 4-7

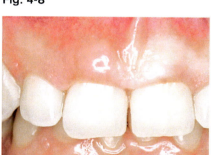

Fig. 4-8

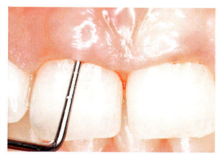

Fig. 4-9

Fig. 4-10 Vista frontal – pequena área edemaciada na gengiva do dente 11.
Fig. 4-11 O uso de uma sonda milimetrada mostra a presença de uma bolsa periodontal.
Fig. 4-12 Vista frontal – paciente em parafunção no movimento protrusivo com contato no dente 11.

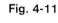

Fig. 4-10   Fig. 4-11

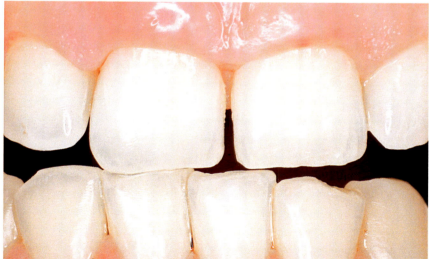

Fig. 4-12

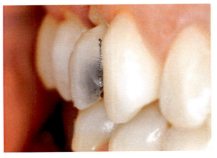
Fig. 4-13

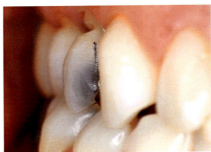
Fig. 4-14

Fig. 4-13 Vista lateral – paciente ocluindo em MIH.
Fig. 4-14 O mesmo paciente realizando movimento lateral. Observe como o dente 14 fica mais vestibularizado do que na figura 4-13.

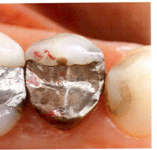
Fig. 4-15

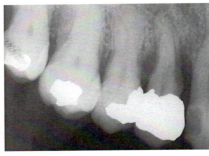
Fig. 4-16

Fig. 4-15 Vista oclusal – demarcação do contato durante o movimento lateral.
Fig. 4-16 Radiografia mostrando a perda óssea no dente em que o paciente faz a parafunção.

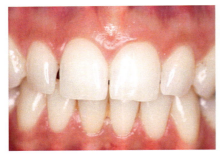
Fig. 4-17

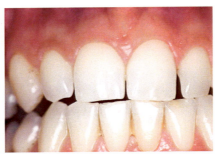
Fig. 4-18

Fig. 4-17 Vista frontal – faceta de desgaste no dente 21.
Fig. 4-18 Vista frontal – contato durante o movimento protrusivo.

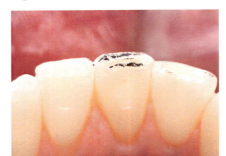
Fig. 4-19

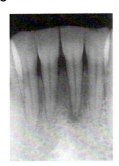
Fig. 4-20

Fig. 4-19 Demarcação do contato no dente 31.
Fig. 4-20 Radiografia mostrando necrose do dente (31) que a paciente fazia bruxismo.

- *Cansaço[60,70,92] e dores musculares[8,12,21,42,74,84,92]* (mialgias) – o ranger dos dentes pode provocar dor não neralgiforme provocada por uma inflamação asséptica dos músculos da mastigação. Microscopicamente, há presença de mastócitos e histamina no tecido conjuntivo, elementos estes que se fazem presentes no processo de resposta inflamatória. É comum a sensação de cansaço muscular e de dor especialmente ao acordar de manhã. O procedimento odontológico demorado em que o paciente necessite ficar com a boca aberta por longo período pode ser bastante traumático para o bruxônomo.[15]
- *Miosites[15,74]*
- *Espasmos musculares[6,12,60,68]*
- *Desconforto na mastigação[80]*
- *Travamento mandibular[69,74]*
- *Dor à palpação da musculatura[2,13,40,52, 61,62,73, 74,81,84]*
- *Dor e rigidez cervical[67]*

ARTICULARES

- *Dor na região da articulação temporomandibular[1,2,13,40,52,61,62,69,81]*
- *Zumbido, vertigem, surdez, edema[2,13,62,81]*
- *Dor e sensação de tamponamento do ouvido[9,62]*
- *Dor à palpação auricular[9,60-62]*

DENTÁRIOS

- *Ruídos oclusais audíveis[2,3,8,9,69,84]*
- *Sensação de prurido[8]*
- *Desejo de apertar os dentes[8]*
- *Hipersensibilidade dentinária* (fratura de prismas de esmalte),[2,6-8,13,62,81,84,92] a estímulos termoelétricos[35]
- *Dor periodontal[8]*
- *Dor pulpar*,[2,8,55] pulpite[63] e necrose pulpar[6,67,69]
- Sensibilidade radicular[68]
- Tendência a morder lábios e bochechas[62,69,74]

Efeitos do Bruxismo sobre o Periodonto

As sequelas dependem, em grande parte, da capacidade do periodonto de compensar a tensão aumentada. Se a tensão for compensada, haverá hipertrofia compensadora das estruturas periodontais, um padrão trabecular aumentado do osso, especialmente crista alveolar, exostoses alveolares, aumento do espaço do ligamento periodontal, diminuição das fibras periodontais no cemento. O dano é maior nas superfícies oclusais, que neste caso formam o elo mais fraco. Danos às estruturas de apoio podem ser observados se o periodonto não puder acomodar a tensão aumentada ou se a destruição do osso periodontal já estiver crescente. Serão observados então, mobilidade dentária, reabsorção do osso alveolar e crista alveolar e, por vezes, colapso periodontal traumático. Não é raro encontrar distúrbios de grau variável em todas as áreas: dentes, periodonto e articulação temporomandibular e musculatura associada.[78]

Diagnóstico

O diagnóstico clínico baseia-se nos sinais e sintomas, acrescidos, quando possível, de uma confirmação por parte do paciente ou familiares.

Às vezes, é difícil fazer um diagnóstico diferencial entre a abrasão resultante de atividades funcionais, a erosão e o bruxismo. A existência de facetas de desgaste em pontos distantes da função mastigatória normal, nas áreas onde ocorre contato dentário com o antagonista, pode induzir ao diagnóstico de bruxismo. O desgaste causado pelo atrito durante a mastigação ou hábitos como morder canetas ou unhas (onicofagia) são caracterizados por facetas em dentes isolados (ver Figs. 4-3 a 4-5), enquanto o hábito de bruxismo atinge mais dentes e ocorre sempre em dentes antagonistas. Além disso, durante a anamnese, quando se tratar de bruxismo, é frequente o relato pelo paciente, de fadiga muscular, dores de cabeça recorrentes, hipersensibilidade térmica ou ruídos na ATM. Os familiares podem relatar ainda a existência de sons de rangimento dos dentes durante o sono ou observação de apertamento dos dentes durante o dia.

Outros sinais e sintomas que indicam a presença de bruxismo podem ser: cúspides ou restaurações fraturadas, hipertonicidade ou hipertrofia dos músculos da mastigação, os quais podem se apresentar sensíveis à palpação, trismo e enfermidades pulpares na ausência de lesões de cárie.[58]

Tratamento

Como as formas de diagnóstico e a etiologia do bruxismo são controvertidas, por consequência, o tratamento também não encontra um consenso entre a maioria dos autores. O tratamento é um desafio, porém, atualmente, as evidências estão centradas nos fatores psicogênicos e oclusais, que ainda merecem pesquisas futuras. Vários autores compartilham do pensamento que, no futuro, a terapêutica relacionada ao bruxismo será em sua maioria de natureza comportamental em detrimento da abordagem puramente mecânica.[51]

Na verdade, até o presente momento, não existe um tratamento específico (manobra técnica) para que o paciente não execute o bruxismo. Os procedimentos e as pesquisas atuais tem sido promissoras no sentido de aliviar a dor dos pacientes em relação à musculatura, articulação temporomandibular e, principalmente, proteger a estrutura dentária de novos desgastes.

A função primordial do dentista na terapêutica é tratar a dor que se origina e irradia-se das estruturas mastigatórias. No entanto, por vezes, desordens da cabeça e do pescoço podem produzir dores heterotópicas sentidas nas estruturas mastigatórias, mas que não têm origem dentro das mesmas.[63] Portanto, cada caso deve ser avaliado separadamente e os fatores causais, eliminados (psicológicos, sistêmicos, locais ou ocupacionais).[59,69]

Assim, a base para um tratamento bem-sucedido depende, inicialmente, de se estabelecer um diagnóstico correto, que poderá ser estabelecido após um exame clínico cuidadoso do paciente procurando sinais e sintomas de distúrbios funcionais, associados ao histórico do paciente e a exames complementares.[63] A identificação dos fatores etiológicos é preponderante para o sucesso do tratamento.

Resumindo, pode-se apontar quatro objetivos gerais no tratamento do bruxismo:[68]

- redução da tensão física;
- tratamento dos sinais e sintomas;
- minimização de irritações oclusais e
- rompimento do padrão neuromuscular habitual.

Para tal, uma grande variedade e métodos terapêuticos é proposta na literatura:

Tratamento local

- *Tratamento dentário reabilitador*[13,15,33,59,68,69] – quando o grau de desgaste é tão severo que leva à perda de estrutura dentária, comprometendo a anatomia. Esse tratamento pode ser por meio de coroas ou materiais restauradores, tais como resinas compostas, dependendo do grau de abrasão ocorrido; porém, não combate a causa, mas simplesmente as consequências do bruxismo.[10,68] Sendo assim, após a reconstituição, as superfícies reabilitadas devem ser sempre protegidas com uma placa.

- *Ajuste oclusal*[2,7,13,67,69,74] – apesar de ser um método de caráter irreversível, ainda constitui o tratamento preferido em algumas escolas. Visa eliminar interferências oclusais que constituam fatores predisponentes ao bruxismo. A maioria dos pacientes interrompe o hábito com esta medida ou, então, reduzem-no a um nível "não prejudicial" ao sistema mastigatório. Entretanto, em 1989, a Academia Americana de Odontopediatria e a Universidade de Ciências da Saúde do Texas declararam-se contra o uso de terapêuticas irreversíveis, tal como o ajuste oclusal, para pacientes com menos de 18 anos de idade, porque estão em pleno crescimento e desenvolvimento e a remoção do esmalte poderia levar à hipersensibilidade dentinária.[7,26,70]

- *Placas oclusais*[2-4,7,13,39,56,68,69] – o uso de placas para adultos tem sido sugerido por muitos autores, sendo considerado eficaz no "tratamento" e/ou controle do bruxismo. A principal razão apresentada para indicar a placa oclusal como terapêutica inicial de eleição é que esta altera os contatos entre os dentes, sendo, portanto, meio diagnóstico e um método de tratamento reversível. Os materiais mais utilizados para a confecção das placas oclusais são as lâminas de silicone semitransparentes flexíveis, as não rígidas do tipo acetato ou o acrílico termoplástico utilizado na confecção de placas rígidas[56] (ler mais sobre placas oclusais no Capítulo 7).

- *Ortodôntico*[13] é indicado, como coadjuvante quando uma oclusão estável e bem balanceada não pode ser estabelecida apenas por meio de ajuste oclusal.[66]

Tratamento sistêmico

- Medicação sistêmica[2,7,15,29,58, 59,69,71] (tranquilizantes, relaxantes musculares, sedativos, analgésicos e placebo) e tratamento médico[33,58] (para as desordens orgânicas de ordem geral). O uso de medicamentos visa diminuir a tensão psíquica, inibindo, consequentemente, o hábito. No entanto, acredita-se que o bruxismo retorna tão logo a terapêutica seja interrompida e, além disso, existe a possibilidade de dependência quando há uso prolongado.[2,48]

Tratamento psicológico

- Conscientização do paciente.[4,66,94]
- Aconselhamento.[2,59,69]
- Psicoterapia[2,29,59,69] e autossugestão[33] – são tratamentos possíveis, porém, sua indicação

deve ser cuidadosa, uma vez que podem não ter efeito significativo ou mesmo exacerbar a tensão vivida pelo paciente.[2] Provavelmente, menos de 1% de todos os pacientes bruxômanos necessitariam de psicoterapia.[69] A autossugestão pode ser indicada para pacientes que praticam bruxismo diurno e que estão conscientes do hábito.[26]

Tratamento suplementar

Estas terapêuticas podem eliminar, temporariamente, o desconforto da tensão muscular associado ao bruxismo, mas não atingem a causa, podendo o hábito retornar a qualquer momento que a tensão psíquica do paciente ultrapassar o nível de tolerância para com a desarmonia oclusal.[69]

- Fisioterapia (aplicação de calor úmido e massagens)[7,29,33,69]
- Recomendação de exercícios de relaxamento muscular[2,7,13,24,69]
- Fonoaudiologia[33] quando há alteração das funções reflexovegetativas
- Biofeedback (eletroestimulação)[13,39,58]
- Ultrassom[7,15]

Aplicações Clínicas das Alternativas de Tratamento

A forma de terapêutica mais empregada para o alívio dos sinais e sintomas da disfunção musculoarticular associada ao bruxismo é o uso de placas interoclusais.[2,3,13,17,18,32-34,38,51,53,58,63,69]

Para estabelecer a escolha da placa adequada à necessidade do paciente, convém separá-los de acordo com o seu problema (Figs. 4-21 a 4-42):

Paciente adulto com desgaste dentário leve, sem sintomatologia dolorosa

Há pacientes que não têm dor de cabeça, cansaço ou hipertrofia muscular, entretanto, as facetas de desgaste generalizadas nos levam a um prognóstico desfavorável de um tratamento restaurador. Nestes pacientes, a conduta deve ter como objetivo proteger a estrutura dentária. Para tal, além das placas confeccionadas com resina acrílica, uma outra opção pode ser uma placa a vácuo rígida de 1 mm; no entanto, são menos confortáveis e fraturam com facilidade (ver Cap. 7).

Bruxismo X Erosão do Esmalte e da Dentina

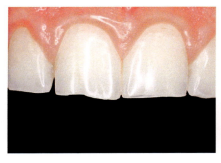

Fig. 4-21

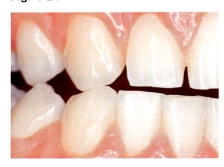

Fig. 4-23

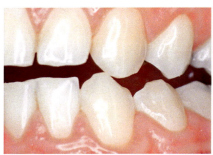

Fig. 4-22

Figs. 4-21 e 4-22 Paciente com 23 anos de idade apresentando desgaste acentuado, principalmente nos incisivos centrais superiores.
Fig. 4-23 Vista lateral direita – paciente com desoclusão pelo canino.
Fig. 4-24 Vista lateral esquerda – paciente com desoclusão pelo canino.

Fig. 4-24

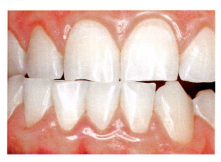

Fig. 4-25

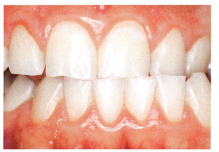

Fig. 4-26

Figs. 4-25 e 4-26 Vista frontal – mostra durante os movimentos lateroprotrusivos direto e esquerdo, como o paciente range seus dentes, mesmo com guia de desoclusão.

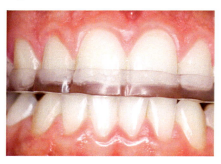

Fig. 4-27

Figs. 4-27 a 4-29 Vistas frontal, laterais direita e esquerda, do paciente usando uma placa total superior plana confeccionada com resina acrílica termicamente ativada para proteção ao bruxismo.

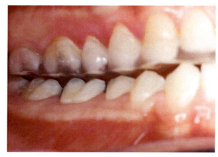

Fig. 4-28

Fig. 4-29

Fig. 4-30 Vista frontal – Paciente com 37 anos de idade, com desgaste especialmente nos incisivos superiores. A posição de MIH praticamente coincidia com a de RC, permanecendo o paciente numa relação de topo a topo.

Figs. 4-31 e 4-32 Vista frontal do procedimento cirúrgico para aumentar a coroa clínica dos incisivos superiores.

Fig. 4-33 Vista frontal – paciente ainda em processo de cicatrização.

Fig. 4-34 Vista frontal – para melhorar ainda mais a estética, a ponta dos caninos superiores foram reduzidas.

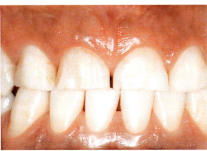
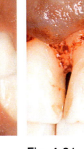

Fig. 4-30   Fig. 4-31

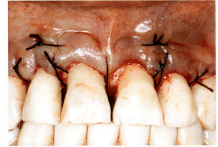
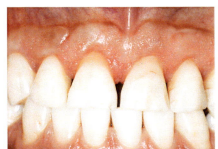

Fig. 4-32   Fig. 4-33

Obs. Uma placa anterior de resina acrílica quimicamente ativada foi confeccionada para uso noturno. Cirurgia realizada pelo Dr. José Cláudio de Mello Filho.

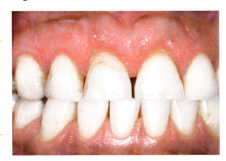

Fig. 4-34

Fig. 4-35 Vista frontal. Paciente numa relação de topo a topo com desgaste severo nos dentes anteriores.

Fig. 4-36 Vista frontal. Aparelho ortodôntico instalado.

Fig. 4-37 Vista frontal. De inferior para superior. A relação de topo praticamente desapareceu.

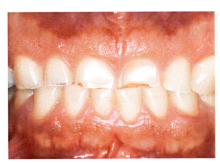
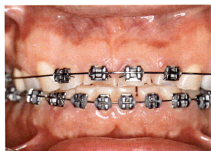

Fig. 4-35   Fig. 4-36

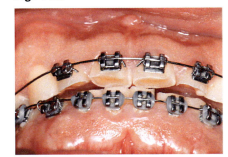

Fig. 4-37

Bruxismo X Erosão do Esmalte e da Dentina

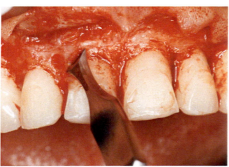
Fig. 4-38

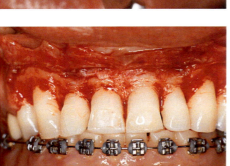
Fig. 4-39

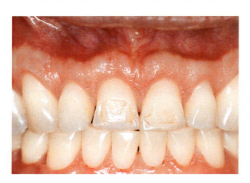
Fig. 4-40

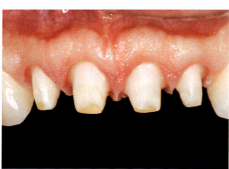
Fig. 4-41

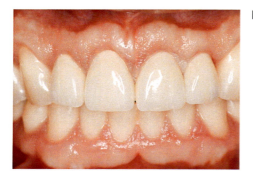
Fig. 4-42

As figuras 4-35 a 4-42 mostram o caso clínico de um paciente com 45 anos de idade com desgaste (bruxismo) severo especialmente nos dentes anteriores. A relação oclusal nos dentes anteriores era de topo. Manipulado em posição de RC, a posição dentária permanecia a mesma. Tratamento ortodôntico foi realizado com a finalidade de melhorar a relação interincisiva, a qual foi obtida. Após este procedimento, cirurgia periodontal para aumentar a coroa clínica destes dentes também foi executada. O caso clínico foi concluído com o preparo e a colocação de quatro coroas sem metal em porcelana.

Fig. 4-38 Vista frontal. Etapa da cirurgia periodontal.
Fig. 4-39 Vista frontal. Cirurgia concluída.
Fig. 4-40 Vista frontal. Tecidos totalmente cicatrizados; 90 dias após a cirurgia.

Fig. 4-41 Vista frontal. Preparo dos quatro incisivos superiores.
Fig. 4-42 Vista frontal. Coroas de porcelana sem metal instaladas (caso gentilmente cedido pelo Dr. José Cláudio de Mello Filho).

Paciente adulto com desgaste dentário e sintomatologia dolorosa

Este paciente necessita de uma placa que promova relaxamento muscular e proteção ao mesmo tempo. Neste caso, a melhor indicação pode ser a placa total plana ou com desoclusão pelo canino, confeccionada de preferência sobre a arcada superior, cobrindo a face oclusal de todos os dentes.[17]

No entanto, algumas vezes, as placas servem apenas como um elemento protetor, e o paciente continua a ranger na placa. Em consequência disso, há autores que preconizam a placa anterior, porque fica mais distante dos músculos da mastigação e, com isso, reduz a força sobre os dentes. A placa anterior merece um monitoramento cuidadoso, já que a falta de contato dos dentes posteriores pode, em alguns pacientes, promover extrusão dos dentes posteriores (ver Cap. 7).

Em alguns casos, quando a interferência oclusal for grosseira, deve-se fazer um ajuste oclusal previamente à confecção da placa para facilitar a sua confecção e determinar uma altura mais confortável ao paciente.

O paciente, após o tratamento, pode ocasionalmente travar ou ranger os dentes, mas o ciclo vicioso do bruxismo habitual e a tensão muscular aumentada (mecanismo de retroalimentação neuromuscular) são rompidos e o hábito é eliminado. Nos pacientes portadores de disfunção musculoarticular, o tratamento descrito também é paliativo, uma vez que, se o paciente não utilizar a placa miorrelaxante, a sintomatologia dolorosa retornará.[69]

O ideal é utilizar o bom senso na hora da escolha e da indicação da placa. Os pacientes devem ser orientados a aprender a administrar o seu uso, ou seja, alguns pacientes irão usar a placa somente em situações de tensão emocional. Já outros precisarão utilizar a placa por toda a vida, já que tiveram bruxismo no passado, têm no presente e terão no futuro. Acredita-se que estes pacientes apresentarão bruxismo, independentemente de possuírem dentes naturais, próteses fixas de porcelana ou até próteses totais acrílicas.

Crianças

Nas crianças, a determinação dos fatores etiológicos é preponderante para o sucesso do tratamento. Fatores como rinite alérgica, distúrbios gastrointestinais e consumo de alimentos alergênicos devem ser intensamente pesquisados durante a anamnese. Outra característica muito importante é a personalidade da criança e a situação emocional na qual ela se encontra. Crianças hiperativas ou aquelas que estão passando por alguma situação difícil na escola ou em casa têm uma maior tendência a desenvolver o bruxismo.

Geralmente, os pais procuram ajuda em função do barulho produzido pelo ranger dos dentes de seu filho durante a noite. Aconselhamentos sobre a higiene e o sono, ou seja, cuidados que devem ser tomados para um bem-dormir, como não assistir televisão antes de deitar, também são extremamente válidos.

Orientando os pais sobre a influência desses fatores no desenvolvimento do bruxismo, o próximo passo será o tratamento local. O tratamento local em crianças visa, principalmente, proteger a estrutura dentária do desgaste. Para tal, há a necessidade de uso de placas oclusais. Entre as placas disponíveis na literatura, acredita-se que a mais indicada para crianças é a placa flexível de 2 mm, confeccionada a vácuo, ao invés das tradicionais placas de acrílico, por ser mais leve e menos espessa, o que facilitaria a aceitação e o uso pela criança. Foi relatada a eliminação do bruxismo em 60% das crianças pelo uso dessas placas.[35]

Okeson,[64] entretanto, comparando placas acrílicas e placas plásticas no tratamento de pacientes com bruxismo, relatou que 80% dos pacientes que utilizaram placas acrílicas obtiveram redução do bruxismo noturno e 20% não sofreram alterações; enquanto apenas 10% daqueles que utilizaram placas plásticas mostraram melhora, 40% não sofreram alteração e 50% apresentaram aumento da atividade parafuncional com o uso destas placas.

Para crianças em fase de dentadura mista o tipo de placa e o tempo de uso devem ser bem avaliados, pois há menor estabilidade oclusal (pela troca de dentes) para a retenção do aparelho e há possibilidade do mesmo interferir nos processos de erupção e crescimento, se for utilizado por um tempo mais longo.[28]

Jones[37] aconselha para crianças em fase de dentadura mista, o uso de uma placa oclusal superior de resina acrílica com grampo de Adams nos primeiros molares permanentes, e com uso menor que 12 horas por dia.

Ponderando, às vezes, a melhor indicação, além da orientação aos pais, é a observação clínica periódica da criança portadora do bruxismo, pois muitas delas se ajustam naturalmente às

Bruxismo X Erosão do Esmalte e da Dentina

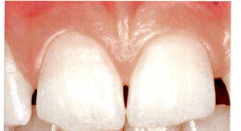
Fig. 4-43

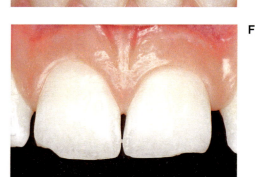
Fig. 4-44

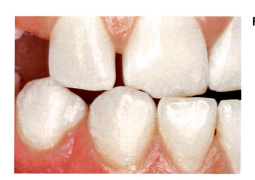
Fig. 4-45

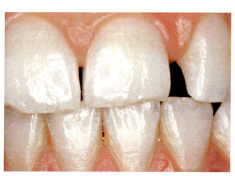
Fig. 4-46

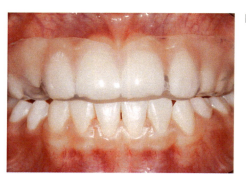
Fig. 4-47

mudanças, que determinam o aparecimento do hábito, provenientes de seu crescimento físico e psicológico e que, mesmo apresentando bruxismo, após ultrapassarem determinado período, cessam com a parafunção sem necessidade de tratamento (Figs. 4-43 a 4-47).[2]

Considerações Finais

- A etiologia do bruxismo não está suficientemente esclarecida.[1,2,6,7,53,63]
- Uma vez que a cura permanente do bruxismo é desconhecida até o presente momento, o cirurgião-dentista sempre deverá escolher um tratamento conservador e reversível como primeira opção.[26,51,53,63,88]
- A terapêutica deve estar voltada para: reduzir a tensão psicológica do paciente; tratar os sinais e sintomas como desgaste da estrutura dentária e algias musculares; minimizar a "irritação oclusal" e modificar o padrão neuromuscular habitual.[68,51]
- A variabilidade da resposta clínica ao uso de placas interoclusais indica para a necessidade de proservação do paciente ao longo dos anos.[1,26,53]
- Dependendo dos fatores etiológicos, o tratamento do bruxismo exige atendimento multidisciplinar: odontólogo; médico; psicólogo; terapeuta e fonoaudiólogo.
- Nas crianças, é de extrema importância o diagnóstico e o tratamento precoce do bruxismo para que se possa auxiliar na prevenção de futuros distúrbios funcionais do sistema estomatognático e preservar a integridade da dentição permanente.[27]

Figs. 4-43 a 4-47 Mostram o caso de uma criança aos 9 anos de idade com desgaste nos dois incisivos centrais superiores. Por estar em estado inicial, cremos que a melhor alternativa foi confeccionar uma placa a vácuo, de material mole para uso noturno.

Figs. 4-43 e 4-44 Vista frontal – desgaste nos incisivos centrais superiores.

Figs. 4-45 e 4-46 Vista frontal – mostram durante os movimentos lateroprotrusivos direito e esquerdo a maneira como a paciente desgasta seus dentes.

Fig. 4-47 Vista frontal – placa de proteção confeccionada com material macio no sistema a vácuo. Esta placa deve ser substituída com frequência: a cada 3 ou 4 meses, dependendo da fase de crescimento da criança. Alguns autores consideram que esta substituição é desnecessária, porque não interfere nem no desenvolvimento da maxila nem no processo de erupção dos dentes.

Erosão do Esmalte e da Dentina: uma patologia dental frequente

Microestrutura do Esmalte Dental Humano

O esmalte dental humano clinicamente normal e sadio apresenta-se duro, brilhante, com aspecto vítreo e constitui-se no tecido mais mineralizado do corpo humano, contendo 97% de minerais suportados e apenas 3% de material orgânico e água. A parte inorgânica do esmalte consiste principalmente de fosfato de cálcio cristalino, conhecido como hidroxiapatita.[25,40] Outros íons, tais como estrôncio, magnésio, chumbo e fluoretos, podem ser incorporados ou adsorvidos pelos cristais de hidroxiapatita, se presentes durante a formação do esmalte. Uma fina rede de material orgânico preenche os espaços entre os prismas (espaços interprismáticos), sendo constituída principalmente de proteínas de alto peso molecular, conhecidas como enamelinas.[25]

O esmalte dental tem origem ectodérmica, diferentemente dos demais tecidos calcificados do corpo humano e dos demais tecidos dentais. É o único tecido mineralizado completamente acelular e que não mantém relação com as células que o formaram, os ameloblastos. Apesar de sua dureza característica, o esmalte é bastante friável, necessitando de apoio dentinário para manter-se íntegro.[40]

Embora a superfície do esmalte pareça lisa e brilhante, através de análise microscópica, ela se apresenta bastante irregular. Algumas saliências e sulcos podem ser encontrados, bem como depressões correspondentes à abertura dos processos de Tomes, havendo alternância de regiões com presença de prismas do esmalte (esmalte prismático) e regiões sem estas estruturas (esmalte aprismático).

Os prismas do esmalte, unidades básicas do esmalte dental humano, são estruturas regulares compostas pelos cristais de hidroxiapatita, dispostos de maneira regular, representadas tradicionalmente em cortes paralelos à superfície do esmalte através da forma de "buracos de fechaduras", apresentando regiões conhecidas como "cabeças" e outras como "caudas".[40] Entre os prismas do esmalte encontram-se as bainhas dos prismas.[25]

Cortes transversais de esmalte dental decíduo, analisados por meio de microscopia de luz transmitida e microscopia eletrônica de varredura, mostram que a porção mais superficial do esmalte, caracteriza-se por ser aprismática. Esta alteração no direcionamento dos prismas de esmalte pode ocorrer tanto nos dentes decíduos quanto nos permanentes.[25,40]

A relação entre o meio ambiente bucal e a estrutura dental é extremamente dinâmica, com frequentes trocas iônicas entre o esmalte dental e a saliva. As variações de pH ocorridas na boca, como consequência da ingestão de alimentos e do acúmulo de placa bacteriana, causam alterações físico-químicas no esmalte, fazendo com que os dentes ganhem ou percam cálcio e fosfato inorgânico para a saliva, na tentativa de manter um equilíbrio iônico entre estes dois meios. Valores de pH salivares inferiores a 5,5 são considerados "críticos" e capazes de desencadear um fenômeno conhecido como desmineralização.[18]

O esmalte dental humano pode ser desmineralizado através de dois processos principais: cárie e erosão. Estes processos apresentam características macro e microscópicas bastante específicas: a lesão de cárie decorre da desmineralização inicial da área subjacente à superfície (subsuperficial); a lesão de erosão resulta da desmineralização direta da superfície do esmalte.[27,61] Diferentes padrões de desmineralização já foram observados em estudos *in vitro* de erosão dental, dependendo do tipo de ácido utilizado, bem como do tempo de incubação das amostras.[25,26]

A erosão dental foi estuda sob aspectos laboratoriais e microscópicos por Grando, em 1992.[25] As perdas minerais e as alterações estruturais dos prismas de esmalte, causadas pela exposição prolongada de dentes decíduos humanos a sucos

Bruxismo X Erosão do Esmalte e da Dentina

cítricos e refrigerantes, foram demonstradas *in vitro*. Os autores alertaram para o potencial erosivo de produtos ácidos presentes rotineiramente na nossa dieta, sobre a estrutura dental (Figs. 4-48 a 4-55).

Histórico

> A relação entre o meio ambiente bucal e a estrutura dental é extremamente dinâmica, com frequentes trocas iônicas entre o esmalte dental e a saliva.

"Como vinagre para os dentes,
e fumaça para os olhos,
assim é o preguiçoso para aqueles que o
mandam".

Provérbios 10:26

Este provérbio, escrito há mais de 2.800 anos, parece ser o primeiro registro sugerindo os efeitos deletérios de produtos ácidos sobre os dentes. À luz da ciência, Darby (1892), Miller (1907) e Pickerill (1912) foram os autores pioneiros nos estudos sobre o que seria posteriormente chamado de erosão dental.[33]

Em 1929, Fleury denominou de *Mylolyse* o quadro clínico de erosão dental, caracterizado por ser crônico, generalizado, adquirido, responsável pela destruição lenta dos tecidos duros da coroa dos dentes, com localização, extensão e importância clínica variável. Outras características que compunham o quadro eram a lisura causada à superfície do esmalte afetado e a ausência de reparo na estrutura perdida.[32]

A partir de então, inúmeras foram as alterações sofridas pelo termo original, o qual já foi chamado de *Perimylolysis*,[17,30,34] *Perimolysis*[1,7,9,59] e adaptado para o português como *Perimólise*.[12]

Em 1938, foi demonstrada a destruição do esmalte dental por doces contendo ácidos cítricos na sua composição, tais como os de limão, laranja, abacaxi e outros. O ácido cítrico foi considerado o mais forte dos ácidos orgânicos, capaz de formar, juntamente com o cálcio da hidroxiapatita dental humana, complexos solúveis e pobremente ionizados. Sugeriu-se que o conteúdo ácido dos doces estudados havia sido muito mais prejudicial ao esmalte dental do que a fermentação bacteriana do açúcar neles contido.[71]

Após a Segunda Guerra Mundial, o consumo de refrigerantes e refrescos artificiais industrializados cresceu enormemente, atingindo nos dias atuais quase todos os países do mundo.[33]

Em 1959, a *British Dental Association*[11] publicou um memorando visando esclarecer a possibilidade da erosão dental diagnosticada em operários ser causada por produtos industrializados, cujo processo de fabricação utiliza substâncias ácidas. Foi apresentada uma extensa lista de produtos industriais considerados potencialmente capazes de originar um ambiente ácido nocivo aos tecidos dentais e medidas preventivas urgentes foram sugeridas.

Ao longo do tempo, o termo *perimólise* foi sendo gradativamente substituído por *erosão dental*, pelo fato deste último representar de maneira mais clara os danos causados às estruturas dentais.[12] Os hábitos dietéticos adquiridos em função das facilidades da vida moderna, bem como a ingestão excessiva de sucos e frutas naturais cítricas, foram apontados como as principais causas do aparecimento de lesões de erosão dental.[25,26]

Desde então, inúmeros trabalhos *in vitro, in vivo* e relatos de casos clínicos de erosão dental vêm sendo publicados na literatura nacional e na internacional.

Conceito

A erosão é uma patologia dental cada vez mais frequente, que atinge crianças, adolescentes e adultos. Com o declínio da incidência de lesões de cárie, os dentes permanecem por mais tempo na boca, ficando expostos a outros processos destrutivos, entre eles a erosão.[44]

Conceituada como "a perda dos tecidos duros dentais através de um processo químico que não envolve bactérias,"[20,32] a erosão é uma patologia destrutiva, lenta, gradual, progressiva e irreversível dos tecidos duros dentais, de origem multifatorial.[55] A desmineralização por ácidos e/ou produtos quelantes leva ao amolecimento da superfície dental e, consequentemente, a uma baixa resistência ao desgaste.[36]

Classificação dos Agentes Etiológicos, de Acordo com sua Origem

Devido à grande variedade de agentes etiológicos da erosão dental, os autores alertaram para a gravidade do problema, para a dificuldade do diagnóstico correto da erosão em muitos casos,

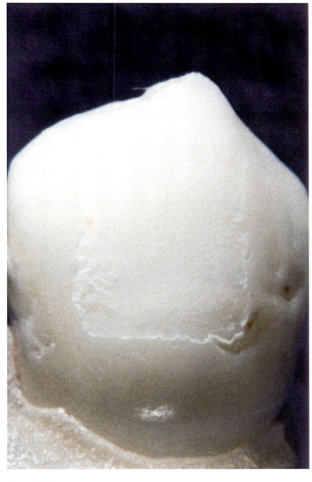
Fig. 4-48

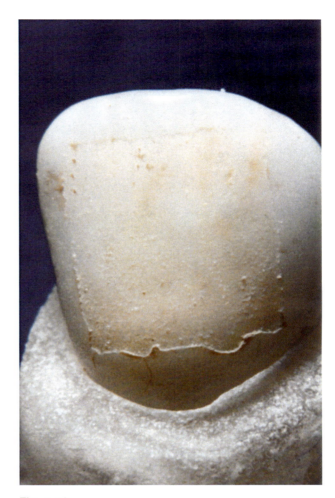
Fig. 4-49

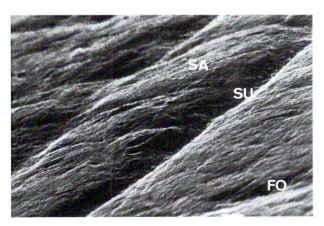
Fig. 4-50

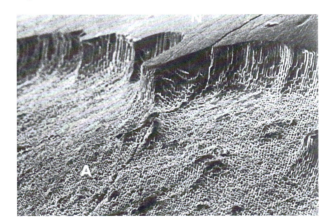
Fig. 4-51

Fig. 4-48 Macrofotografia de dente decíduo exposto ao suco de limão, pelo período de 12 horas. Eletromicrografia de Grando.[25]

Fig. 4-49 Macrofotografia de dente decíduo exposto a refrigerante do tipo cola, pelo período de 12 horas. Eletromicrografia de Grando.[25]

Fig. 4-50 Eletromicrografia da superfície de esmalte dental humano decíduo sadio, com presença de saliências (SA), sulcos (SU) e fossetas rasas (FO) (– igual a 1 μm). Eletromicrografia de Grando.[25]

Fig. 4-51 Eletromicrografia de esmalte dental exposto a suco de limão por 12 horas (– igual a 100 μm). Eletromicrografia de Grando.[25]

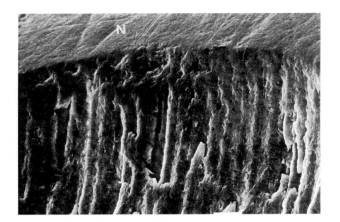

Fig. 4-52 Detalhe da figura 4-51 mostrando a exposição transversal dos prismas de esmalte, em dente exposto a suco de limão por 12 horas (– igual a 10 m). Eletromicrografia de Grando.[25]

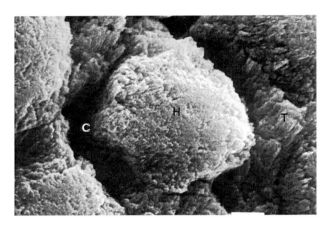

Fig. 4-53 Eletromicrografia mostrando prismas de esmalte, sendo H = cabeça, T = cauda, C = algumas fendas decorrentes da destruição de algumas áreas das caudas. Esmalte dental exposto a suco de limão por 45 minutos (– igual a 1 μm). Eletromicrografia de Grando.[25]

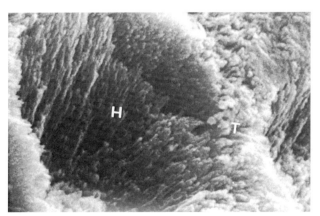

Fig. 4-54 Eletromicrografia de esmalte dental exposto a suco de limão por 15 minutos. Em H, cabeça dos prismas e em T, cauda dos prismas. MEV (– igual a 1 μm). Eletromicrografia de Grando.[25]

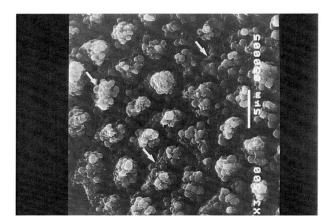

Fig. 4-55 Eletromicrografia de esmalte dental decíduo erosionado por suco de limão e remineralizado com solução neutra de fluoreto de sódio a 2%, através da formação de grânulos de fluoreto de cálcio (setas) (– igual a 5 μm). Eletromicrografia cedida por Rath.[58]

para a complexidade dos tratamentos reabilitadores necessários, para a falta de preparo de muitos profissionais em diagnosticar e tratar este tipo de patologia e, sobretudo, para a desinformação de grande parte da população sobre as consequências do uso de dietas ricas em substâncias ácidas para a saúde geral e oral.[25-27,58]

Os agentes etiológicos da erosão dental tem sido agrupados em intrínsecos e extrínsecos, sendo eles:

Agentes etiológicos intrínsecos

Representados pelos ácidos provenientes do próprio organismo, tais como:

- *Distúrbios gastrointestinais* como vômitos,[20] refluxo gastroesofágico,[6,66,70] arrotos, azia, gosto ácido na boca, dor estomacal ou dor gástrica ao despertar,[37] hérnia de hiato,[35] gastrites.[21,60] Nestes pacientes, o conteúdo estomacal que apresenta pH muito baixo é regurgitado, entrando em contato com os dentes e desmineralizando o esmalte. Os episódios de regurgitação do conteúdo gástrico tendem a ocorrer várias vezes ao dia, mas principalmente à noite, favorecidos pela posição em decúbito do paciente. A diminuição do fluxo salivar durante a noite também favorece a desmineralização do esmalte. Taylor et al[66] citaram que o número de episódios de refluxo pode explicar as alterações dentais vistas em muitas crianças, especialmente os episódios noturnos. O refluxo gastroesofágico pode ocorrer nos primeiros meses de vida, como consequência da falta de maturidade do aparelho digestivo da criança. No entanto, a persistência do refluxo deve ser considerado problema médico e, portanto, adequadamente tratado.

> *A erosão é uma patologia dental cada vez mais frequente, que atinge crianças, adolescentes e adultos.*

- *Transtornos alimentares* decorrentes de quadros psiquiátricos,[20,23,45,52] caracterizados por alterações nos hábitos alimentares, associados ou não a uma distorção do modo habitual de vivenciar a imagem corporal. A anorexia nervosa caracteriza-se pela recusa em manter o peso corporal e pelo medo intenso de ganhar peso ou ficar gordo, mesmo que a pessoa já esteja com peso abaixo do normal. Geralmente aparece na puberdade e a pessoa vai deixando de se alimentar aos poucos, até não ingerir mais nenhum alimento. As consequências à saúde são inevitáveis e uma em cada cinco mulheres podem morrer, caso o diagnóstico e tratamento não sejam realizados corretamente.[4,69] Já a *bulimia nervosa* se caracteriza pela ingestão exagerada e compulsiva de comida em curtos episódios durante o dia. A sensação de culpa leva as pessoas a provocar vômitos e a usar laxantes e diuréticos, como forma de evitar o "processo de engorda".[4] Em geral, estes pacientes sentem muita vergonha dos seus hábitos e, consequentemente, tendem a omitir estas informações durante a anamnese. É fundamental que o cirurgião-dentista tenha habilidade ao abordar o tema com o paciente, adquirindo sua confiança e possibilitando a posterior referência do mesmo para outros profissionais, entre eles médicos, psicoterapeutas e nutricionistas.[69] Apenas uma abordagem integral pode levar à satisfação das reais necessidades do paciente.

Agentes etiológicos extrínsecos

Representados por ácidos provenientes de fora do organismo, tais como:

- *Componentes da dieta,* consumidos de maneira excessiva e em alta frequência:
  - Frutas cítricas,[22,68] sucos cítricos frescos[5,12,25,26] ou sucos cítricos industrializados;[64,67]
  - Bebidas carbonatadas (refrigerantes);[11,25,26,44]
  - Dieta lactovegetariana, iogurtes;[42]
  - Chás com produtos ácidos;
  - Vinhos,[15] vinagres e picles,[37] maionese e outros.
- *Medicamentos diversos:* vitamina C,[43] ácido hidroclorídrico,[47] ácido nítrico,[24] ácido acetil salicílico,[37,73] alguns tipos de antiespas-

módicos, anti-inflamatórios, anticolinérgicos e antagonistas do cálcio.[55]

- *Uso indiscriminado, abusivo e sem indicação profissional* de clareadores para dentes vitais[63,65] e alguns produtos para higiene bucal como dentifrícios e colutórios.[2,62]
- *Alguns fatores ocupacionais* como ambiente atmosférico ácido e exposição a substâncias ácidas voláteis.[11,20,24,72]
- *Algumas práticas desportivas* frequentes como natação em piscina altamente clorada e com baixo pH,[14] consumo excessivo de bebidas desportivas[20,53] e reidratantes iônicos.[53]
- *Aplicação tópica de cocaína* nas gengivas e terço cervical dos dentes.[39]

Dados Epidemiológicos

Vários autores demonstraram preocupação com a abrangência desta patologia e de seus efeitos na população em geral. Robb & Smith[60] detectaram que cerca de 40% dos paciente com vômitos ou regurgitações frequentes associados ao alcoolismo crônico apresentavam desgastes na superfície palatina de incisivos superiores. Mandel & Kaynar[45] observaram uma prevalência de erosão dental em cerca de 13 a 33% de pacientes bulímicos, afetando principalmente mulheres.

Millward et al[51] e Nunn et al[54] alertaram para a elevada prevalência de erosão nas dentições decídua, mista e permanente, especialmente nos países em que a doença cárie encontra-se controlada, destacando o envolvimento precoce de dentes decíduos em crianças de tenra idade. O envolvimento precoce de dentes decíduos pelo processo erosivo, como consequência do consumo indiscriminado de bebidas artificiais acidificadas por crianças de tenra idade, também foi relatado por Smith & Shaw.[64]

Waltrick[70] estudou a ocorrência da erosão dental em crianças de 4 a 5 anos de idade, pré-escolares das redes de ensino pública e privada, onde 277 crianças tiveram seus incisivos centrais e laterais superiores decíduos examinados, com especial atenção para a face palatina dos mesmos. Um total de 51 pacientes (18,4%) apresentaram erosão. Os pais das crianças com dentes afetados por erosão foram entrevistados e responderam a um questionário, buscando identificar os agentes etiológicos da patologia. Dietas contendo ingestão em alta frequência de alimentos ácidos (especialmente sucos cítricos, refrigerantes e iogurtes) e a ocorrência de refluxo gastroesofágico foram identificados como as principais etiologias da erosão dental na população estudada. A autora observou, ainda, maior incidência de erosão dental em crianças de escolas privadas, possivelmente devido ao acesso facilitado a alimentos industrializados como refrigerantes, iogurtes e sucos cítricos (Figs. 4-56 a 4-59).

Características Clínicas

Clinicamente, dentes com erosão apresentam:

- Perda do brilho do esmalte.[8,11,13]
- Perda dos contornos de dentes hígidos.[5,13,20,30,72]
- Restaurações de amálgama salientes, com aspecto de "ilhas". [8,12,30,34]
- Restaurações de resina composta deslocam-se com facilidade.
- Ausência de placa bacteriana,[8,13] manchas[34] e aspecto polido;[8,25,34] a dentina pode se tornar pigmentada, dependendo da exposição a produtos químicos ou hábitos individuais.[11]
- Concavidade dentinária nas superfícies oclusais e incisivas;[13,25,30]
- Perda do esmalte com margens arredondadas, desgastes em forma de "pires" e com bordos salientes tipo "muralha de esmalte".[8,13,20,25,34]
- Sulcos no esmalte.
- Exposição dentinária e, eventualmente, exposição pulpar.[5,13,55,66]
- Sensibilidade dentinária, especialmente na região cervical (Figs. 4-60 a 4-67).[2,8,13,25,34,55]

A saliva tem sido considerada como um dos fatores intrínsecos mais importantes na proteção dos dentes contra a erosão dental, atuando através de vários mecanismos:

- As concentrações dos diferentes componentes da saliva (sódio, potássio, cálcio, cloretos, bicarbonato e fosfato inorgânico) são alteradas pelo seu fluxo, o qual atua na diluição e tamponamento dos ácidos.[19] Existe uma correlação entre baixo fluxo salivar

Figs. 4-56 e 4-57 Vistas frontal e palatina. Criança aos 4 anos de idade com erosão dental severa.

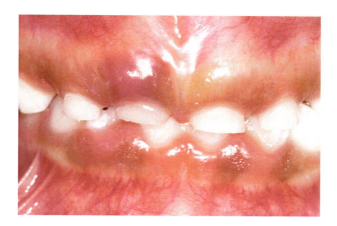

Fig. 4-57

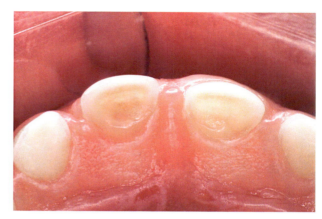

Figs. 4-58 e 4-59 Vistas frontal e palatina. Criança aos 5 anos de idade com erosão dental severa.

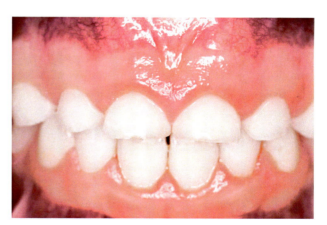

Fig. 4-59

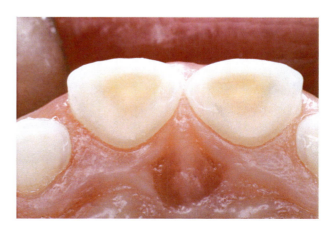

Bruxismo X Erosão do Esmalte e da Dentina

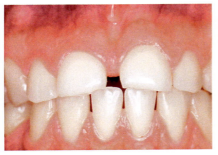

Fig. 4-60   Fig. 4-61

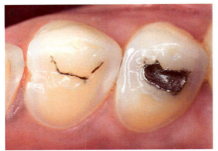   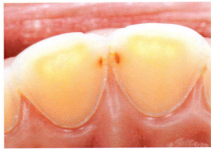

Fig. 4-62   Fig. 4-63

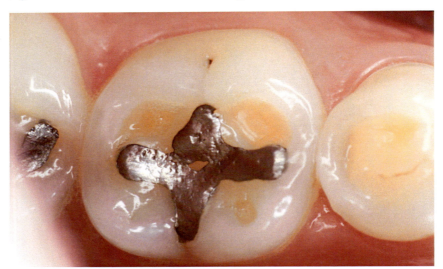

Fig. 4-64

Fig. 4-60 Vista frontal. Perda de brilho do esmalte.
Fig. 4-61 Vista frontal. Perda do contorno de dentes hígidos.
Fig. 4-62 Vista oclusal. Restauração de amálgama saliente.
Fig. 4-63 Vista palatina. Ausência de placa bacteriana.
Fig. 4-64 Vista oclusal. Concavidade dentinária na superfície oclusal.

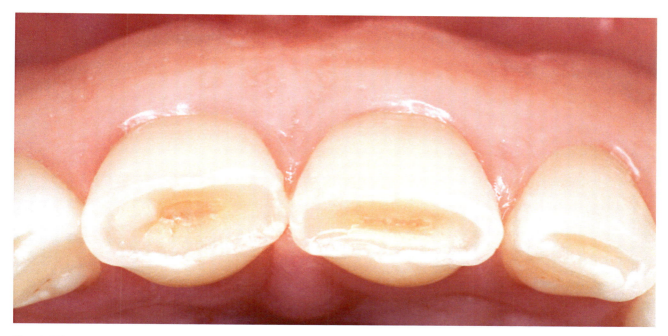

Fig. 4-65

Fig. 4-65 Vista incisiva. Concavidade dentinária na superfície incisiva.
Fig. 4-66 Vista frontal. Sulco no esmalte.
Fig. 4-67 Vista palatina. Exposição pulpar nos dentes 11 e 21.

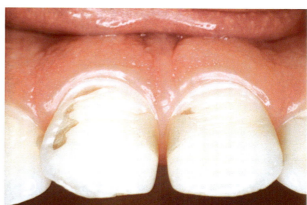

Fig. 4-66

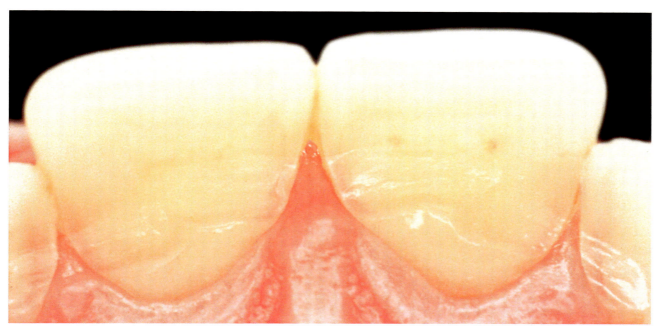

Fig. 4-67

Bruxismo X Erosão do Esmalte e da Dentina

(natural ou decorrente do uso de medicamentos ou terapêuticas antineoplásicas) e erosão dental.[8,36,73]

- Os níveis da cálcio e fosfato da saliva atuam na remineralização do esmalte e da dentina, resultando em maior resistência destes tecidos a futuros desafios ácidos;[49]
- Indivíduos com erosão dental apresentam alto conteúdo de mucina, a qual impede a precipitação de sais sobre a superfície do esmalte, deixando-a exposta à injúria por agentes químicos ou mecânicos.[46]
- Alterações no volume das glândulas parótidas, que podem estar presentes em pacientes com bulimia e anorexia nervosa,[45] podem levar a perdas na qualidade, fluxo, concentração de bicarbonatos e aumento da viscosidade da saliva.[52]

O diagnóstico clínico da erosão nem sempre é facilmente realizado e passa, necessariamente, por uma minuciosa análise das características clínicas dos tecidos dentais duros e dos dados obtidos na anamnese do paciente.

Características Radiográficas

Radiograficamente, podem ser encontradas perdas variáveis de esmalte e dentina, depósito de dentina reacional causando a obliteração parcial ou total da câmara pulpar.[54,66] Em casos mais severos, podem ocorrer lesões periapicais radiolúcidas, decorrentes da necrose pulpar de dentes sem infecções odontogênicas,[66] causada pelo estímulo constante ou contaminação da dentina e da polpa.

Características Histopatológicas

As alterações macroscópicas ocorridas na superfície do esmalte de dentes decíduos e permanentes, erosionadas por diferentes produtos ácidos, já estão bem documentadas.[25-27,58,65]

O exame microscópico da superfície do esmalte de dentes erosionado *in vitro*, através da microscopia de luz transmitida e da microscopia de luz polarizada, mostra que a erosão dental causa padrões irregulares de desgaste. Diferentemente das lesões de cárie incipientes, onde a desmineralização inicia-se pela camada subsuperficial,[16] a erosão dental destrói diretamente a camada superficial do esmalte, dando a esta patologia um caráter de irreversibilidade.[24,27] O exame microscópico da superfície de esmalte erosionado *in vitro*, através de microscopia eletrônica de varredura, mostra que refrigerantes, sucos cítricos e bebidas para desportistas causam padrões irregulares, porém severos de desgaste do esmalte.[25,26,48,58]

Lesões que Devem Ser Consideradas no Diagnóstico Diferencial

Outros processos patológicos precisam ser considerados no diagnóstico diferencial da erosão dental, tais como a abrasão, a atrição (Quadro 4-1) e a abfração dental:

- *Abrasão:* processo no qual há destruição localizada dos tecidos duros por ação mecânica externa, tais como: escovação com dentifrícios abrasivos; escovas dentais com cerdas muito duras; técnicas inadequadas de escovação e uso de fio dental ou palitos interdentais; interposição de objetos duros entre os dentes por motivos profissionais (p. ex. grampos de cabelo, pregos, tachas, alfinetes, cachimbo, instrumentais de sopro e outros).[25]
- *Atrição:* corresponde ao desgaste causado pelos contatos dentais normofuncionais (p. ex. mastigação), que se tornam mais evidentes com o passar da idade, ou parafuncionais (p. ex. bruxismo).[25]
- *Abfração:* a teoria da abfração, proposta por Lee & Eakle (1984) corresponde à perda de esmalte cervical, causada pela deflexão dos prismas de esmalte, e consequentes microfraturas, decorrentes de estresse oclusal.[29,41]

> *Diferentemente das lesões de cárie incipiente, onde a desmineralização inicia-se pela camada subsuperficial, a erosão dental destrói diretamente a camada superficial do esmalte, dando a esta patologia um caráter de irreversibilidade.*

Fatores que Potencializam a Ação dos Ácidos

É improvável que a destruição do esmalte na erosão dental decorra somente pela ação de ácido. Devido ao dinamismo bucal, é comum e praticamente impossível de ser evitada a atuação simultânea de vários fatores, levando ao aparecimento de *lesões associadas ou combinadas*.[29] Dessa maneira, poderíamos considerar a existência de lesões tipo *abrasão-erosão, abfração-erosão, abfração-abrasão-erosão, atrição-erosão,* entre outras.

Deve também ser considerada a influência de fatores mecânicos naturais, como os contatos oclusais, mastigação de alimentos e a ação da língua, lábios, bochechas e de escovas que, apesar de não poderem ser evitados, potencializam o efeito destrutivo de ácidos sobre os dentes (Figs. 4-68 e 4-69).[13,31]

A realização de uma anamnese detalhada, incluindo saúde geral do paciente, hábitos dietéticos e higiene bucal, exposição a fluoretos, hábitos parafuncionais, ocupacionais, profissionais e estilo de vida, bem como a observação da localização e do número de dentes afetados, a determinação dos contatos oclusais e a análise das relações oclusais levam ao estabelecimento do diagnóstico.[44]

Figs. 4-68 e 4-69 Vista lateral. Perda de estrutura dental tendo como causa uma associação da ação de ácido e escova dental.

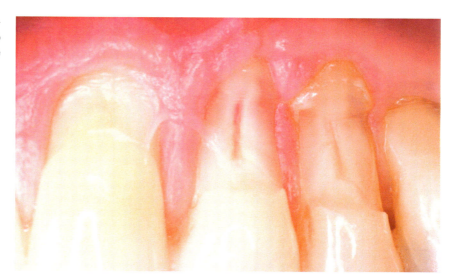

Fig. 4-68

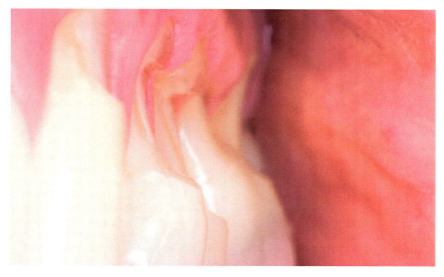

Fig. 4-69

Localização Preferencial

A erosão afeta todos os dentes indiscriminadamente, sendo mais evidente nos dentes e superfícies onde os fatores mecânicos estão mais presentes. Em alguns dentes, grupos, ou até mesmo em algumas faces dos dentes, as características clínicas da erosão dental se manifestam mais precoce ou intensamente. Os dentes clinicamente mais afetados são os incisivos superiores, seguido dos incisivos laterais e caninos, especialmente na superfície palatina (Fig. 4-70).[11,38]

> *A erosão afeta todos os dentes indiscriminadamente, sendo mais evidente nos dentes e nas superfícies onde os fatores mecânicos estão mais presentes.*

No nosso entendimento, a face palatina dos dentes anteriores superiores são as mais afetadas devido a combinação da ação ácida com a ação mecânica da língua. Não são poucos os relatos de pacientes que, após a ingestão de produtos ácidos, percebem uma leve rugosidade no esmalte dental com a ponta da língua. Para tornar a superfície do esmalte mais lisa, friccionam repetidamente a língua sobre o local; consequentemente, removem mais estrutura dental.

Os incisivos inferiores seriam os dentes menos afetados, em função da ação protetora da saliva e da língua; em casos mais severos, estes dentes também podem ser gravemente afetados (Fig. 4-71).

Eccles[20] e Bevenius et al.[8] e Järvinen et al.[38] citaram a relação existente entre a localização das lesões e os fatores etiológicos envolvidos. Os fatores etiológicos intrínsecos afetariam mais as superfícies palatinas de incisivos superiores e as cúspides palatinas dos dentes posteriores. Os agentes extrínsecos afetariam os dentes de modo mais amplo e variável, dependendo da forma de consumo, consistência física do alimento,[42] ingestão com canudinho ou copo,[67] etc. Em pacientes com erosão de origem industrial, as faces vestibulares dos incisivos superiores são as mais afetadas,[24] principalmente em indivíduos com protrusão ou lábio superior hipotônico.[11] Embora alguns autores aceitem a existência da correlação entre localização das lesões e fatores etiológicos envolvidos, estes dados não são conclusivos, não podendo ser considerados isoladamente do contexto geral do paciente.

Sensibilidade Dentinária em Lesões Cervicais Não Cariosas

A sensibilidade dentinária associada a lesões cervicais não cariosas é uma causa relativamente comum de odontalgia e continua sendo muito discutida na literatura.[3,57] Pode ocorrer associada ou não a lesões cariosas.[57]

A dentina é um tecido dental vivo, naturalmente protegido do contato com o meio bucal pelo esmalte dental ou cemento.[40,57] Os túbulos dentinários são relativamente curtos na região cervical dos dentes, havendo pequena distância entre as aberturas externa (para o meio bucal) e interna (para a polpa) dos túbulos, comparativamente a outras regiões do dente.[10]

Além disso, a exposição dentinária na região cervical ao meio externo pode ser consequência de problemas como:

> *Devido ao dinamismo bucal, é comum e praticamente impossível de ser evitada a atuação simultânea de vários fatores, levando ao aparecimento de lesões associadas ou combinadas.*

- Não coaptação do esmalte e da dentina na região cervical durante a odontogênese.[57]
- Recessão gengival, associada ou não a outros problemas periodontias.[3,57]
- Rápido desgaste do cemento radicular quando da exposição da superfície radicular ao meio bucal.[57]
- Perda do esmalte cervical decorrente da ação de fatores mecânicos como abrasão (técnica inadequada de escovação dental, dentifrícios muito abrasivos e outros).[57]
- Ocorrência de hábitos parafuncionais, como o bruxismo, e de estresse oclusal, levando a microfraturas do esmalte cervical e consequente perda do mesmo (Figs. 4-72 e 4-73).[57]

A esclerose dentinária e a formação de dentina reacional são mecanismos naturais de proteção da polpa contra a ação de estímulos externos, principalmente aqueles relacionados à cárie dentária.[3,10,40]

Fig. 4-70 Vista palatina. Dois incisivos centrais superiores com erosão.

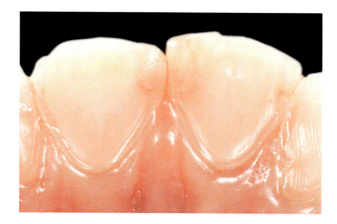

Fig. 4-71 Vista lingual. Dentes anteriores inferiores com erosão.

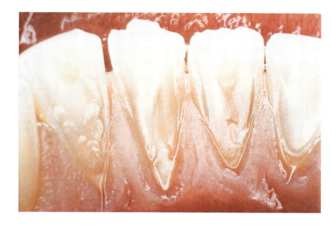

Fig. 4-72 Vista lateral. Erosão cervical com cavitação e com sensibilidade.

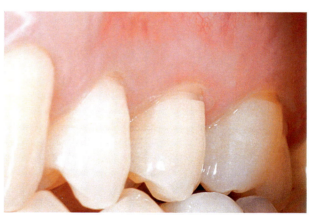

Fig. 4-73 Vista lateral. Erosão cervical sem cavitação e com sensibilidade.

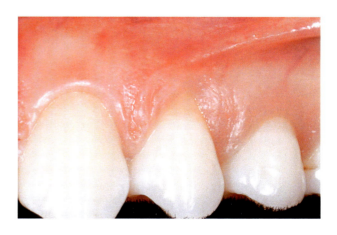

Bruxismo X Erosão do Esmalte e da Dentina

Nas lesões cervicais não cariosas, estes mecanismos também podem estar presentes ou não. Às vezes, eles são suficientes para impedir a transmissão do estímulo à polpa dental, havendo a instalação de um processo inflamatório na polpa (pulpite) com intensidade variável.

Sabe-se que mecanismos hidrodinâmicos estão necessariamente envolvidos na sensibilidade dentinária.[57] Alterações no fluxo do fluido dentinário seriam responsáveis pelo estímulo neurossensorial dos prolongamentos odontoblásticos, levando à dor local.[3] Sabe-se, ainda, que a superfície da dentina exposta ao meio bucal sofre alterações na sua superfície, formando uma lama dentinária, a qual bloquearia parcialmente a condução de estímulos à polpa, tais como penetração de bactérias e difusão molecular.[56]

A ação de ácidos de diferentes origens (erosão), a ação mecânica da escovação dental (abrasão) ou a microfratura da porção mais externa dos túbulos dentinários devido a contatos oclusais parafuncionais (abfração) causariam a remoção frequente da lama dentinária.[10,56]

Nossa observação clínica aponta para os seguintes fatos:

- Pacientes com diagnóstico clínico de erosão dental, mesmo sem cavitações, frequentemente apresentam queixa de sensibilidade dentinária na região cervical.
- Pacientes com queixa de sensibilidade dentinária geralmente tem o diagnóstico clínico de erosão dental firmado após exame dental cuidadoso e anamnese detalhada.

A dor dentinária na região cervical pode ser classificada em: leve, moderada ou severa, quanto a sua intensidade; aguda ou crônica, quanto a sua evolução; espontânea ou provocada pela ingestão de alimentos frios ou quentes, quanto ao seu aparecimento. Caracteriza-se, ainda, por episódios cíclicos, aparecendo ou aumentando de intensidade nos períodos em que os pacientes ingerirem mais quantidade de substâncias ácidas.

Entre as opções de tratamento de maior sucesso encontram-se os produtos à base de flúor (vernizes fluoretados, bochechos com soluções fluoretadas, cimentos ionoméricos).

Diante do exposto, acreditamos que o controle da ação dos ácidos (de origem extrínseca ou intrínseca, dependendo de cada caso em particular) e o uso regular de fluoretos sejam fundamentais no tratamento da sensibilidade dentinária cervical. Sem dúvida, o diagnóstico correto dos agentes etiológicos envolvidos e o controle ou eliminação dos mesmos são fundamentais para que não haja recorrência ou fracasso no tratamento.

Tratamento

É fundamental que o cirurgião-dentista esteja atento e preconize medidas preventivas, antes que a perda dos tecidos dentais duros seja clinicamente significativa.[54] A detecção dos fatores de risco e o diagnóstico precoce de quadros de erosão dental permitem uma abordagem preventiva através do aconselhamento dietético, utilização de fluoretos e adequação dos métodos de higiene bucal.[20,37,67]

Uma vez que o esmalte dental é uma substância não vital, passível de remineralização, porém incapaz de voltar à forma original perdida, o tratamento mais eficaz da erosão dental deve ser baseado na sua prevenção, através de orientações à população sobre os efeitos erosivos de determinados componentes da dieta, bem como sobre os efeitos irreversíveis destes componentes sobre o esmalte dental.[58]

Algumas medidas podem ser tomadas com a finalidade de minimizar os efeitos da erosão dental ou preveni-la:

- A identificação correta e controle do agente etiológico, considerando-se a importância de um trabalho multiprofissional.[4,36,55,69]
- Aconselhamento dietético: restrição do consumo de bebidas e alimentos ácidos às principais refeições;[36,67] bebidas ácidas devem ser deglutidas rapidamente;[36] finalizar as refeições com alimentos neutros ou realizar bochechos com soluções neutras logo após as refeições.[36]

- Não escovar os dentes imediatamente após a ingestão de alimentos ou produtos ácidos; antes da escovação devem ser feitos bochechos com água ou solução fluoretada para diluir os ácidos e diminuir a acidez da cavidade bucal, minimizando os danos causados pela desmineralização do esmalte.
- A adoção de medidas que estimulam o fluxo salivar tendem a aumentar a capacidade de tamponamento dos ácidos e favorecer o processo de remineralização;[36]
- A utilização tópica de fluoretos neutros, em altas concentrações, causa o reendurecimento da camada de superfície que se encontra amolecida e confere ao esmalte dental maior resistência à dissolução ácida.[36,49,58] O depósito de fluoreto de cálcio é cerca de duas vezes maior em esmalte erosionado do que em esmalte sadio.[58]
- Aumentar a capacidade tampão da saliva, através do uso de dentifrícios ou bochechos com soluções contendo bicarbonatos, de gomas de marcar com produtos que induzam as bactérias orais a produzir amônia, ou chupar pastilhas antiácidas (sem açúcar).[36]
- Pacientes com regurgitações ou vômitos, ou que consumam grandes quantidades de alimentos ou bebidas ácidas não devem escovar os dentes imediatamente após estes episódios, devem usar escova macia, dentifrício de baixa abrasividade, que contenham fluoretos e bicarbonatos, associadas a uma técnica adequada de higiene bucal.[36]
- O selamento de lesões de erosão iniciais, através de selantes ou restaurações com resina, tem como finalidade proteger o esmalte de novos episódios de exposição a ácidos e de desgastes mecânicos.[36]

Quando presente, a sensibilidade dentinária pode ser tratada através de bochechos com solução de fluoreto de sódio a 0,05%, numa frequência de 2 a 3 vezes ao dia.

Tratamentos conservadores incluem a reabilitação oral, através de ajuste oclusal, restabelecimento do espaço interdental perdido devido aos desgastes do esmalte e a restauração de dentes erosionados com resina composta.[13]

Quadros de erosão dental moderados ou severos requerem tratamentos mais complexos, com reconstrução coronária através de procedimentos restauradores muitas vezes radicais, de longa duração e de alto custo para o paciente, como é o caso das próteses (Figs. 4-74 a 4-91 e 4-92A a 4-92P).[12,54]

As figuras 4-74 e 4-75 mostram um caso clínico de um adolescente com 17 anos de idade, em final de tratamento ortodôntico, apresentando uma severa erosão, provocada pelo frequente consumo de um produto a base de cola atingindo todos os dentes e todas as superfícies e com uma oclusão estável. O tratamento proposto foi reconstruir os dentes anteriores, principalmente os incisivos superiores. No entanto, não havia espaço para colocar resina na superfície palatal. O ajuste oclusal para criar espaço (ler capítulo 5) foi descartado devido ao desgaste acentuado também nos dentes posteriores. Uma placa de proteção anterior foi confeccionada e usada pelo paciente durante 25 dias. Após este período, provavelmente, pela extrusão dos dentes posteriores, criou-se espaço e pode-se restaurar os dentes anteros--superiores. Os dentes posteriores foram mantidos na mesma condição e o paciente recomendado a fazer bochechos diários com flúor, bem como a não consumir produtos ácidos.

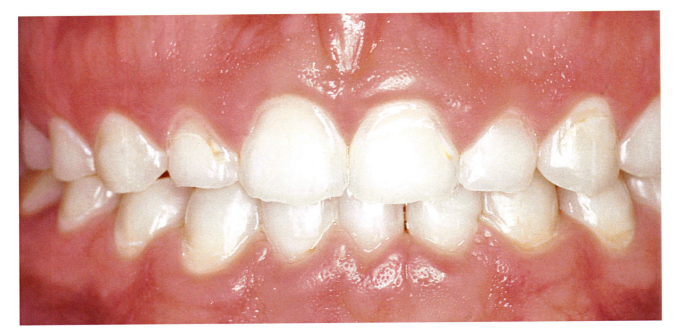

Fig. 4-74

Figs. 4-74 e 4-75 Vista frontal. Observar a perda de estrutura dental por ação de substância ácida.

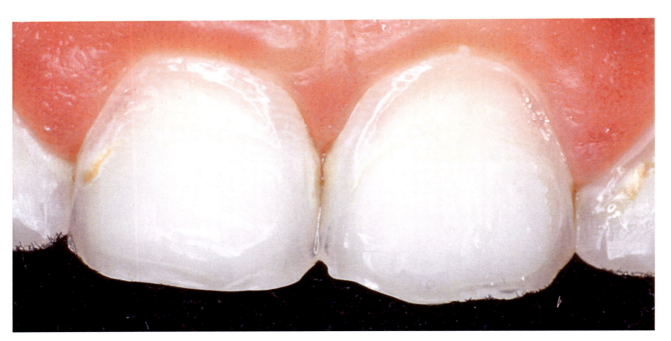

Fig. 4-75

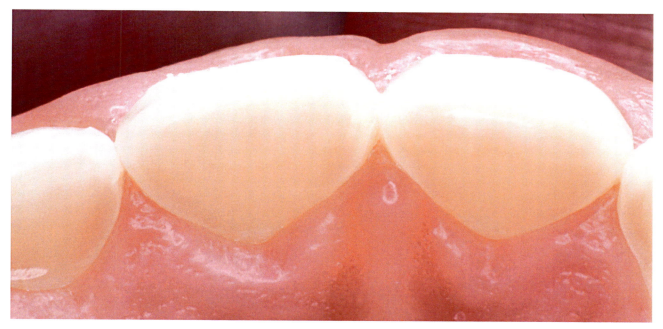

Fig. 4-76

Fig. 4-76 Vista palatina. Erosão dental acentuada.
Fig. 4-77 Vista frontal. De inferior para superior, mostra a oclusão entre os dentes anteriores.

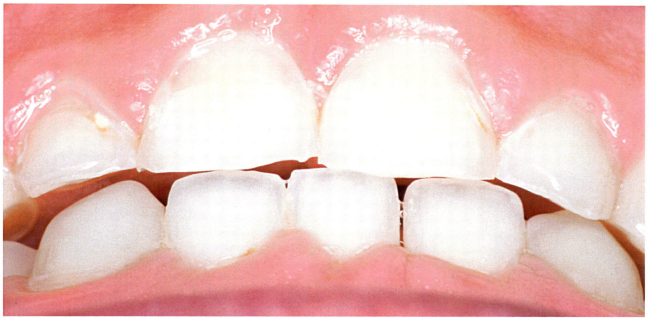

Fig. 4-77

Bruxismo X Erosão do Esmalte e da Dentina

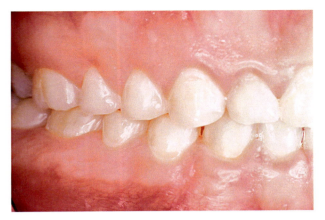
Fig. 4-78

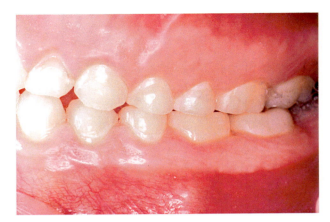
Fig. 4-79

Figs. 4-78 e 4-79 Vistas laterais direita e esquerda. Dentes posteriores em oclusão.

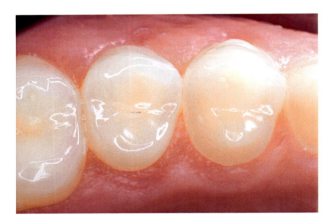
Fig. 4-80

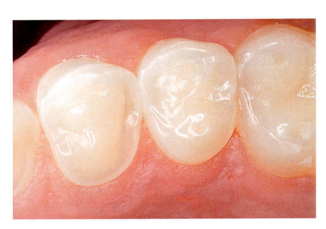
Fig. 4-81

Figs. 4-80 e 4-81 Vistas oclusal. Observar o desgaste severo, principalmente nos primeiros pré-molares.

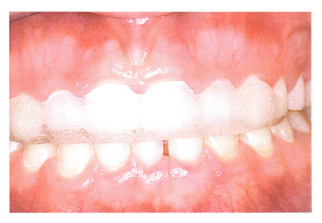

Fig. 4-82

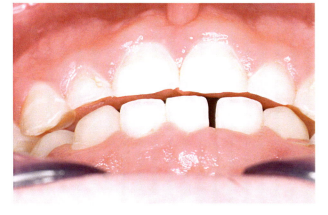

Fig. 4-83

Fig. 4-82 Vista frontal. Placa anterior em posição.
Fig. 4-83 Vista frontal. De inferior para superior, mostra o espaço obtido entre os dentes anteriores, após o uso contínuo da placa por 25 dias.

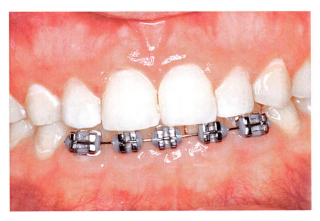

Fig. 4-84

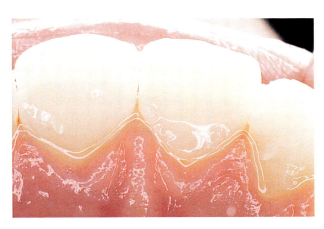

Fig. 4-85

Fig. 4-84 Vista frontal. Dentes anteriores já restaurados. Aparelho ortodôntico recolocado para fechar o espaço entre os dentes inferiores.
Fig. 4-85 Vista palatina. Dentes restaurados.

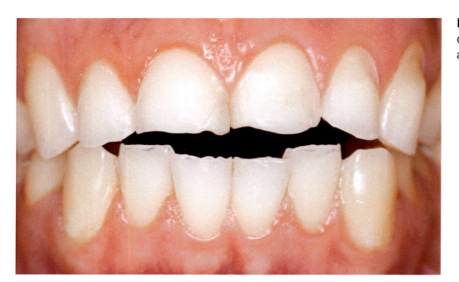

Fig. 4-86 Paciente com desgaste dentário por erosão e mordida aberta anterior.

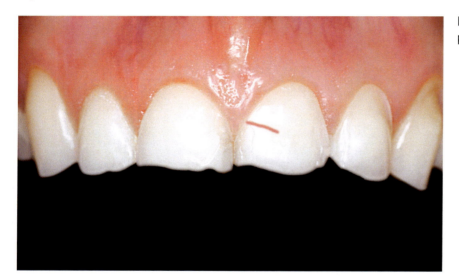

Fig. 4-87 Vista frontal do mesmo paciente.

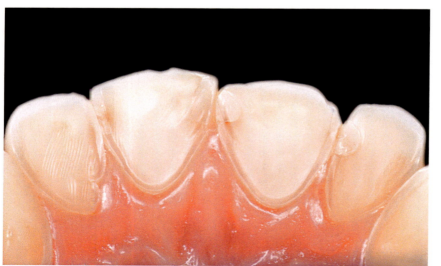

Fig. 4-88 Vista palatina mostrando a perda de brilho do esmalte.

Figs. 4-89 e 4-90 Vista frontal dos dentes restaurados com resina composta.

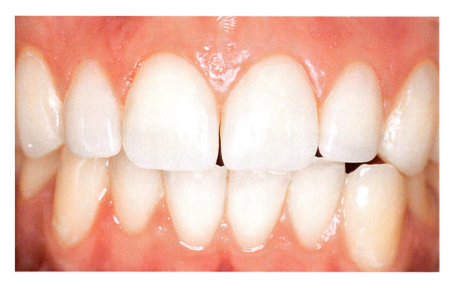

Fig. 4-89

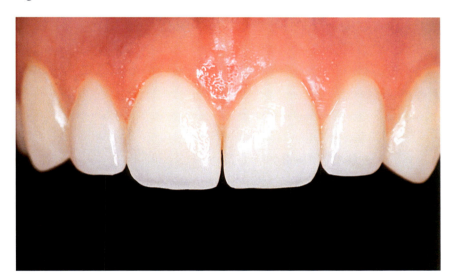

Fig. 4-90

Fig. 4-91 Vista palatina dos dentes restaurados com resina composta. (caso clínico realizado pelo Dr. Edson Araújo).

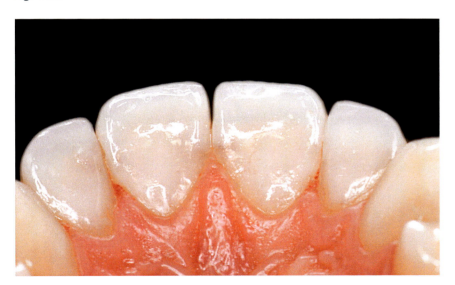

Fig. 4-91

Bruxismo X Erosão do Esmalte e da Dentina

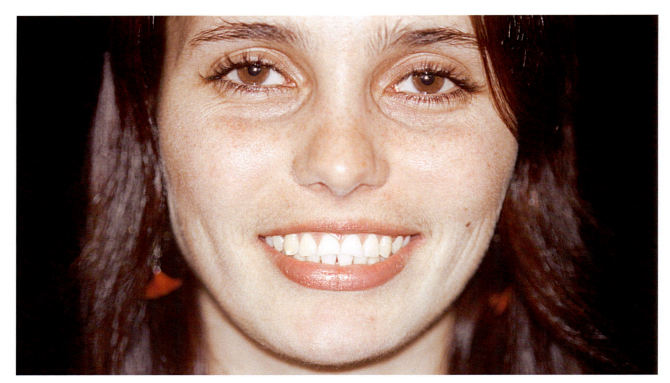

Fig. 4-92A

Figs. 4-92A e B Sorriso da paciente aos 23 anos de idade com linha do sorriso invertida. Isto é, os incisivos centrais superiores, devido ao desgaste, estão mais curtos do que os caninos.

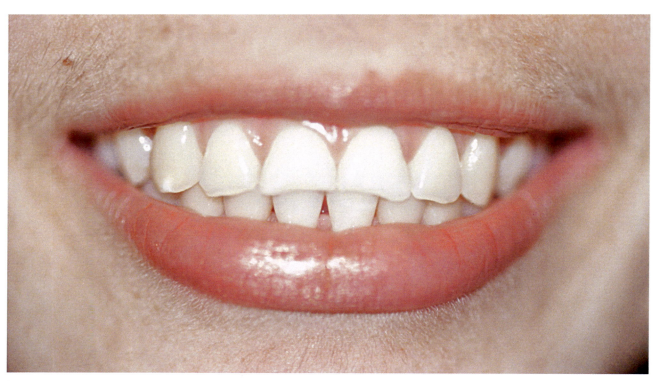

Fig. 4-92B

Figs. 4-92C a E Vista frontal mostrando o desgaste severo dos incisivos superiores.

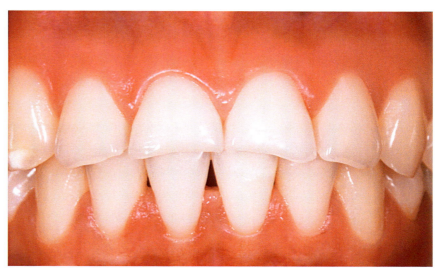

Fig. 4-92C

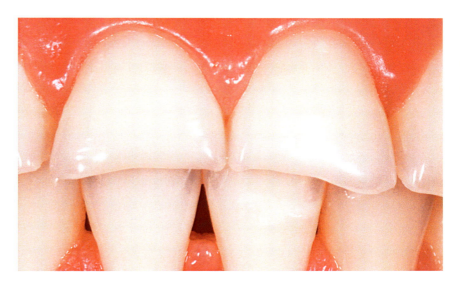

Fig. 4-92D

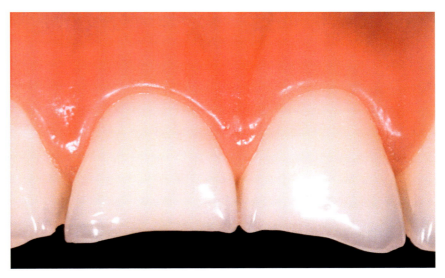

Fig. 4-92E

Bruxismo X Erosão do Esmalte e da Dentina

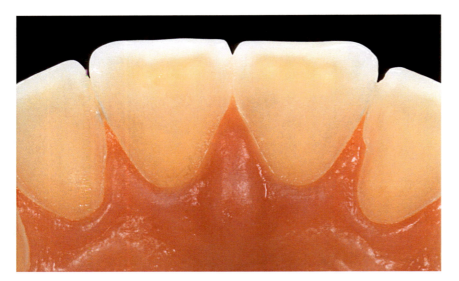

Fig. 4-92 F Vista palatina. Desgaste severo da superfície palatina dos incisivos provocado pelo consumo exagerado de produto à base de cola, potencializado pelo hábito de passar a língua nestas superfícies.

Fig. 4-92F

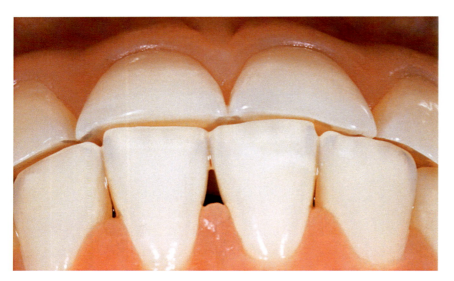

Fig. 4-92G Vista de inferior para superior. Relação da oclusão nos dentes anteriores. Não existe espaço para restaurar os dentes.

Fig. 4-92G

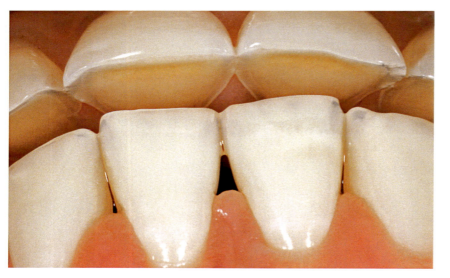

Fig. 4-92H Paciente sendo manipulada em posição de RC. Observe o espaço que o contato prematuro promoveu na região anterior.

Fig. 4-92H

Fig. 4-92I Espaço obtido após o ajuste oclusal.

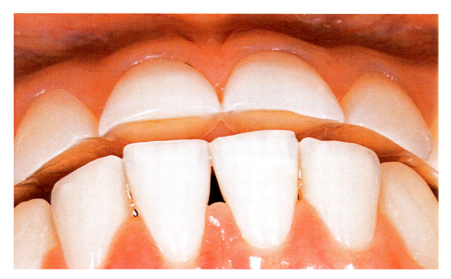

Fig. 4-92I

Fig. 4-92J Paciente com JIG em posição. Com o desgaste de uma parte do JIG, por palatina, é possível visualizar o espaço obtido para executar o trabalho restaurador dos incisivos superiores. Neste momento do tratamento, existe contato entre os dentes posteriores e no JIG.

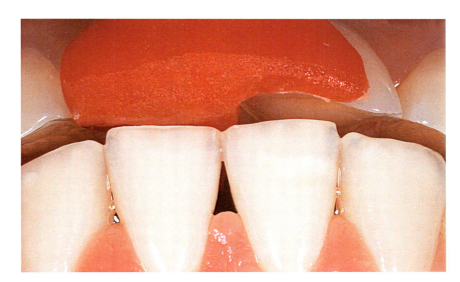

Fig. 4-92J

Fig. 4-92K Início do processo de reconstrução dos dentes anteriores superiores com resina composta.

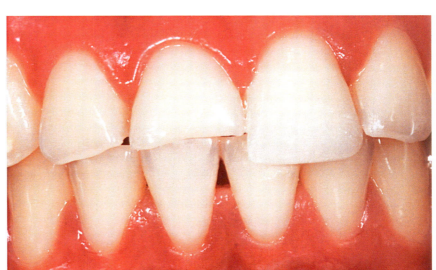

Fig. 4-92K

Bruxismo X Erosão do Esmalte e da Dentina

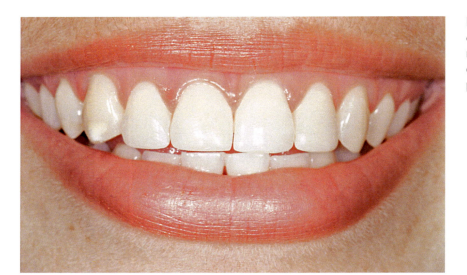

Figs. 4-92L a P Caso clínico concluído. Sorriso da paciente restaurado e superfícies palatinas dos dentes superiores reconstruídas e protegidas de maiores desgastes.

Fig. 4-92L

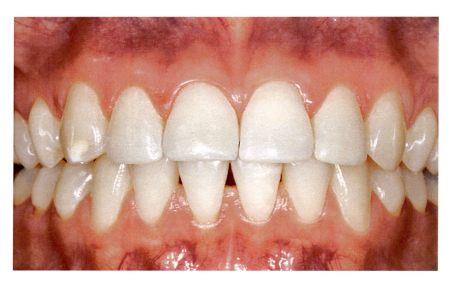

Fig. 4-92M

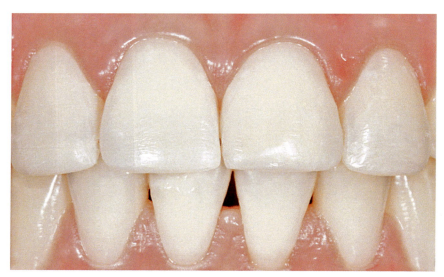

Fig. 4-92N

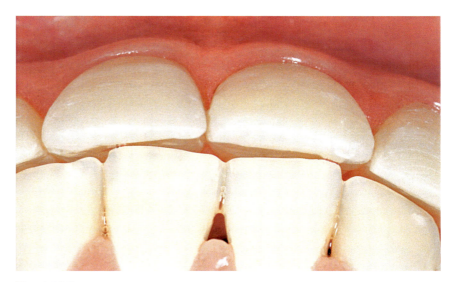

Fig. 4-92O

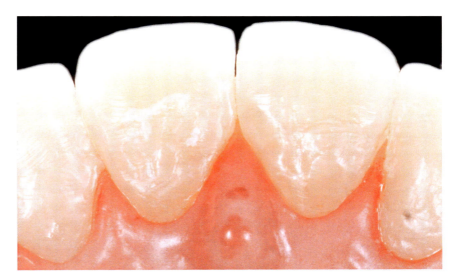

Fig. 4-92P

Caso clínico realizado junto com a Dra. Juliana Bittencourt Lyra. Aluna do Curso de Especialização em Dentística Restauradora da UFSC.
(Saiba mais como Ganhar Espaço para Restaurar Dentes Anteriores Desgastados no Cap. 5)

Figuras 4-93A a 4-93F Sequência da doença erosão associada ao bruxismo

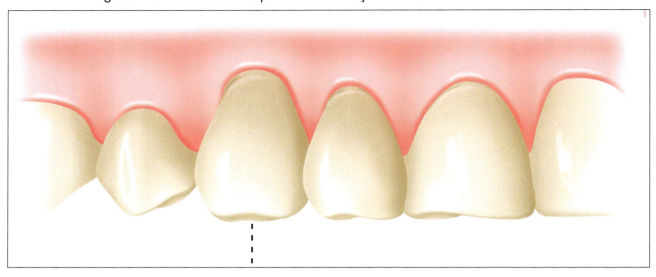

Fig. 4-93A Estágio I: Doença oclusal precoce. Divisão 1: Borda incisiva desgastada: função em grupo na região anterior. Geralmente só há envolvimento do esmalte.

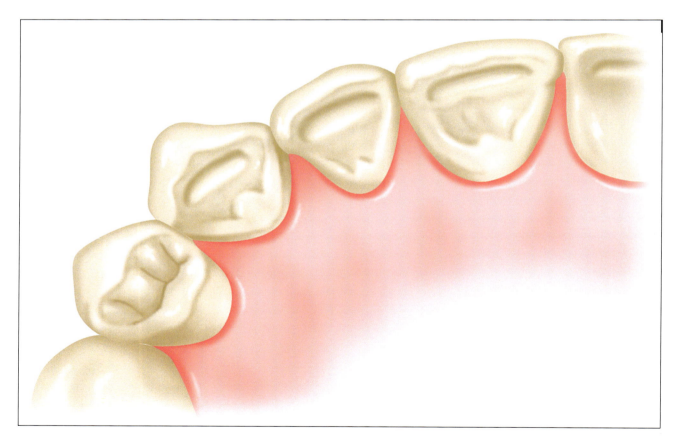

Fig. 4-93B Estágio I: Doença oclusal precoce. Divisão 2: desgaste em forma de concavidade na face lingual: abrasão lingual pelo apertamento e rangimento com movimentação restrita. EROSÃO.

Oclusão: Para Você e Para Mim

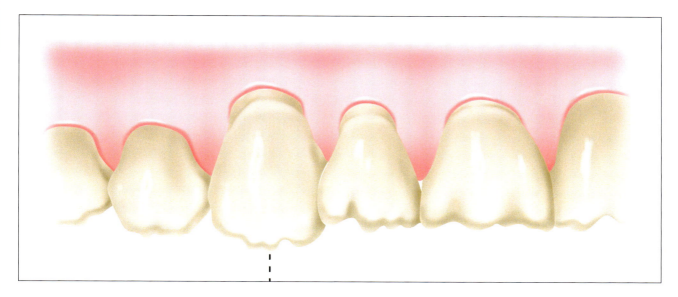

Fig. 4-93C Estágio II: Doença oclusal precoce. Divisão 3: destruição incisiva severa. Uso de grampos de cabelo, caximbo, óculos e lápis pode formar este padrão de desgaste.

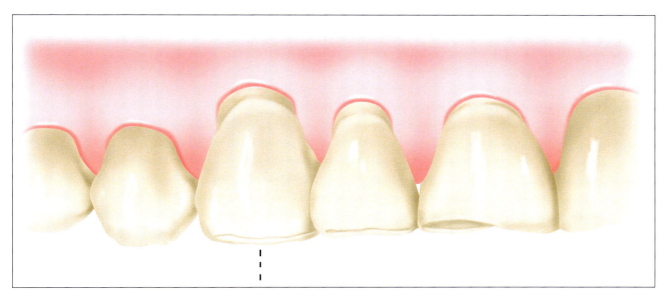

Fig. 4-93D Estágio II: Doença oclusal moderada. Função em grupo anteroposterior. Algum envolvimento de dentina. Concavidade dentinária (erosão).

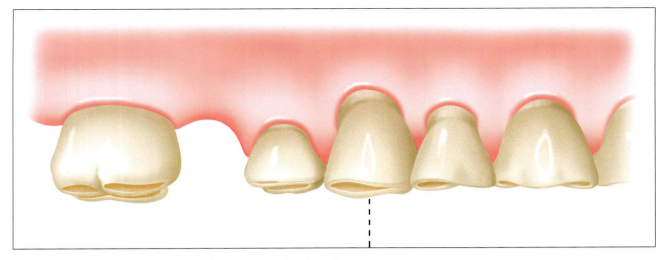

Fig. 4-93E Estágio III: Doença oclusal avançada. Função em grupo nos lados de trabalho e balanceio. A dentina está fortemente envolvida, abrasionada e erosionada sob o esmalte.

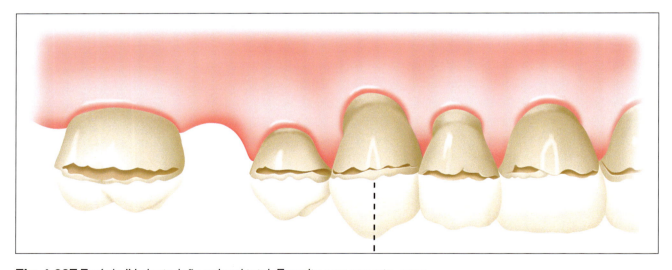

Fig. 4-93F Estágio IV: destruição oclusal total. Esmalte sem suporte, socavado e fraturado e concavidade dentinária na superior oclusal e incisal. (Extraído de Lytle, J.D. The clinical's index of occlusal disease: definition, recognition and management. *The Int. of Periodontics & Restaurative Dent.*, v.10, n.2, 1990).

Quadro 4-1 Diagnóstico diferencial entre erosão dental e bruxismo.

Diagnóstico Diferencial	Erosão Dental	Bruxismo
Natureza do processo	Química	Física
Tipo de desgaste	Concavidades dentinárias nas superfícies oclusais e incisivas, com perda do brilho do esmalte	Facetas sem perda de brilho do esmalte
Restaurações de resina	Desprendem-se com mais facilidade	Desgastam-se com mais intensidade, mas acompanham o desgaste do dente (em faceta)
Restaurações de amálgama	Não sofrem o mesmo desgaste que o dente, tornando-se salientes em relação ao restante do dente, com aspecto de "ilhas" isoladas na superfície oclusal (Fig. 4-100)	Ficam brilhantes na região do desgaste e acompanham o desgaste do esmalte, em forma de facetas (Fig. 4-101)
Localização	Mais evidente nas concavidades palatinas dos dentes anteriores superiores, devido à ação mecânica coadjuvante da língua	Bordas incisais dos dentes anteriores e oclusais dos dentes posteriores
Contato com o antagonista	Não há necessidade de contato entre dentes antagonistas, já que é um processo químico, podendo estar presente em pacientes com mordida aberta anterior	Sempre haverá contato entre as facetas dos dentes superiores e inferiores em algum ponto do movimento mandibular, ou seja, as facetas deverão sempre coincidir

Bruxismo X Erosão do Esmalte e da Dentina

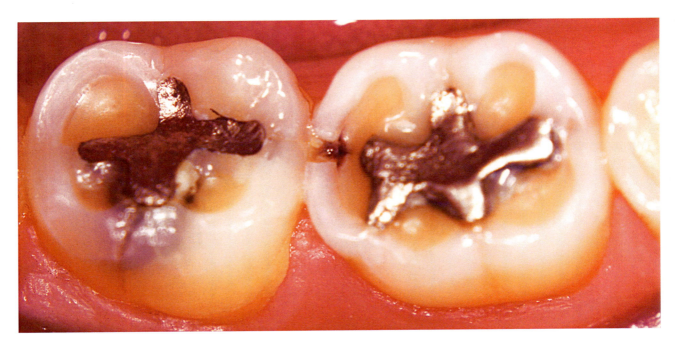

Fig. 4-94

Fig. 4-94 Vista oclusal: concavidades dentinárias nas superfícies oclusais com as restaurações de amálgama salientes, formando "ilhas" (erosão).
Fig. 4-95 Vista oclusal: restauração de amálgama acompanhando o desgaste do dente (bruxismo).

As figuras 4-94 e 4-95 mostram uma das características clínicas diferenciais entre erosão e bruxismo.

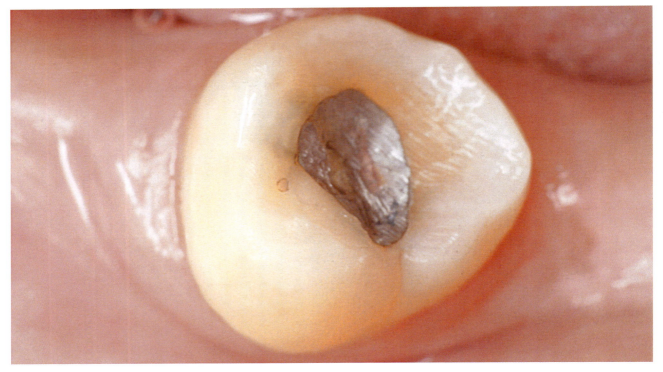

Fig. 4-95

REFERÊNCIAS: BRUXISMO

1. ABRAHAM, J.; PIERCE, C.; RINCHUSE, D.; ZULLO, F. Assessment of bucal separators inthe rilief of bruxism activity associated with myofacial pain-dysfunction. *The Angle Orthodontist.*, v.62, n.3, p.177-184, 1992.
2. AHMAD, R. Bruxism in children. *The J. of Pedodontics.* v.10, p.105-126, 1986.
3. AMERICAN ACADEMY OF OROFACIAL. *Pain orofacial pain-guidelines for assessment diagnosis, and management.* Quintessence Publishing, 1966, 285p.
4. AMERICAN ACADEMY OF PEDIATRIC DENSITRY AT SAN ANTONIO DENTAL SCHOOL. Treatment of tempormandibular disorders in children: Summary statements and recomendations. *JADA*, Chicago, v.120, n.3, p.265-269, Mar., 1990.
5. ARITA, C.A. et al. Alterações provocadas pelo bruxismo sobre o sistema estomatognático – a importância de seu diagnóstico. *Revista Gaúcha de Odontologia*, v.38, n.4, p.257-261, 1990.
6. ARNOLD, M. Bruxism and the oclusion. *Dent. Clin. N. Amer.* Philadelphia, v.25, n.3, p.395-407, Jul., 1981.
7. ATTANÁZIO, R. Nocturnal bruxism and its clinical management. *Dent. Clin. N. Amer.* Philadelphia, v.35, n.1, p.245-54, Jan., 1991.
8. BEHSNILIAN, V. *Oclusión e rehabilitación.* Montevideo: Comission del papel, 1974, 2. ed., Sección II, p.94-107.
9. BERLIN, R. et al. Bruxism and chronic headache. *Odont. T.*, v.68, p.261-79, 1960.
10. BERRY, D.C.; POOLE, D.F.G. Attrition: Possible Mechanisms of Compensation. *J. Oral Rehabil.*, v. 3, p.201, 1976.
11. BORTOLON, A.C.; CANTO, GRAZIELA L.C. *Estudo comparativo da reabsorção radicular apical em pacientes bruxônomos e pacientes sem sinais clínicos de desgaste dentário.* Programa de Apoio a Pesquisa – CNPq, Universidade Federal de Santa Catarina, 1999.
12. CABRE, J.S. Bruxism y su repercussión clinica sobre la oclusión. *Rev. Actual Estomatol.* Esp., Madrid., v.45, n.343, p.37-44, Jan./Fev., 1985.
13. CASH, R.G. Bruxism in children: review of the literature. *J. Pedodontics.*, v.12, p.107-125, 1988.
14. CHERASIA, M.; PARKS, L. Suggestions of use of behavioral measures in treating bruxism. *Psychol. Rep.*, v.58, p.719-722, 1986.
15. CHRISTENSEN, J.R.; FIELDS JR., H.W. Hábitos bucais. *In:* PINKHAN, J.R. et al. *Odontopediatria da infância e adolescência.* 2. ed., São Paulo: Artes Médicas, 1996, p.400-407.
16. CLARKE, N.G.; TOWNSEND, G.C.; CAREY, S.E. Bruxism patterns in man during sleep. *J. Oral. Rehabil.*, n.11, p. 198-208, 1979.
17. DAHLSTRÖM, L.; CARLSSON, S.G. Treatment of mandibular dysfunction: the clinical usefulness of biofeedback in relation to splint therapy. *J. Oral Rehab.*, v.11, p.277-284, 1984.
18. DAWSON, P.E. *Avaliação, diagnóstico e tratamento dos problemas oclusais.* 2. ed., Artes Médicas, 1993, 686p.
19. DRUM, W. Autodestruction of the mastigatory system. *Dent. Abstr.*, v.8, p.556-7, 1962.
20. EGERMARK-ERICSSON, I.; INGERVALL, B.; CARLSSON, G.E. The depedence of mandibular dysfunction in children on functional and morphologic malocclusion. *Am J. Orthod.*, v.83, n.3, p.187-194, Mar., 1983.
21. EGERMARK-ERIKSSOM, I. Prevalence of headche in swedish school children. A Questioname Survey. *Acta Pediatr. Scand.*, v.71, p.135-46, 1982.
22. ENDELMAN, J. Bruxomania (Grifting of the teeth). *Dent. Cosmos.* v.49, p.525, 1907.
23. GENON, P. *Parafunções nas crianças.* Rio de Janeiro: Quintessence, v.2, n.6, p.47-52, Jun., 1975.
24. GLAROS, A.G.; RAO, S.M. Effects of bruxism: a review of literature. *J. Prost. Dentistry.*, v.38, n.2, p.149-157, Aug., 1977.
25. GLAROS, A.J. Incidence of diurnal and nocturnal bruxism. *J. Prosthetic Dentistry.*, v.45, n.5, p.545-549, 1981.
26. GRAF, H. *Bruxism. Dent. Clin. North Am.*, Philadelphia, v.13, n.3, p.659-665, Jul., 1969.
27. GROSFELD, O.; CZARNECKA, B. Musculo-articular disorders of the stomatognathic system in school children examined according to clinical criteria. *J. of Oral Rehab.* v.4, p.193-200, 1977.
28. HACHMANN, A. et al. *Eficiência da placa de uso noturno no controle do bruxismo em crianças de 3 a 5 anos.* ABO Nac., v.5, n.3, p.171-176, jun./jul. 1997.
29. HADDAD, A.E.; CORRÊA, M.S.M.P.; FAZZI, R. Bruxismo em crianças. *Revista de Odontopediatria – Atualização e Clínica.* São Paulo, v.3, n.2, p.91-98, Abr/Jun., 1994.
30. HARRIS, E.F.; BACKER, W. C. Loss of root lenght and crestal bone height before and during treatment in adolescent and adult orthodontic patients. *Amer. Orthodont. Dentofac. Orthop.*, v.98, n.5, p. 463-9, Nov. 1990.
31. HARTMANN. Alcohol and bruxism. *N. Engl. J. Med.* 301, v.6, p.333-4, Aug. 1979.
32. HOLMGREM, K.; SHEIKHOLESLAM, A.; RIISE, C. Effect of a full-arch maxillary occlusal splint on parafuntional activity during sleep in patients with nocturnal buxismand signs and symptoms of craniomandibular disorders. *J. Prost. Dent.*, v.69, p.293-97, 1993.
33. HOTTA, T.H.; MAZZETTO, M.A.; FELICIO, C.M. de, SILVA, F.T.L. da, OKINO, M.C.N.H. Bruxismo: terapêutica multidisciplinar. *Revista Odontológica do Brasil Central.* v.3, n.7, p.14-17, 1993.
34. HUMSI, A.N.K.; NAEIJE, M.; HIPPE, J.A.; HANSSON,

Bruxismo X Erosão do Esmalte e da Dentina

T.L. The immediate effects of a stabilization splint on the muscular symmetry in the masseter and anterior temporal muscles of patients with a craniomandibular disorder. *J. Prost. Dentistry,* v.62, n.3, p.339-42, Sep., 1989.

35. INGERSLEV, H. Parafunctional disturbances of the masticatory system in school children. ASDC. *J. Dent. Child.,* v.50, n.6, p.445-450, Nov./Dez., 1983.

36. JANKELSON, B. Physiology of human dental occlusion. *J. Amer. Dent. Assoc.,* v.50, p.664, 1955.

37. JONES, C.M. Chronic headache and nocturnal bruxism in a 5-year-old child treated with an occlusal splint. *Intern. J. Pediatr. Dent.,* Oxford, v.3, p.95-97, June, 1993.

38. KARDASHI, B.J.R.; BAILEY, J.O.; ASH, M.M. A comparision of biofeedback and occlusal adjustment on bruxism. *J. Pediod.* v.49, p.367-72, 1978.

39. KOPP, S. Pain and functional disturbances of the masigatory system – a review of etiology and principles of treatment. *Swed. Dent. J.,* v.6, p.49-60, 1982.

40. KRITSIMELLI, M.; SHIM, Y.S. Malocclusion, body posture and tempomandibular, disorder in children with primary and mixed dentition. *J. Clin. Pediatr. Dent.,* Birmigham, v.6, n.2, p.86-93, Winter, 1992.

41. KROUGH-POULSEN, W.; OLSSON, A. *Manegement of the occlusion of the teeth, in Facial Pain and Mandibular Dysfunction,* Ed. by Schwartz and Chayes, Saunders, 236,1968.

42. LEHVILA, P. Bruxism and some psychosomatic symptons in children. *Proc. Finn. Dent. Soc.,* Helsinki, v.71, n.6, p.216-219, Dec., 1975.

43. LINDQVIST, B. Bruxism and emotional disturbance. *Odontol. Rev.,* v.23, p.231-42, 1972.

44. LINDQVIST, B. Bruxism in children. *Odontol. Rev.* v.22, p.413-414, 1971.

45. LOVE, R.; CLARK, G. Bruxism and periodontal disease. A critical review. *J. West. Soc. Periodont.,* v.26, p.104, 1978.

46. LYTLE, J.D. The clinicia's index of occlusal disease: definition, ecognition and management. *The Int. J. of Periodontics & Restaurative Dent.,* v.10, n.2, 1990.

47. MARIE, M.M.; PIETWIEKWICZ, M. La bruxomanie, *Rev. Stomat.,* v.14, p.107, 1907. Apud CABRE, J.S. Bruxismo y su repercussion clinica sobre la oclusion. *Actual Estomatol.* Esp., Madrid, v.45, n.343, p.37-44, jan/feb., 1985.

48. MARKS, M. Bruxism in allergic children. *Am. J. Orthod.,* v.77, n.1, p.48-59, 1980.

49. MEBRIDE, W.C. Juvenile Dentistry. Philadelphia, 1952, p.10-150 apud MOLINA, O.F. *Contribuição ao estudo do bruxismo em crianças de 6 a 9 anos de idade de escolas particulares da zona urbana de Florianópolis-SC.* Florianópolis, 1983, p.64 (Dissertação de Mestrado em Odontopediatria – Universidade Federal de Santa Catarina).

50. MEJIAS, J.E.; MEHTA, N.R. Subjective and objective evaluation of bruxing patients undergoing short-term split therapy. *Journal of Oral Rehabilitation,* v.9, p.279-289, 1982.

51. MIKAMI, D.B. A review of psychogenic aspects and treatment of bruxism. *J. Prosthetic Dentistry,* v.37, n.4, p.411-419, Apr., 1977.

52. MILNER, M. Distribuition by age and sex of functional disturbances and diseases of stomatognatic system in 7-18 years old. *Swed Dent. J.,* v.7, n.5, p.191-8, 1983.

53. MOHL, N.D.; ZARB, G.A.; CARLSSON, G.E.; RUGH, J.D. *Fundamentos da oclusão.* Quintessence Publishing, 1991, 449p.

54. MOLIN, C.; LEVI, L.A. A psycho-odontologic investigation of patients with bruxism. *Acta Odontol. Scand.,* v.24, p.373-91, 1966.

55. MOLINA, O.F. Relation céntrica y deslizamiento mandibular patológico em niños y adultos: 2 años de observaciones. *Rev. Assoc. Odont. Argent.,* v.72, n.3, p.79-84, 1984.

56. MOORE, D.S. Bruxism, diagnosis and treatment. *J. Periodontal.* Chicago, v.27, n.4, p.277-283, Oct., 1956.

57. MOSS, R.A.; RUFF, M.F. Oral behavioural patterns in fascial pain, headache and mom headache populations. *Behav. Res. Ther.,* v.22, p.683-7, 1984.

58. NADLER, S.C. The effects of Bruxism. *J. Perodont.,* v.37, p.311, July-Aug. 1966.

59. NADLER, S.C. Bruxism, a classification: a critical review. *J. Am. Dent. Ass.* v.54, p.615-22, 1957.

60. NASSEDKIN, J.N. Occlusal dysfunction: screening procedures and initial treatment planning. *Gen. Dent.,* v.26, p.52-7, 1978.

61. NILNER, M., LASSING, S. Prevalence of functional disturbances and disease of the stomatognthic system in 7.14 years old. *Swed. Dent. J.,* v.5, p.173-187, 1981.

62. NOR, J.E. et al. *Bruxismo em crianças.* Porto Alegre: Rev. Fac. Odontol., v.32, n.1, p.18-21, Jul, 1991.

63. OKESON, J.P. *Fundamentos de oclusão e desordens temporo-mandibulares.* 2. ed. St. Louis Mo, USA: Artes Médicas, 1992. 449p.

64. OKESON, J.P. The effects of hard and soft occlusal splints on nocturnal bruxism. *JADA,* v.114, p.788-90, June, 1987.

65. OKESON, J.P.; PHILLIPS, B.A.; BERRY, D.T.R.; BALDWIN, R.M. Nocturnal bruxing events: a report of normative data and cardiovascular response. *Journal of Oral Rehabilitation,* v.21, p.623-630, 1994.

66. ORTEGA, A.C. Tratamiento del bruxismo. *Rev. Actual Estomatol.* Esp., Madrid, v.48, n.374, p.33-37, Jun., 1988.

67. PAIVA, H.J. de; FONSECA, D.M. da; VIEIRA, A. M.F. *A síndrome do desgaste durante o sono.* Goiânia: Robrac, v.2, n.5, p.25-30, Nov./Dez, 1992.

68. PAVONE, B.W. Bruxism and its effect on the natural teeth. *J. Prosthet. Dent.* St. Louis, v.53, n.5, p.692-96, May., 1985.

69. RAMFJORD, S.; ASH, M.M. *Oclusão.* Rio de Janeiro: Interamericana, 3. ed., 1984, cap.5, p.131-38: Bruxismo e hábitos oclusais correlatos: Epidemiologia, etiologia e significado.

70. RAMFJORD, S.P. Bruxism, a clinical and eletromiografic study. *J. Am. Dent. Ass.,* v.62, p.21-44, 1961.

71. READE, P.C. An approach to the management of temporomandibular joint pain disfunction syndrome. *J. Prost. Dentistry,* v.51, n.1, p.91-96, Jan., 1984.

72. REDING, G.R. et al. Nocturnal teeth griding; all night psychophysiologic stydies. *J. Dent. Res.,* v.47, n.5, 1968.

73. REDING, G.R.; RUBRIGHT, N.C.; ZIMMERMAN, S.O. Incidence of bruxism. *J. Dent. Res.,* v.43, n.4, p.1198-1204, Jul-Aug., 1966.

74. ROBERT, B.; KERSTEIN, FARREL, S. Treatment of myofacial pain – dysfunction syndrome with occlusal equilibration. *J. Prosth. Dent.,* v.63, n.6, p.695-700, 1990.

75. SAPIRO, S.M. Tongue identations as an indicator of clenching. *Clinical Preventive Dentistry.* v.17, n.2, p.21-24, 1992.

76. SCHARER, P. Bruxism. *Frontal Oral. Physiol.,* v.1, p.293-322, 1974.

77. SCHEIDER, P.E.; PETERSON, J. Oral habits: considerations in management. *Pediatric Clin. North Am.,* v.29, p.523-46, 1982.

78. SCHLUGER, S. *Periodontia.* Brasil: Interamericanas, 1.ed., 1981.

79. SCOTT, J.; HUMPHREYS, M. Psychiatric aspects of dentistry. *Br. Dent. J.,* 163, p.85-8, Aug. 1987.

80. SELIGMAN, A.G. et al. The prevalence of dental attrition and its association with factores of age, gender, occlusion and TMJ symptomatology. *J. Dent. Res.,* v.67, n.10, p.13-23, 1988.

81. SILVA, M.A.R. Alterações provocadas pelo bruxismo. *RGO,* v.38, n.4, p.257-61, Jul./Ago., 1990.

82. SOLDBERG, W.R. et al. Prevalence of mandibular dysfunction in young adults. *JADA.,* v.98, p.25-34, 1979.

83. TAKAHAMA, Y. *Experimental study on bruxism.* Bull Tkyo Med. Dent. Univ., 8: 260, 1961.

84. TEIXEIRA, M. et al. *Bruxismo: o desgaste oclusal em resposta à interferência oclusal e ao stress.* ROBRAC, Goiânia, v.4, n.13, p.8-13, Dez., 1994.

85. THALLER, J.I.; ROSEN, G.; SALTZMAN, S. Study of the relationship of frustation and anxiety to bruxism. *J. Periodontol. Res.,* v.4, p.152-158, 1969.

86. THOMPSON, A.B.; BLOUNT, B.W.; KRUMHOLZ, T.S. Treatment aproaches to bruxism. *American Family Physician.,* v.79, n.7, p.1617-1622, May., 1994.

87. TISHLER, B. *Occlusal habit neuroses.* D. Cosmos, v. 70, p.690, July 1928.

88. TRAVELL, J.G.; SIMONS, D.G. Myofacial pain and dysfunction. The trigger point manual. *The Upper Extremities.* v.1, Willians & Wilkins, 1983, 713p.

89. VANDERAS, A. P. Relationship between malocclusion and bruxism in children and adolescents: a review. *Pediatric Dentistry,* v.17, n.1, p.7-12, 1995.

90. WALTIMO, A.; KONONEM, M. A novel bite force recorder and maximal isometric bite force values for healthy young adults. *Scand. J. Dent. Res.,* 1993 101: 171-5.

91. WEINBERG, L.A. Treatment prostheses in TMJ dysfunction pain syndrome. *J. Prosthet. Dent.,* v.39, p.654-69, 1978.

92. WILLIASON, E.H.; LUNDQUIST, D.O. Anterior guiadance: its effects on anterior temporalis and masseter muscles. *J. Prosth Dental.,* v.39, p.816-23, 1983.

93. XHONGA, F.A. Bruxism and its effects on the teeth. *J. Oral. Rehab.,* v.4, p.65-67, 1977.

94. YAVELOW, I.; FOSTER, I.; ULLINGER, M. Mandibular relearming. *Oral Surg.,* v.36, p.623-41, 1973.

95. YUSTIN, D.; NEFF, P.; RIEGER, M.R.; HURST, T. Caracterization of 86 bruxing patients and long-term study of their managment with occlusal devices and others forms of therapy. *Journal of Orofacial Pain.,* v.7, p.56-60, 1993.

REFERÊNCIAS: EROSÃO DO ESMALTE E DA DENTINA

1. ABRAMS, R.A.; RUFF, J.C. Oral signs and symptoms in the diagnosis of Bulimia. *JADA,* v. 113, n. 5, p. 761 4, Nov. 1986.

2. ABSI, E.G. et al. Dentine hypersensitivity: uptake of toothpastes onto dentine and effects of brushing, washing and dietary acid – SEM in vitro study. *J. Oral Rehabil,* v. 22, n. 3, p. 175-82, Mar 1995.

3. ADDY, M. Etiology and clinical implications of dentine hypersensitivity. *Dent. Clin. North Amer.,* v.34, n.3, p. 503-14, July 1990.

4. ANOREXIA E BULIMIA AFETAM A SAÚDE BUCAL. *Rev APCD,* v. 55, n. 5, p. 313-8, set./out. 2001.

5. ASHER, C.; READ, M.J.F. Early enamel erosion in children associated with the excessive consumption of citric acid. *Brit. Dent. J.,* v. 162, n. 10, p. 384-87, May 1987.

6. BARTLETT, D.W. et al. The relationship between gastroesophageal reflux disease and dental erosion. *J. Oral Rehab.,* v.23, n.5, p.289-97, May 1996.

7. BASSIONY, M.A.; POLLACK, R.L. Esthetic management of perimolysis with porcelain laminate veneers. *JADA,* v.115, n.3, p. 412 7, Sep 1987.

8. BEVENIUS, J. et al. Erosion: guidelines for the

Bruxismo X Erosão do Esmalte e da Dentina

general practitioner. *Austr. Dent. J.*, v. 33, n. 5, p. 4(7-11, Oct 1988.

9. BOKSMAN, L. et al. The treatment of perimolysis using resin bonded etched metal onlays. *Quint Int*, v. 17, n. 2, p. 69 74, Feb 1986.

10. BRÄNNSTRÖM, M. The hydrodynamic theory od dentinal pain: sensation in preparations, caries, and the dentinal crack syndrome. *J. Endod.*, v. 12, n. 10, p. 453-7, Oct 1986.

11. BRITISH DENTAL ASSOCIATION. Memorandum on the erosion of teeth. *Brit. Dent. J.*, v. 109, n. 4, p. 239-42, Apr 1959.

12. CARDOSO, A.C. Reabilitação oral da perimolises: tratamento com prótese adesiva. *RGO*, v. 35, n.5, p.380-2, set./out. 1987.

13. CARDOSO, A.C. et al. Dental Erosion: diagnostic-based noninvasive treatment. *Pract Periodont Aesthet Dent*, v.12, n.2, p. 223-8, Mar 2000.

14. CENTERWALL, B.S. et al. Erosion of dental enamel among competitive swimmers at a gas-chlorinated swimming pool. *Am J Epidemiol*, v. 123, n.4, p. 641-7, Apr 1986.

15. CHAUDHRY, S.E. et al. Dental erosion in a wine merchant: an occupational hazard? *Br Dent J*, v.182, n.6, p.226-8, Mar 1997.

16. CONSOLARO, A. *Cárie Dentária: histopatologia e correlações clínico-radiográficas.* Bauru: Consolaro Edit, 1996, 48 p.

17. COWAN, R.D. et al. Integrating dental and medical care for the chronic bulimia nervosa patient: a case report. *Quint Int*, v. 22, n. 7, p. 553 7, Jul 1991.

18. CURY, J.A. Uso do flúor. *In*: BARATIERI, L.N.; ANDRADA, M.C.; MONTEIRO Jr., S. et al. *Dentística: procedimentos preventivos e restauradores.* São Paulo: Ed. Santos, 1989. p. 43 67.

19. DAWES, C. Effects of diet on salivary secretion and composition. *J Dent Res*, v. 49, n. 6, p. 1263-73, Nov./Dec. 1970.

20. ECCLES, J.D. Dental erosion of nonindustrial origin. A clinical survey and classification. *J Prosth Dent*, v. 42, n. 6, p. 649-53, Dec. 1979.

21. ECCLES, J.D. Erosion affecting the palatal surfaces of upper anterior teeth in young people. *Br Dent J*, v. 152, n. 11, p. 375-78, Jun. 1982.

22. FULLER, J.L.; JOHNSON, W.J. Citric acid consumption ant the human dentition. *JADA*, v. 95, n. 1, p. 80-4, Jul 1977.

23. GILMOUR, A.G.; BECKETT, H.A. The voluntary reflux phenomenon. *Brit Dent J*, v. 175, n. 20, p. 368-72, Nov. 1993.

24. GOTO, H. et al. Association between dental erosion and exposure to acids in chemical factory. *Sangyo Eiseigaku Zasshi*, v. 38, n. 4, p.165-71, Jul 1996.

25. GRANDO, L.J. Estudo *in vitro* da erosão causada por refrigerantes e suco de limão no esmalte de dentes decíduos humanos – análises bioquímicas e morfológicas. Dissertação de Mestrado, UFSC – Florianópolis, SC. 1992. 136 p.

Orientadores: CARDOSO, A.C.; TAMES, D.; GABILAN, N.

26. GRANDO, L.J. et al. In vitro study of enamel erosion caused by soft drinks and lemon juice in diciduous teeth. Analysed by stereomicroscopy and scanning electron microscopy. *Caries Res*, v.30, n.5, p. 373-8, Oct 1996.

27. GRANDO, L.J. et al. Erosão Dental: estudo *in vitro* da erosão causada por refrigerantes e suco de limão no esmalte de dentes decíduos humanos – análises morfológicas. *Rev Odontop*, v.2, n.4, p. 203-13, out/nov/dez 1993.

28. GRANDO, L.J. et al. Erosão Dental: estudo *in vitro* da erosão causada por refrigerantes e suco de limão no esmalte de dentes decíduos humanos – análises bioquímicas. *Rev Odontop*, v. 4, n. 1, p. 1-10, jan./fev./mar. 1995.

29. GRIPPO, J.O.; SIMRING, M. Dental "erosion" revisited. *JADA*, v. 126, n. 5, p. 619-30, May 1995.

30. GROSS, K.B.W. et al. Eating disorders: anorexia and bulimia nervosas. *J Dent Child*, v. 53, n. 5, p. 378-81, Sep./Oct. 1986.

31. HELLSTRÖM, I. Oral complications in anorexia nervosa. *Scan J Dent Res*, v. 85, n.1, p.71-86, 1977.

32. HOLST, J.J.; LANGE, T. Perymolysis: a contribuition toward the genesis of tooth wasting from non-mechanical causes. *Acta Odontol Scand*, v. 1, p. 36-48, 1939.

33. HOLLOWAY, P.J.; MELLANBY, M.; STEWART, R.J.C. Fruit Drinks and tooth erosion. *Brit Dent J*, v. 104, p. 305-9, May 1958.

34. HOUSE, R.C. et al. Perimolysis: unveiling the surreptitious vomiter. *Oral Surg*, v. 51, n. 2, p. 152-5, Feb 1981.

35. HOWDEN, G.F. Erosion as the presenting symptom in hiatus hernia. *Brit Dent J*, v. 131, n. 16, p. 455-6, Nov 1971.

36. IMFELD, T. Prevention of progression of dental erosion by professional and individual prophylactic measures. *Eur J Oral Sci*, v. 104, n. 2, Part. II, p. 215-20, Apr 1996.

37. JÄRVINEN, V.K. et al. Risk factors in dental erosion. *J Dent Res*, v. 6, n. 70, p. 942-7, Jun 1991.

38. JÄRVINEN, V.K. et al. Location of dental erosion in a refered population. *Caries Res*, v. 26, p. 391-6, Sep 1992.

39. KAPILA, Y.L.; KASHANI, H. Cocaine-associated rapid gingival recession and dental erosion. A case report. *J Periodontol*, v. 68, n. 5, p.485-8, May 1997.

40. KATCHBURIAN, E.; ARANA, V. Esmalte. *In*: _____. *Histologia e Embriologia Oral.* São Paulo: Panamericana, 1999. Cap. 8, p. 237-79.

41. LEE, W.C.; EAKLE, W.S. Stress-induced cervical lesions: review of advances in the past 10 years. *J Prosth Dent*, v.75, n.5, p. 487-94, May 1996.

42. LINKOSALO, E.; MARKKANEN, H. Dental erosion in relation to lactovegetarian diet. *Scan J Dent Res*, v.93, n.5, p. 436-41, Oct 1985.

43. LINKOSALO, E. et al. Effects of some commercial health beverages effervescent vitamin C preparations and berries on human dental enamel. *Proc Finn Dent Soc*, v.84, n.1, p. 31-8, 1988.

44. LUSSI, A. Dental erosion. Clinical diagnosis and case history taking. *Eur J Oral Sci*, v.104, n.2, Part II, p. 191-8, Apr 1996.

45. MANDEL, L.; KAYNAR, A. Bulimia and parotid swelling: a review and case report. *J Oral Maxillofac Surg*, v.50, n.10, p. 1122-5, Oct 1992.

46. MANNERBERG, F. Saliva factors in cases of erosion. *Odont Rev*, v.14, n.2, p. 156-66, Feb 1963.

47. MARON, F.S. Enamel erosion resulting from hydrochloric acid tablets. *JADA*, v. 127, n. 6, p. 781-4, Jun 1996

48. MEURMAN, J.H.; FRANK, R.M. Progression and surface ultrastructure of in vitro caused erosive lesions in human and bovine enamel. *Caries Res*, v. 25, n. 2, p. 81-7, Mar/Apr 1991.

49. MEURMAN, J.H.; ten CATE, J.M. Pathogenesis and modifying factors of dental erosion. *Eur J Oral Sci*, v. 102, n. 2, Part. II, p. 199-206, Apr 1996.

50. MILLER, W.D. Experiments and observations on the wasting of tooth variously designated as erosion, abrasion, chemical abrasion, denudation, etc. *Dental Cosmos*, v. 49, n. 1, p. 18 23, Jan 1907.

51. MILLWARD, A. et al. Dental erosion in four-year-old children from differing socioeconomic background. *J Dent Child*, v. 61, n. 4, p. 263-6, Jul/Aug 1994.

52. MILOSEVIC, A.; DAWSON, L.J. Salivary factors in vomiting bulimics with and without pathologycal tooth wear. *Caries Res*, v. 30, n. 5, p.361-6, Oct 1996.

53. MOTOKAWA, W. et al. Preliminary investigations on the intake of ion drinks. *Quint Int*, v. 21, n. 12, p. 983-7, Dec 1990.

54. NUNN, J.H. Prevalence of dental erosion and the implications for oral health. *Eur J Oral Sci*, v. 104, n. 2, Part II, p.156-61, Apr 1996.

55. NUNN, J. et al. Tooth wear – dental erosion. *Brit Dent J*, v. 180, n. 9, p. 349-52, May 1996.

56. PASHLEY, D.H. et al. Dentin permeability: effects of smear layer removal. *J Prosth Dent*, v. 46, n. 5, p. 531-7, Nov 1981.

57. PERES, C.R. et al. Hiperestesia dentinária: etiologia, diagnóstico e formas de tratamento. *RBO*, v. 56, n. 5, p. 204-207, set/out 1999.

58. RATH, I.B.S. Análise morfológica e bioquímica da deposição do fluoreto no esmalte e dente decíduo humano erosionado pelo suco de limão. *Estudo in vitro. Dissertação de Mestrado*, UFSC – Florianópolis, SC. 1996, 138 p.

59. REID, J.S. et al. The treatment of erosion using porcelain veneers. *J Dent Child*, v. 58, n. 4, p. 289-92, Jul/Aug 1991.

60. ROBB, N.D.; SMITH, B.G.N. Prevalence of pathological tooth wear in patients with chronic alcoholism. *Brit Dent J*, v.169, n.11, p. 367-9, Dec 1990.

61. ROSA, A.G.F.; NICOLAU, J. Capacidade desmineralizante de refrigerantes disponíveis no mercado brasileiro. *In:* SBPqO, 1, 1984, São Paulo. Anais. p. 55.

62. RYTÖMAA, I. et al. Oral hygiene products may cause dental erosion. *Proc Finn Dent Soc*, v. 85, n. 3, p. 161-6, Mar 1989.

63. SHANNON, H. et al. Characterization of enamel exposed to 10% carbamide peroxide bleaching agents. *Quint Int*, v. 24, n.1, p. 39-44, Jan 1993.

64. SMITH, A.J.; SHAW, L. Baby fruit juice and tooth erosion. *Br Dent J*, v. 162, n. 2, p. 65-7, Jan 1987.

65. TAMES, D. et al. Alterações do esmalte dental submetido ao tratamento com Peróxido de Carbamida 10%. *Rev APCD*, v. 52, n.2, p. 145-9, mar/abr 1998.

66. TAYLOR, G. et al. Dental erosion associated with assymptomatic gastroesophageal reflux. *J Dent Child*, v. 59, n. 3, p. 182-5, May/Jun 1992.

67. TOUYZ, L.Z.G. The acidity (pH) and buffering capacity of Canadian fruit juice and dental implications. *J Can Dent Assoc*, v. 60, n. 5, p. 454-8, May 1994.

68. TOUYZ, L.Z.C.; GLASSMAN, R.M. Citrus acid and teeth. *J Dent Assoc South Afr*, v. 36, n. 3, p. 195-201, Mar 1981.

69. TRAEBERT, J.; MOREIRA, E.A.M. Transtornos alimentares de ordem comportamental e seus efeitos sobre a saúde bucal na adolescência. *Pesq Odontol Bras*, v. 15, n.4, p. 359-63, out/dez 2001.

70. WALTRICK, L. Estudo da ocorrência da erosão dental em pré-escolares da faixa etária de 4 a 5 anos de idade do município de Florianópolis, SC, 1997. *Monografia de Especialização em Odontopediatria*. Curitiba, PR. 1997. 112 p. Orientadores: CALIXTO, F.; GRANDO, L.; RATH, I.B.

71. WEST, E.S.; JUDY, F.R. Destruction of tooth enamel by acidified candies. *J Dent Res*, v. 17, n. 6, p. 499 504, Dec 1938.

72. WESTERGAARD, J. et al. Exaggerated abrasion/erosion of human dental enamel surfaces: case report. *Scand J Dent Res*, v. 101, n. 5, p. 265-9, Oct 1993.

73. WÖLTGENS, J.M.H. et al. Enamel erosion and saliva. *Clin Prev Dent*, v. 7, n. 3, p. 8-10, May/Jun 1985.

Capítulo 5

Aplicação Clínica dos Princípios Oclusais

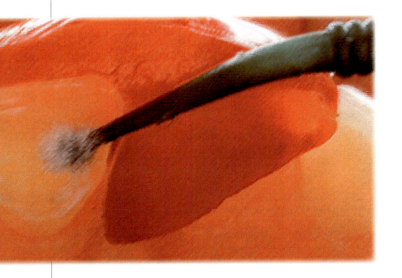

Como já relatamos no capítulo 1, toda Odontologia clínica, independentemente de ser Dentística, Prótese, Implante, Periodontia, Odontopediatria ou Ortodontia, interage com a Oclusão de alguma forma. Este capítulo tem por objetivo abordar, de maneira clara, simples e principalmente clínica, a aplicação dos princípios descritos no decorrer dos outros capítulos. Mesmo não tendo a intenção de esgotar o assunto, os exemplos que serão expostos visam contribuir com os clínicos das diversas especialidades para visualizarem possibilidades de tratamentos, talvez mais simples e conservadores. Em que pese serem comuns, muitas vezes não são enfocadas em escolas ou mesmo em outros livros pertinentes.

NAS RESTAURAÇÕES DE DENTES POSTERIORES E ANTERIORES

Hoje, a Dentística Restauradora está muito mais abrangente do que anos atrás. Para muitos, está difícil saber onde termina a Dentística Restauradora e começa a Prótese e vice-versa. Por essa razão, na clínica diária, os princípios básicos de oclusão comentados no capítulo 1 se fazem ainda mais necessários devido à íntima relação, tanto no aspecto oclusal quanto incisivo, que a maioria dos trabalhos realizados pelos clínicos generalistas possuem. Muitos clínicos têm-se frustrado devido aos constantes insucessos de seus trabalhos e, muitas vezes, estes fracassos são colocados sob responsabilidade dos materiais empregados, principalmente nos casos em que as resinas compostas são utilizadas. Mesmo que as restaurações sejam tecnicamente corretas, muitas fraturam ou se deslocam, levando o clínico ao desespero e, com isso, "enchendo" seu refrigerador dos mais diversos tipos de compósitos. Com certeza, algumas das falhas das restaurações estão relacionadas com a não obediência aos princípios oclusais básicos. Para tal, com o objetivo de melhor esclarecer a aplicação clínica da oclusão, vamos comentar, a seguir, algumas normas para o emprego dos princípios oclusais, antes e após a realização do trabalho restaurador, em dentes posteriores e anteriores.

Em Dentes Posteriores

Antes da restauração

- Observar a relação oclusal do dente a ser restaurado para que, após o trabalho concluído, não tenha o dissabor de perder a anatomia oclusal obtida durante a escultura.
- Observar a anatomia oclusal dos dentes adjacentes e tentar imitá-las durante a escultura da restauração.
- Verificar a existência de contato prematuro, principalmente em posição de RC e os dentes onde se realiza a guia de desoclusão.
- Caso existente, verificar se o contato está promovendo alguma alteração nas estruturas do sistema estomatognático.
- Uma vez diagnosticado que o contato prematuro é patogênico, está indicado o ajuste oclusal prévio à restauração.
- Se o contato prematuro estiver no dente a ser restaurado e se for envolvido pelo preparo, também estará indicado o ajuste prévio à restauração.
- Mesmo que exista contato prematuro no dente a ser restaurado e que o mesmo não seja envolvido pela restauração, sendo fisiológico, como em qualquer outro dente, não requer o ajuste da oclusão do paciente.
- Demarca-se o contato tanto em RC quanto na MIH e procura-se, durante o preparo da cavidade, fugir da área de contato.

Após a restauração

Concluída a restauração, deve-se voltar a observar se os contatos em posição de RC e MIH permanecem os mesmos. Este procedimento nos garante que a restauração não está interferindo nestas posições.

Após esse passo, consultam-se os lados de trabalho e balanceio, também com a finalidade de observar se a guia de desoclusão não foi alterada.

Também se deve, sempre que possível, evitar estabelecer contatos oclusais na interface dente-restauração.

Obs.: O ajuste da restauração não precisa, necessariamente, ser realizado na mesma consulta, podendo ser efetuado na sessão seguinte, o que pode facilitar, pois o paciente não estará cansado e nem anestesiado.

Ajuste de uma restauração em lateralidade

O ajuste de uma restauração ou de uma prótese em lateralidade é um procedimento muito simples.

- Este ajuste só deve começar depois que a restauração estiver ajustada, tanto na posição de relação cêntrica como em máxima intercuspidação habitual.
- Utilizar fita de demarcação de contato de duas cores.
- Demarcar os contatos cêntricos, por exemplo, com o lado vermelho da fita.
- Inverter o lado da fita, agora com a cor preta, e pedir para o paciente fechar a boca e depois fazer o movimento lateral.
- As demarcações nas quais as cores coincidirem são os contatos cêntricos, portanto não desgastá-los.
- O contato demarcado com a cor da segunda fita é o contato prematuro em lateralidade, que deve ser desgastado.
- O desgaste deve acompanhar a trajetória da demarcação. Repetir esse procedimento até que o contato em lateralidade esteja eliminado totalmente.

As figuras 5-1 a 5-7 mostram a restauração num molar inferior com resina composta e a sequência de ajuste do trabalho, o que permitiu funcionar sem agressão ao sistema estomatognático do paciente (Cortesia do Dr. Edson Araújo).

Em Dentes Anteriores

Na reconstrução e/ou reposição de um incisivo superior ou na confecção de uma coroa de

117

Aplicação Clínica dos Princípios Oclusais

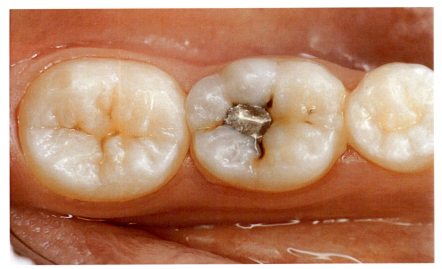

Fig. 5-1

Fig. 5-1 Vista oclusal do contato em RC no segundo molar.
Fig. 5-2 Vista oclusal do dente a ser restaurado.
Fig. 5-3 Vista oclusal dos contatos em MIH.

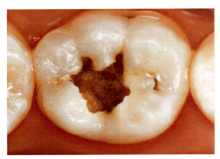

Fig. 5-2

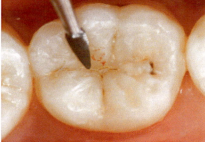

Fig. 5-3

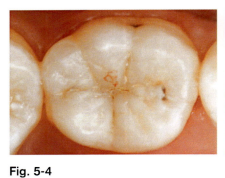

Fig. 5-4

Fig. 5-4 Restauração concluída e com contato em RC.
Fig. 5-5 Desgaste do contato em RC.
Fig. 5-6 Restauração concluída.
Fig. 5-7 Contatos em MIH mantidos após a restauração.

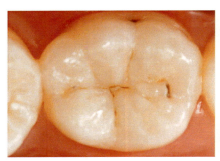

Fig. 5-6

jaqueta, seja de caráter provisório ou "definitivo", deve-se reproduzir a concavidade palatina semelhante à do dente adjacente, para que não ocorra traumatismo tanto na posição de MIH quanto durante os movimentos de protrusão e lateroprotrusão.

Para isso, alguns requisitos são necessários:

Antes da restauração

- Demarcar os contatos na posição de MIH e, se possível, assim mantê-los até a conclusão da restauração para comprovar a manutenção das mesmas.
- Verificar os dentes em que ocorrem as guias anterior e lateral.
- Verificar a presença de desgaste dental. Este pode ser originário por bruxismo, substâncias ácidas ou por ambas as causas. É importante fazer o diagnóstico da causa: se for atrição, é necessária a colocação de placa de proteção após a restauração; caso seja erosão, é fundamental a redução do agente causador e bochechos diários com flúor; e se estiver associado ao bruxismo, o uso de placa também é indispensável após a restauração (ver Cap. 4).

Após a restauração

- Sempre que possível, evitar que ocorra contato na interface dente-restauração.
- Não permitir que o contato fique "alto" na posição de MIH.
- Verificar se, nos movimentos protrusivo e de lateralidade, o dente não interfere nas respectivas "guias de desoclusão".
- A manipulação em RC fica dispensada por ser uma posição mais posterior que a MIH.

Quando esses princípios não são respeitados, algumas complicações podem aparecer, como por exemplo: o deslocamento, a fratura das restaurações e o desgaste exagerado do material restaurador na área do contato.[2]

As figuras 5-8 a 5-19 mostram a substituição de uma restauração com resina composta no dente 11. Na sequência, a forma de ajuste da restauração (cortesia do Dr. Edson Araujo).

Como ganhar espaço para restaurar dentes anteriores desgastados

Como foi visto no capítulo 4, o desgaste dental é uma patologia muito frequente, podendo trazer entre outros problemas, uma deficiência estética consideravelmente séria. Normalmente, o ele ocorre de maneira lenta, gradual e progressiva, atingindo níveis, às vezes, praticamente irreversíveis. Quando o fator principal do desgaste for a atrição, os dentes acompanham esse processo, mantendo a relação de contato, principalmente à custa da erupção passiva. Como esse desgaste, nos dentes anteriores, comumente ocorre nas bordas incisivas e palatinas dos dentes superiores, a reconstrução, caso necessária, seja por ordem estética, funcional ou mesmo por razões preventivas, torna-se difícil ou, em algumas situações, impossível.

Um meio simples, rápido e conservador que se utiliza para recuperar espaço é realizar ajuste oclusal através de desgaste seletivo em relação cêntrica.[2,4,9,11,12,31] É normal existir diferença entre a relação cêntrica e a máxima intercuspidação habitual. Esta diferença, muitas vezes, é maior nos pacientes que tiveram seus dentes anteriores desgastados pela parafunção. Isso ocorre por um mecanismo natural, já que a maioria dos múscu-

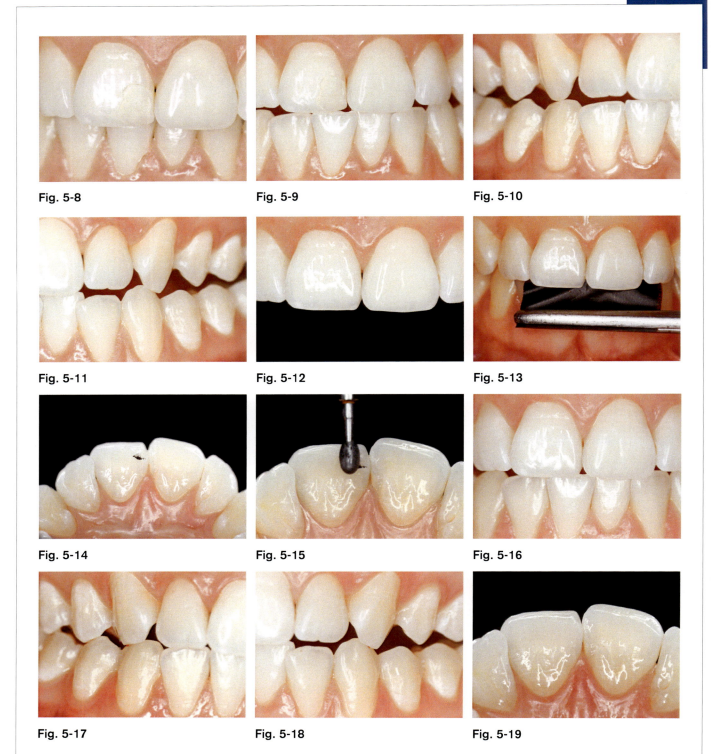

Fig. 5-8 Vista frontal. Restauração do dente 11 insatisfatória esteticamente.
Figs. 5-9 a 5-11 Movimentos lateral e protrusivo mostrando as guias de desoclusão.
Fig. 5-12 Restauração realizada no dente 11.
Fig. 5-13 Fita demarcando o contato em MIH.
Fig. 5-14 Contato demarcado na restauração.
Fig. 5-15 Contato sendo reduzido com ponta diamantada.
Figs. 5-16 a 518 Nos movimentos protrusivo e lateral, o paciente permaneceu com os mesmos dentes fazendo as guias de desoclusão.
Fig. 5-19 Vista palatina da restauração concluída, sem nenhuma interferência no padrão de oclusão e de desoclusão da paciente.

los da mastigação puxa a mandíbula para anterior, fazendo com que os côndilos se posicionem mais distantes da posição de relação cêntrica. Outro fenômeno que também ocorre mantendo os dentes mesmo desgastados em contato é a extrusão, tanto dos dentes superiores como dos inferiores, embora muitas vezes visualmente imperceptíveis.

Como já mencionado no capítulo 1, caso haja dificuldade em manipular o paciente devido à falta de relaxamento muscular, é aconselhável usar qualquer dispositivo interincisivo, de preferência o JIG, o qual também pode ser utilizado para o ajuste oclusal do paciente.[9]

TÉCNICA PARA O AJUSTE OCLUSAL UTILIZANDO O JIG

Existe basicamente dois tipos de desprogramadores oclusais utilizados para auxiliar no ajuste oclusal: Leaf Gauge ou Tiras de Long[29] e o JIG de Lucia.[30] No nosso entendimento, realizar ajuste oclusal por desgaste seletivo utilizando o JIG como dispositivo auxiliar é mais fácil e prático por várias razões:

- Dispensa a terceira pessoa ou o auxílio do paciente para segurá-lo, já que o JIG é auto-ajustável.
- Durante a fase de confecção, o paciente começa o processo de relaxamento da musculatura.
- O paciente pode utilizá-lo sem problema e constrangimento momentos antes do tratamento.
- Quando existir desgaste por palatino e bordo incisivo, e havendo a necessidade de restaurar, o JIG mantém o espaço necessário para o material restaurador.

TÉCNICA DE CONFECÇÃO DO JIG

Ler capítulo 2 (articulador semiajustável).

QUANDO UTILIZAR JIG?

O JIG pode ser utilizado desde o início do ajuste oclusal ou no final. No início, quando o contato prematuro for pequeno, o que exige pouco desgaste dental. No final, no momento em que o paciente e o profissional começarem a ter dificuldades na identificação do ou dos contatos dentários.

COMO UTILIZAR O JIG?

- Com o auxílio do JIG, manipular o paciente em posição de relação cêntrica. Caso esse JIG esteja alto, desgastá-lo até obter o toque nos dentes com interferência oclusal.
- Demarcar o contato dentário com uma fita do tipo Accu-Film nº 2.
- Desgastar o contato conforme as regras descritas anteriormente. A quantidade de desgaste vai ser determinada pelo espaço provocado na região anterior. Quanto maior o espaço, maior é o contato, maior será o desgaste.
- Caso o desgaste tenha sido suficiente, o contato voltará a ser no JIG. Desgastá-lo até que se estabeleça outro contato nos dentes posteriores.
- Demarcar e desgastar este outro contato. O segundo desgaste será sempre menor do que o primeiro, e assim sucessivamente.
- Esse procedimento é repetido até que se obtenham contatos bilaterais simultâneos nos dentes posteriores, bem como no JIG, que está na região anterior.
- Como também existe contato no JIG e este está ocupando o espaço da estrutura dental desgastada nos dentes anteriores, torna-se fácil fazer as restaurações necessárias.
- Se o desgaste for por palatino dos incisivos superiores, cortar a metade do JIG nessa região. Desse modo, a face palatina de um incisivo ficará exposta e a outra, protegida pelo JIG. Manter o JIG no local e proceder, de maneira convencional, restauração de um dos incisivo. Ajustar a restauração.
- Remover o JIG e restaurar o ou os outros dentes anteriores.

Aplicação Clínica dos Princípios Oclusais

- É importante considerar que, em todos os passos, o paciente deve ser manipulado em posição de relação cêntrica.
- Como o paciente conseguiu desgastar a estrutura natural dos dentes e para evitar que o processo continue, é importante e indispensável a confecção de uma placa protetora para uso noturno, após os dentes serem restaurados.

Após estes ajustes na posição de relação cêntrica, as interferências em trabalho, balanceio e protrusão podem também ser eliminadas da maneira descrita anteriormente. Voltamos a salientar que nenhum ajuste oclusal deve ser realizado antes que uma boa análise e ajuste oclusal de diagnóstico seja efetuado nos modelos corretamente montados em articulador semiajustável, e sem que o propósito do ajuste seja clinicamente indicado.

EM PRÓTESES CONVENCIONAIS E IMPLANTOSSUPORTADAS

As próteses parciais fixas, sejam elas unitárias ou não, têm suas peculariedades. No entanto, os princípios que regem sua confecção, ajuste e colocação são os mesmos anteriormente citados e utilizados, tanto para as próteses convencionais como para as próteses sobre os implantes. A situação em prótese se torna um pouco diferente e, de certa forma, mais complicada, quando o paciente perde referências, como nos casos em que a dimensão vertical de oclusão (DVO) está alterada ou supostamente alterada.

Após ter planejado adequadamente o caso clínico e tomada a decisão de fazer o preparo dos dentes, o profissional deve verificar:

- Os espaços interoclusal nos dentes posteriores e interincisivo nos dentes anteriores na posição mandibular de eleição.

- Se o espaço continua o mesmo nos movimentos laterais e protrusivos. O espaço interoclusal necessário para a colocação de prótese é de, no mínimo, de 2 mm (Figs. 5-64 a 5-68).

Modelo de trabalho é aquele obtido da moldagem dos dentes preparados. A montagem desses modelos pode e deve ser feita em duas posições: máxima intercuspidação habitual e relação de oclusão cêntrica.

Em Máxima Intercuspidação Habitual

Após a obtenção dos modelos de trabalho e do antagonista, o profissional deve observar se estes têm estabilidade na posição de MIH e se esta coincide com a mesma situação da boca.

Caso positivo, nenhum registro interoclusal se faz necessário. É um erro muito frequente fazer "mordida em cera". Muitas vezes, esse registro só atrapalha na intercuspidação dos modelos e, como consequência, leva a um erro de montagem (Fig. 5-69).

O registro só deve ser usado quando os modelos não tiverem estabilidade entre si.

Por exemplo: nos casos de próteses posteriores, onde todos os dentes desta região foram desgastados. Nesta condição, o registro interoclusal não é só indicado, mas necessário.

Como obter o registro

Confeccionam-se casquetes com resina acrílica termicamente ativada ou em resina composta no modelo de trabalho. Esses casquetes são levados à boca e posicionados nos dentes preparados, devendo ficar em infraoclusão. Acrescenta-se então material compatível com o dos casquetes na sua superfície oclusal e pede-se para o paciente fechar a boca. A resina tem que contatar no dente antagonista. Espera-se até a sua total polimerização. Removem-se os casquetes da

---

O Ganho de Espaço

As figuras 5-20 a 5-38 mostram o caso clínico de uma paciente com 19 anos de idade, apresentando desgaste severo por palatal dos dentes anteriores superiores, provocado pelo consumo exagerado de substância à base de cola. A borda incisiva dos dentes inferiores contatava na palatina dos superiores na posição de MIH, e como consequência, não havia espaço para restaurá-los. Para se obter espaço, a paciente foi manipulada em posição de RC, e pode-se observar a presença de contato prematuro nesta posição, bem como no aparecimento de espaço interincisivo. Por experiências anteriores, concluímos a possibilidade de, através de ajuste oclusal por desgaste seletivo, ganhar espaço para poder proteger a superfície palatina dos dentes desgastados com resina composta. O JIG serviu como um dispositivo para promover aumento do relaxamento muscular, assim como facilitar no ajuste oclusal e na confecção das restaurações.

Fig. 5-20

Fig. 5-21

Fig. 5-22

Fig. 5-23

Fig. 5-24

Fig. 5-25

Fig. 5-26

Fig. 5-27

Fig. 5-28

Fig. 5-29

Fig. 5-30

Figs. 5-20 a 5-22 Vistas frontal, laterais direita e esquerda da paciente em posição de MIH.

Fig. 5-23 Vista palatina mostrando o desgaste (erosão) dos incisivos centrais.

Fig. 5-24 Vista por palatino dos modelos ocluídos. Observar o contato dos dentes inferiores na face palatina dos incisivos superiores severamente desgastados.

Fig. 5-25 Vista frontal da paciente em RC. Observar no dente 41 os traços da DVO na posição de MIH e na RC.

Fig. 5-26 JIG em posição sendo demarcado o contato.

Fig. 5-27 Redução da altura do JIG.

Fig. 5-28 Com o JIG em posição, demarcando o contato prematuro em RC.

Figs. 5-29 e 5-30 Contato demarcado no dente 24 e sendo reduzido com ponta diamantada em alta-rotação.

Aplicação Clínica dos Princípios Oclusais

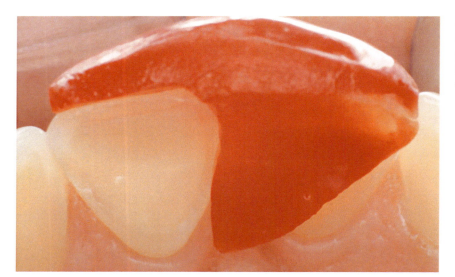

Fig. 5-31 Após o ajuste oclusal concluído: obteve-se contato nos dentes posteriores e no JIG. Removeu-se metade do JIG para iniciar o processo de restauração do dente 11.

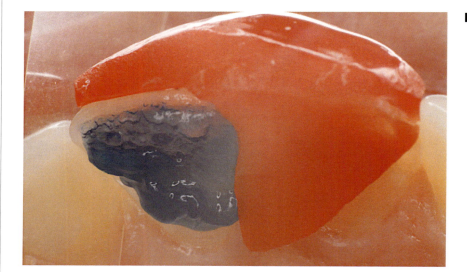

Fig. 5-32 Colocação do ácido.

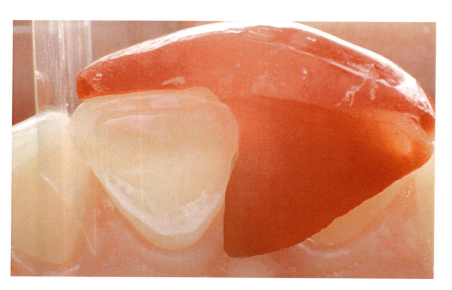

Fig. 5-33 Dente preparado para a colocação do adesivo.

Fig. 5-34 Adesivo sendo colocado.

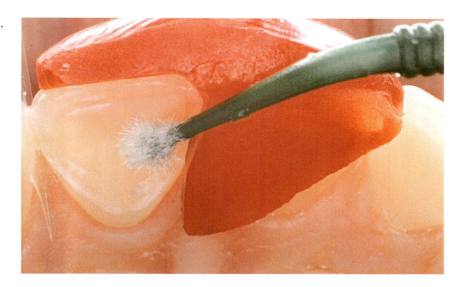

Fig. 5-35 Dente 11 já restaurado, com os contatos iniciais demarcados.

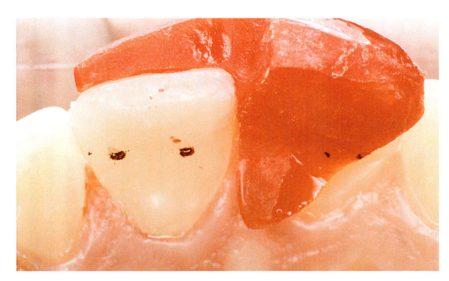

Fig. 5-36 Com a remoção do JIG, a face palatina do dente 21 pronta para ser restaurada.

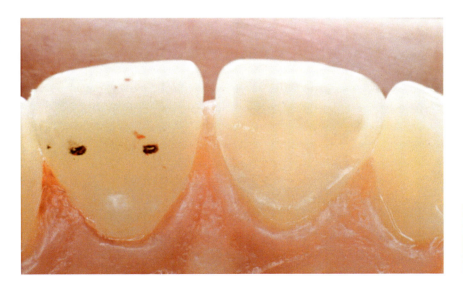

Aplicação Clínica dos Princípios Oclusais

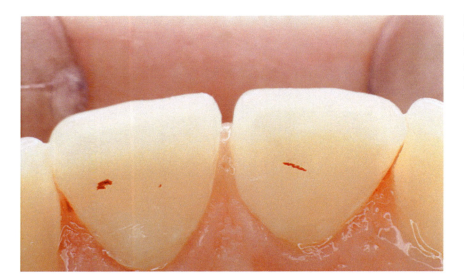

Fig. 5-37 Faces palatinas dos incisivos restauradas e com os contatos demarcados. É importante salientar que os pré-molares e molares também estão contatando.

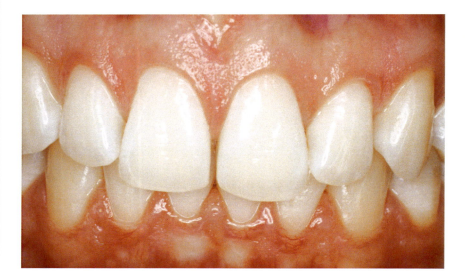

Fig. 5-37A Vista frontal da paciente antes do tratamento.

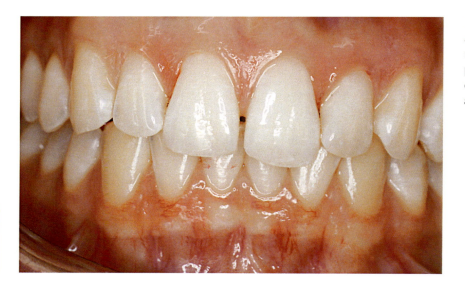

Fig. 5-38 Vista frontal da paciente após o tratamento. No dente 41, as marcas apontam o que era a DVO na posição de MIH, e a posição depois do ajuste e restaurações dos dentes anteriores superiores.

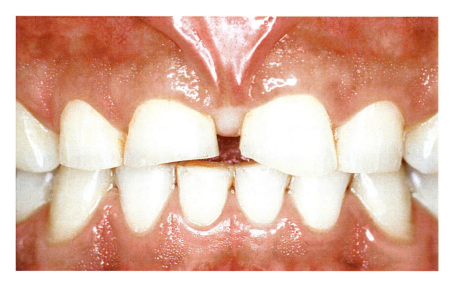

Fig. 5-39

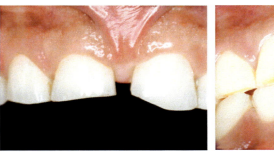

Fig. 5-40

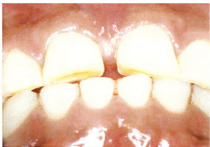

Fig. 5-41

Figs. 5-39 a 5-41 Vista frontal do paciente em posição de MIH. Desgaste severo e relação topo a topo.

As figuras 5-39 a 5-53 mostram caso clínico de paciente com 37 anos de idade, apresentando desgaste severo nos dentes anteriores e numa relação oclusal topo a topo. O paciente queixava-se dos dentes curtos e de desconforto muscular. Ao ser levado em posição de RC, constatou-se a presença de contato prematuro entre o dente 27 e o 37 e, como consequência, uma ampla abertura foi promovida na região anterior. Os modelos foram montados em ASA e, através de ajuste oclusal de diagnóstico, foi possível visualizar, na boca, a possibilidade de ganhar espaço para reabilitar os dentes anteriores.

Antes desse procedimento, submetemos o paciente a uma cirurgia periodontal para aumento de coroa clínica dos dentes anteriores. Após aproximadamente 90 dias, fez-se o ajuste oclusal e, na mesma sessão, restauraram-se os dois incisivos centrais superiores com resina composta. (Tratamento realizado no curso de Especialização em Dentística Restauradora na UFSC).

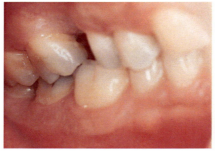
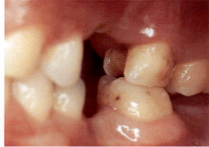

Fig. 5-42   Fig. 5-43

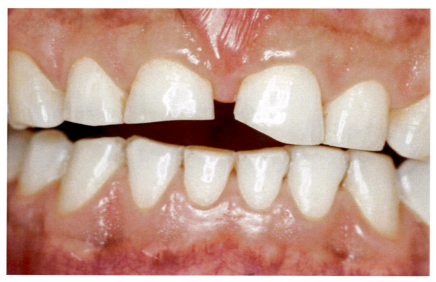

Fig. 5-44

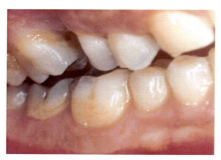

Fig. 5-45   Fig. 5-46

Figs. 5-42 e 5-43 Vistas lateral direita e esquerda do paciente em posição de MIH (não existe redução da dimensão vertical de oclusão).
Figs. 5-44 a 5-46 Vistas frontal, laterais direita e esquerda do paciente em posição de RC.

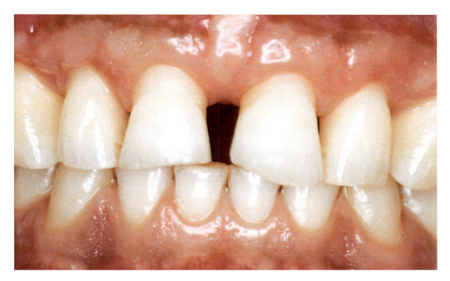

Fig. 5-47

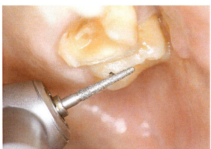

Fig. 5-48

Fig. 5-49

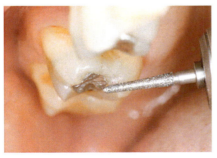

Fig. 5-50

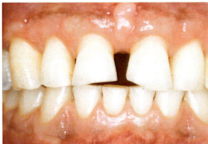

Fig. 5-51

Fig. 5-47 Paciente após a cirurgia do aumento de coroa clínica.
Fig. 5-48 Contato prematuro em RC sendo desgastado.
Fig. 5-49 Relação interincisiva após o primeiro desgaste em RC.
Fig. 5-50 Segundo contato em RC sendo desgastado.
Fig. 5-51 Ajuste oclusal concluído. Observar o espaço interincisivo obtido.
Fig. 5-52 Paciente reabilitado estética e funcionalmente, com duas restaurações com resina composta, uma cirurgia periodontal e com ajuste oclusal por desgaste seletivo.

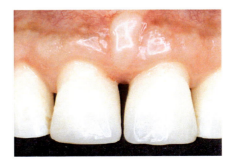

Fig. 5-52

Aplicação Clínica dos Princípios Oclusais

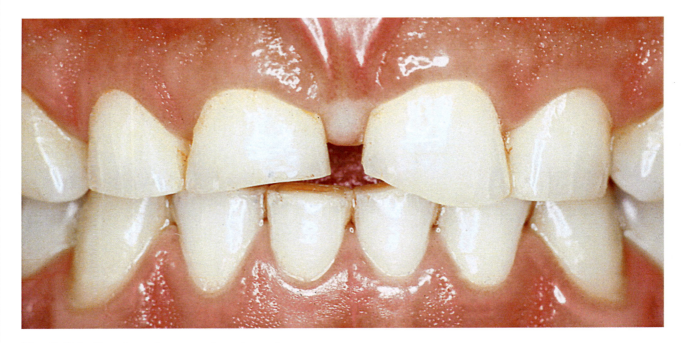

Fig. 5-53A Vista frontal – antes do tratamento.

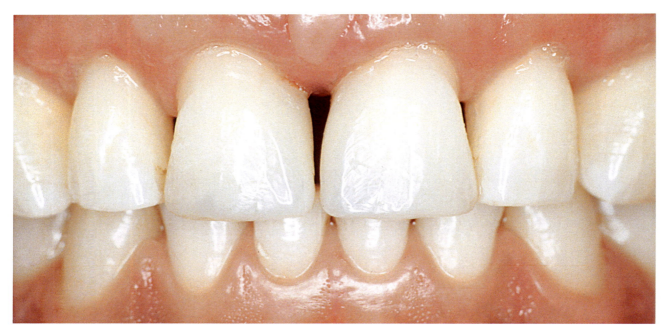

Fig. 5-53B Vista frontal – paciente após a reabilitação.

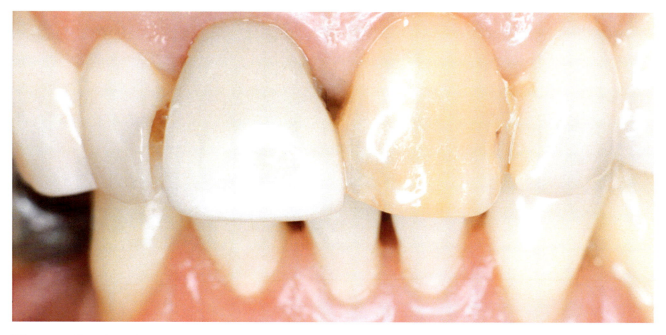

Fig. 5-54 Vista frontal – paciente necessitando de duas coroas unitárias nos dentes 11 e 21.

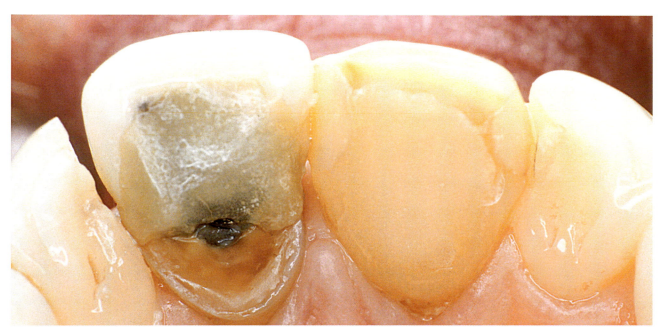

Fig. 5-55 Vista palatina – desgaste acentuado no dente 11.

Nas figuras 5-54 a 5-61, paciente necessitando substituir e instalar próteses nos dentes 11 e 22. A vista palatina mostra o desgaste, bem como o local em que os dentes inferiores ocluem, o que inviabiliza qualquer tentativa de tratamento restaurador. Levado em posição de RC e ajustada a oclusão, conseguiu-se espaço na região anterior para restituir a estética do paciente com 43 anos de idade do sexo masculino. (Tratamento realizado pelo Aluno Cláudio Muller do Curso de Especialização em Dentística Restauradora – UFSC.)

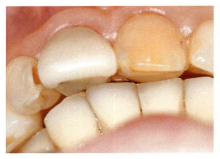
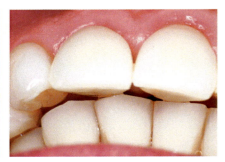

Fig. 5-56 Fig. 5-57 Fig. 5-58

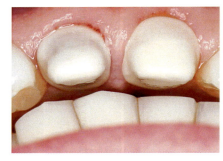
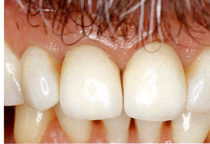

Fig. 5-59 Fig. 5-60

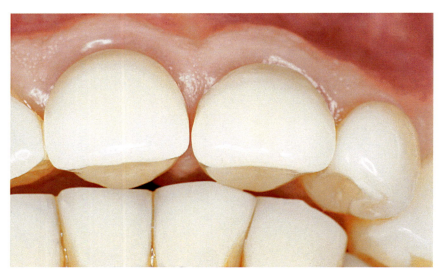

Fig. 5-61

Fig. 5-56 Paciente ocluindo na área cervical do preparo.
Fig. 5-57 Vista por palatino do paciente manipulado em posição de RC.
Fig. 5-58 Vista palatina. Paciente após o ajuste oclusal e com as coroas provisórias instaladas.
Fig. 5-59 Vista por palatino – *copings* em In-ceram sendo provado. Observar o espaço para a colocação da porcelana, obtido somente com ajuste oclusal.
Figs. 5-60 e 5-61 Vistas frontal e palatina das próteses em posição. Contatos restabelecidos por palatino.

DESGASTE PALATINO

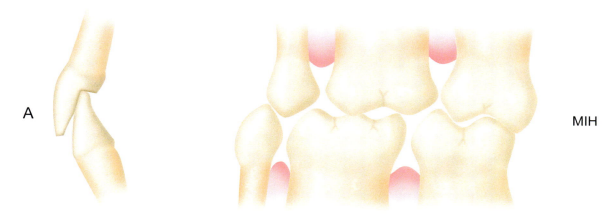

Fig. 5-62A Esquema de uma oclusão na posição de MIH, com desgaste severo na palatal do incisivo superior.

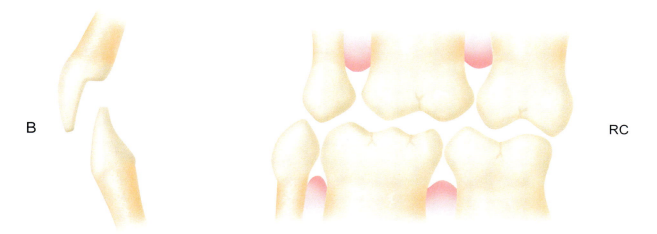

Fig. 5-62B Esquema de uma oclusão na posição de RC. Contato prematuro na região posterior e abertura de espaço na região anterior.

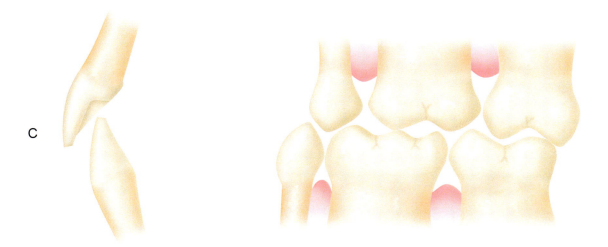

Fig. 5-62C Após ajuste oclusal. Os dentes posteriores voltaram a ocluir e criou-se espaço para restaurar a palatal do dente anterior.

Aplicação Clínica dos Princípios Oclusais

RELAÇÃO TOPO A TOPO

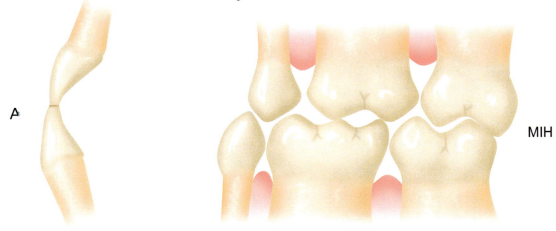

Fig. 5-63A Esquema de uma oclusão na posição de MIH e os dentes anteriores ocluindo numa relação de topo.

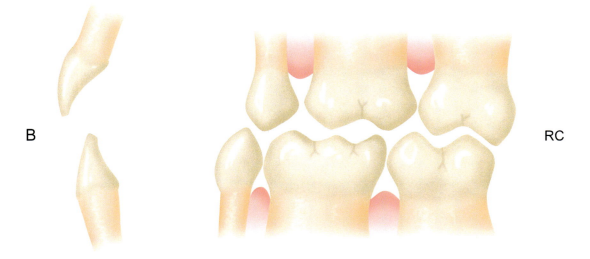

Fig. 5-63B Posição de RC. Contato prematuro na região posterior e criação de espaço na região anterior.

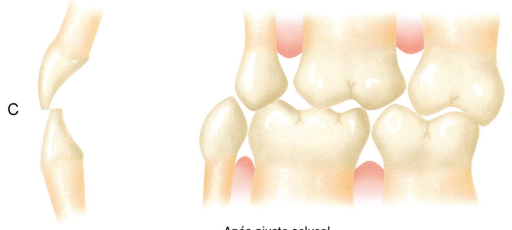

Após ajuste oclusal

Fig. 5-63C Os dentes posteriores voltam a ocluir e obtêm-se trespasse vertical na região anterior.

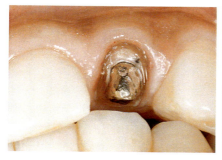 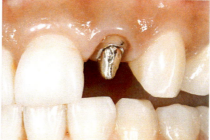

Fig. 5-64 Fig. 5-65

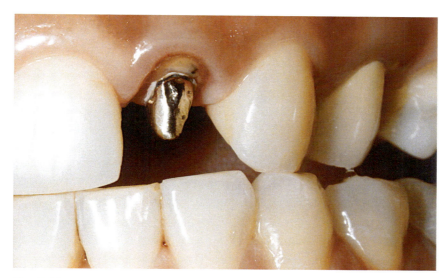

Fig. 5-66

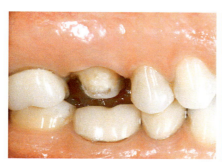 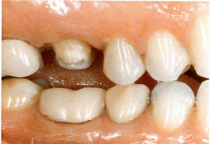

Fig. 5-67 Fig. 5-68

Fig. 5-64 Vista frontal, de inferior para superior – observar o espaço para colocação da prótese no dente 22.

Fig. 5-65 No movimento protrusivo, espaço suficiente para a colocação da prótese no dente 22.

Fig. 5-66 No movimento lateral, mostrando o espaço para a confecção da prótese no dente 22.

Fig. 5-67 Paciente em posição de MIH. Observar o espaço para confecção da prótese no dente 16.

Fig. 5-68 Em lateralidade, observar que o espaço aumenta, viabilizando ainda mais a colocação da prótese no dente 16.

Aplicação Clínica dos Princípios Oclusais

boca e retorna-se os mesmos ao modelo para promover a devida intercuspidação com o modelo antagonista. Estes, então, são presos entre si e fixados no articulador de eleição (Figs. 5-70 a 5-72).

Em prótese sobre implante, uma boa maneira de se fazer o registro é utilizar, sobre os pilares, *copings* de plástico. Unem-se os *copings* com uma barra de resina acrílica ou resina composta, e procede-se como anteriormente citado (Figs. 5-73 e 5-74).

Em Relação de Oclusão Cêntrica

O registro nesta posição é realizado quando o paciente foi submetido a um ajuste oclusal por meio de desgaste seletivo, antes do preparo e da moldagem dos dentes. A técnica de montagem segue a mesma descrita para a máxima intercuspidação habitual.

Os trabalhos de prótese envolvendo somente um hemiarco ou parte dele são considerados pequenos. Esses trabalhos

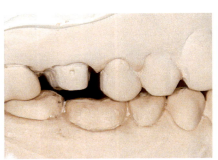
Fig. 5-69

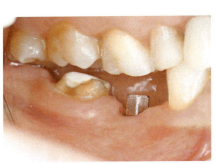
Fig. 5-70

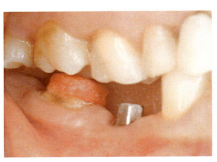
Fig. 5-71

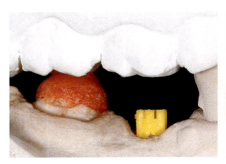
Fig. 5-72

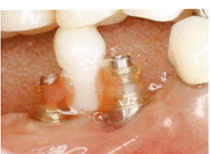
Fig. 5-73

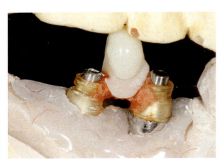
Fig. 5-74

Fig. 5-69 Modelo de trabalho superior ocluindo com o antagonista, sem a necessidade de registro interoclusal por apresentar estabilidade na posição de MIH.
Fig. 5-70 O paciente teve sua oclusão ajustada previamente, estando na posição de ROC.
Fig. 5-71 Registro interoclusal utilizando casquete de resina acrílica.
Fig. 5-72 Modelos ocluídos com o registro interoclusal em posição.
Fig. 5-73 Registro interoclusal de paciente para prótese sobre implante. Dois cilindros de plásticos foram utilizados para fazer o registro.
Fig. 5-74 Transferência do registro para o modelo, com a oclusão dos mesmos.

podem ser montados em articuladores mais simples, tipo charneira, ou mesmo em oclusores.[8,52] É importante considerar e alertar o clínico que, para qualquer trabalho protético, seja ele grande ou pequeno, feito em articulador semiajustavel ou não, o ponto de partida do ajuste desse trabalho na boca é a relação cêntrica. Mesmo que conheça tudo de oclusão, se o profissional não conseguir levar seu paciente para a posição de RC, é bem provável que esta prótese apresentará falhas na sua relação oclusal, transformando-se, dessa forma, num agente agressor ao sistema.

É também importante chamar a atenção para nunca montar em articulador semiajustável, ou em outros tipos de articuladores, modelos de trabalho em relação cêntrica. Como já foi frisado no capítulo 3, os modelos de estudos é que devem ser montados nessa posição.

NA CONFECÇÃO E NO AJUSTE DE UMA COROA NA REGIÃO ANTERIOR

As figuras de 5-75 a 5-84 mostram o ajuste de uma coroa metalocerâmcia no dente 22. Os princípios de ajuste oclusal são os mesmos utilizados nos casos das restaurações em dentes anteriores.

NA CONFECÇÃO E NO AJUSTE DE UMA COROA POSTERIOR

As figuras de 5-85 a 5-87 mostram a sequência do ajuste de uma coroa metalocerâmica no dente 16 e obedecem aos mesmos princípios descritos no ajuste de uma restauração em dente posterior, dentro da Dentística restauradora. Desde o início da prova não ocorreu contato em lateralidade.

EM PACIENTES COM SUSPEITA DE DIMENSÃO VERTICAL DE OCLUSÃO (DVO) REDUZIDA

Um erro muito frequente em terminologia nesta área é dizer que o paciente **perdeu** a DVO. Na realidade, ou a dimensão vertical de oclusão aumentou ou diminuiu.

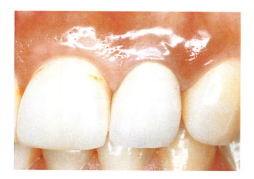

Fig. 5-75

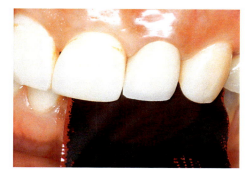

Fig. 5-76

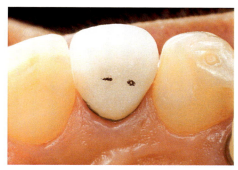

Fig. 5-77

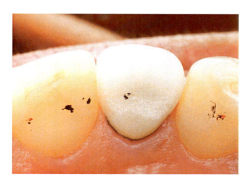

Fig. 5-78

Fig. 5-75 Vista frontal, com a coroa metalocerâmica no dente 22 sendo testada.
Fig. 5-76 Contato na posição de MIH sendo demarcado com a fita na cor preta.
Fig. 5-77 Vista palatina, contato no dente 22 na posição de MIH demarcado.
Fig. 5-78 Após o contato reduzido no dente 22, observar os dentes adjacentes também com contatos.

Aplicação Clínica dos Princípios Oclusais

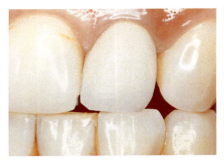
Fig. 5-79

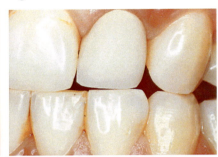
Fig. 5-80

Fig. 5-81

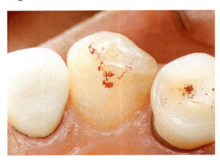
Fig. 5-82

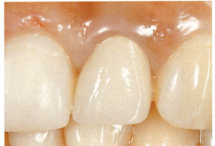
Fig. 5-83

Fig. 5-84

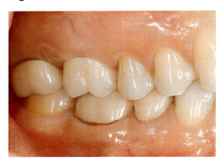
Fig. 5-85

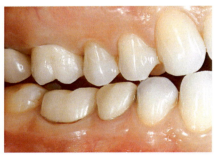
Fig. 5-86

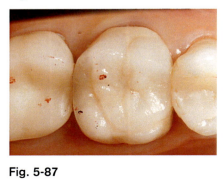
Fig. 5-87

Fig. 5-79 No movimento lateral, com contato somente no dente 22.
Fig. 5-80 Fita na cor vermelha em posição para demarcar o contato em lateralidade.
Fig. 5-81 Contato em lateralidade demarcado no dente 22.
Fig. 5-82 e 5-83 Após o desgaste, o contato em lateralidade no dente 22. Os caninos voltaram a se tocar no movimento lateral.
Fig. 5-84 Prótese instalada no dente 22.
Fig. 5-85 Vista lateral da paciente ocluindo na posição de MIH.
Fig. 5-86 Em lateralidade, a prótese está totalmente livre de contato. Respeitou-se o padrão de desoclusão da paciente.
Fig. 5-87 Vista oclusal com os contatos distribuídos aos demais dentes.

Nos casos clínicos em que ocorrem diminuição da DVO, existe a necessidade de reabilitar os pacientes. Porém, é necessário ter certeza que de fato houve esta alteração. Como afirma Dawson[13] "muito dificilmente os nossos pacientes têm a diminuição da dimensão vertical de oclusão". Outro erro também muito frequente é afirmar que, com o desgaste dental, ainda que generalizado, a DVO diminui. Mesmo tendo perdido todos os dentes posteriores, com exceção, por exemplo, dos primeiros pré-molares, que estão ocluídos, a dimensão vertical está praticamente mantida. O que o clínico tem que entender é que quando existir diminuição da DVO, o tratamento necessário seria:

- O envolvimento de todos os dentes superiores.
- O envolvimento de todos os dentes inferiores.
- Ou ainda todos os dentes, tanto superiores quanto inferiores, complicando, muitas vezes, o tratamento reabilitador.

Como Diagnosticar a Diminuição da Dimensão Vertical de Oclusão

Para diagnosticar a redução da DVO, a Odontologia lança mão de dois métodos, que infelizmente não são precisos.

Utilizando o compasso de Willis[51]

Por meio de um dispositivo mecânico, compasso, que leva o nome do inventor, se fazem duas marcações externas, uma no maxilar superior e a outra no inferior, com o paciente na posição de repouso. Depois pedir para o paciente ocluir os dentes, e fazer outra marcação, ou na parte inferior ou superior e comparar a diferença. De acordo com o resultado, se a diferença ultrapassar a 3 mm, houve redução da DVO. Caso contrário, a dimensão não se alterou.

Teste de Silvermam ou teste fonético[42]

Muito utilizado para a confecção de próteses totais. Entretanto, o enfoque deste assunto será em pacientes parcialmente dentados com suspeita da redução da DVO.

Através do teste fonético, utilizando palavras com a letra "s", procura-se estabelecer a DVO. Como já visto no capítulo 1, na emissão das palavras com a letra "s", os dentes se aproximam ao máximo, porém sem a ocorrência de contato entre eles. Nós, na disciplina de Oclusão da Universidade Federal de Santa Catarina, damos preferência ao teste fonético e praticamente o utilizamos em todos os pacientes, porém quando as dúvidas permanecem, optamos por usar também o compasso de Willis.[51]

COMO UTILIZAR O TESTE FONÉTICO

Quando suspeitamos da diminuição da DVO, automaticamente, estamos acreditando no aumento do espaço funcional livre. Para confirmar ou não nossa suspeita, confecciona-se um JIG e se instala na região de incisivos centrais superiores. Com o contato de um dente anterior inferior no JIG, há um aumento da DVO porque o JIG invadiu o espaço funcional livre. Pedimos, então, para o paciente, na posição ereta, emitir sons com a letra "s", como contar de 60 até 66. Caso o JIG esteja suficientemente alto, o paciente indicará o contato dos dentes anteriores inferiores no JIG. Desgasta-se, então, o JIG por palatino e novamente o teste fonético é realizado. Esse processo é repetido até o paciente afirmar que os dentes inferiores não tocam mais no JIG.

Após a conclusão do teste, o registro da relação cêntrica, bem como o da dimensão vertical estabelecida pelo JIG, é obtido em cera, e os modelos montados em articulador semiajustável para fazer a análise oclusal e o enceramento de diagnóstico. Com base nesse enceramento, os provisórios podem ser confeccionados.

Na boca, os dentes são então preparados e os provisórios instalados. É importante ressaltar que o JIG deve voltar para o local, e os provisórios, primeiro os posteriores, são colocados e ajustados na dimensão vertical estabelecida anteriormente pelo JIG para, depois, instalar os provisórios na região anterior.

Como o espaço funcional livre é variável, nem esse teste e nem outro pode dar a medida exata. Portanto, podemos suspeitar da diminuição da DVO. O quanto diminuiu é impossível de ser estabelecido, porém pode-se estar próximo do real.

O paciente então, usará as próteses provisórias normalmente, e será acompanhado semanalmente na tentativa de fazer as correções e os ajustes necessários. Caso o paciente não se queixe de nenhum desconforto no período de adaptação, próteses definitivas poderão ser instaladas.

As figuras 5-88 a 5-115 mostram o caso clínico de um paciente com 54 anos de idade com desgaste severo, principalmente nos dentes anteriores, extrusão e perda de alguns dentes posteriores, bem como a utilização de prótese fixas do lado direito. A oclusão dos dentes anteriores se mostrava numa relação topo a topo.

Sobre o caso clínico e para exercitar o aprendizado em Oclusão, faz-se necessário responder duas perguntas:

1. A relação de topo era funcional ou esquelética? A resposta é obtida ao manipularmos o paciente em posição de relação cêntrica e observamos a presença de uma interferência oclusal considerada grande entre o dente 25 e o 45. A relação topo a topo era funcional, a qual se constitui numa situação considerada ótima para o tratamento. Como o contato não seria utilizado para nenhuma referência, por ser exageradamente grande, foi reduzido com ponta diamantada cilíndrica

2. Com o desgaste, houve perda da dimensão vertical de oclusão? Para responder a esta pergunta, fizemos o teste fonético utilizando o JIG e, no nosso entender, havia ocorrido diminuição, embora pequena, da dimensão vertical.

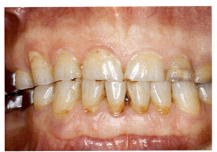

Fig. 5-88

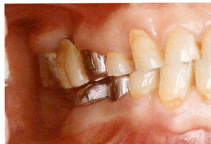

Fig. 5-89

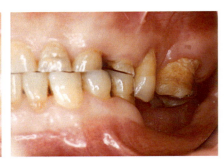

Fig. 5-90

Figs. 5-88 a 5-90 Vistas frontal, laterais direita e esquerda do paciente ocluindo na posição de MIH. É visível a relação de topo entre os dentes anteriores, com desgaste severo, bem como a presença de extrusão e prótese fixa confeccionada toda com metal.

Figs. 5-91 a 5-94 Radiografias mostrando parte das arcadas superior e inferior de ambos os lados. Apesar de algumas lesões em nível radicular, o tecido ósseo é de boa qualidade.

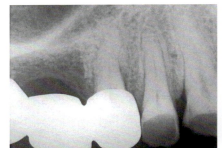

Fig. 5-91

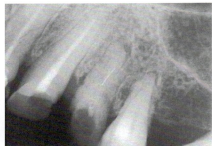

Fig. 5-92

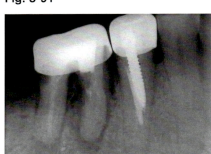

Fig. 5-93

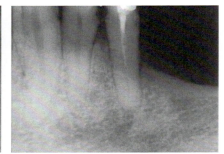

Fig. 5-94

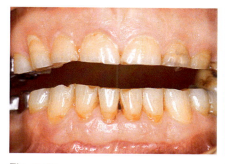
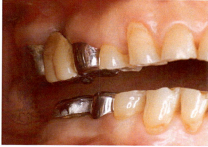
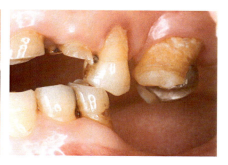

Fig. 5-95　　　　　　Fig. 5-96　　　　　　Fig. 5-97

Figs. 5-95 a 5-97 Vistas frontal, laterais direita e esquerda do paciente sendo manipulado em posição de RC. Observar o quanto de espaço que o contato prematuro entre os dentes 25 e 35 aumentou na região anterior (esse contato foi eliminado).

Fig. 5-98 Vista frontal. Após ter determinada a DVO pelo teste fonético, está sendo realizado o registro interoclusal. É importante salientar que após esta etapa o paciente submeteu-se à cirurgia periodontal para aumento de coroa clínica na arcada superior.

Figs. 5-99 e 5-100 Após uma segunda montagem, os modelos foram enviados ao laboratório. As imagens mostram o enceramento e a prótese provisória prensada no modelo.

Fig. 5-101 Colocação dos provisórios na boca, começando pelos posteriores. O JIG serve como referência da nova DVO.

Fig. 5-102 Todos os provisórios instalados.

Figs. 5-103 a 5-106 Registro interoclusal sendo realizado na boca e transferido aos modelos.

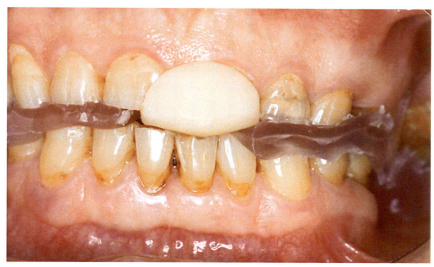

Fig. 5-98

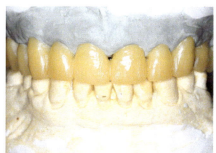
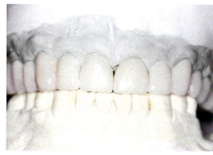

Fig. 5-99　　　　　　Fig. 5-100

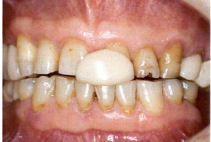
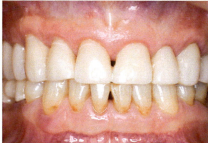
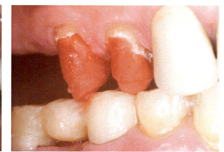

Fig. 5-101　　　　　　Fig. 5-102　　　　　　Fig. 5-103

Aplicação Clínica dos Princípios Oclusais

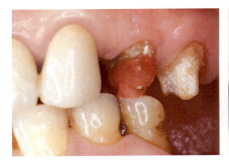
Fig. 5-104

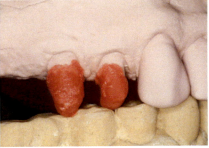
Fig. 5-105

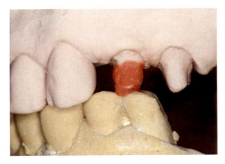
Fig. 5-106

Figs. 5-107 a 5-109 Com prótese metalocerâmica já confeccionada na região anterior, prova e tomada de outro registro interoclusal.

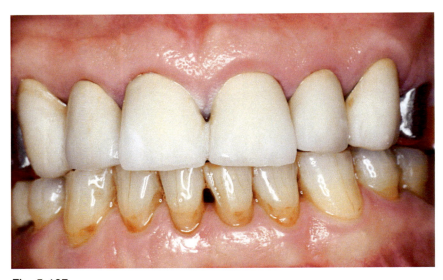
Fig. 5-107

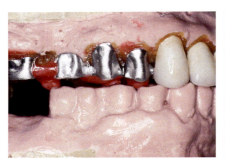
Fig. 5-108

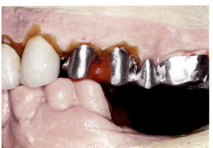
Fig. 5-109

Figs. 5-110 a 5-112 Prótese metalocerâmica no modelo.

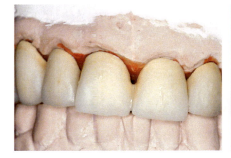
Fig. 5-110

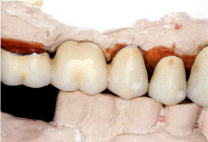
Fig. 5-111

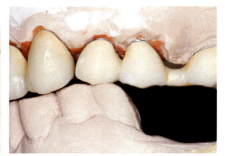
Fig. 5-112

Oclusão: Para Você e Para Mim

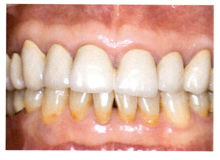 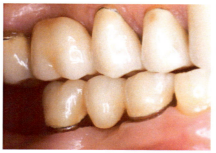 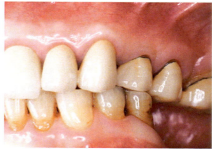

Fig. 5-113   Fig. 5-114   Fig. 5-115

Figs. 5-113 a 5-115 Paciente totalmente reabilitado.

Em Ortodontia

Mordida Aberta Anterior

Definição

Várias são as definições existentes na literatura sobre mordida aberta anterior. Elas variam de autor para autor. No entanto, a título de elucidação, abordaremos aquelas que consideramos mais importantes.

Mordida aberta anterior é a ausência de trespasse vertical entre o dentes anteriores.[45]

Para Worms,[54] é o desvio na relação vertical das arcadas em que há ausência de contato entre os incisivos superiores e inferiores na posição de relação cêntrica.

Moyers[34,35] definiu-a como sendo a falha de um ou mais dentes em encontrar os antagonistas.

Etiologia

FATORES HEREDITÁRIOS

A hereditariedade constitui um dos principais fatores etiológicos pré-natais da más oclusões. Existem certas características raciais e familiares que podem comprometer a morfologia dentofacial do indivíduo, tais como:

- distúrbios na erupção dos dentes;
- problemas esqueléticos.

FATORES ADQUIRIDOS (HÁBITOS BUCAIS DELETÉRIOS)

Na oclusão normal, os dentes, as bases ósseas e a musculatura adjacente intra e extrabucais estabelecem uma relação de interdependência e equilíbrio. Nesse contexto, concorrem para o perfeito engrenamento das arcadas dentárias, além do correto posicionamento dos dentes e da relação de proporcionalidade entre maxila e mandíbula, a função normal dos músculos do sistema estomatognático. Sob esta óptica, os dentes ocupam uma posição de equilíbrio, correspondente ao local onde as forças opostas provenientes das musculaturas intrabucal (língua) e extrabucal (bochechas e lábios) se neutralizam. A quebra desse equilíbrio muscular, por meio de qualquer função anormal exercida pela musculatura bucal, contribuirá negativamente para o desenvolvimento da oclusão. Neste caso, enquadram-se os hábitos prolongados, que pela deformidade que suscitam na oclusão, recebem o nome de maus hábitos bucais ou hábitos deletérios.

- *Sucção prolongada de dedo, chupeta, mamadeira e outros objetos* – O objeto escolhido, durante a sucção, interpõe-se entre os incisivos superiores e inferiores, restringindo a irrupção desses dentes, enquanto os dentes posteriores continuam a desenvolver-se no sentido vertical. Consequentemente, determina-se uma mordida aberta, quase sempre restrita à região anterior das arcadas dentárias de forma **circular e bem circunscrita**. No caso da sucção de polegar, há ainda uma inclinação dos incisivos superiores para vestibular, surgindo diastemas entre eles, e os incisivos inferiores inclinam-se para lingual.

- *Respiração bucal* – Respirar pelo nariz é, desde o nascimento, uma situação vital para o ser humano. O recém-nascido, para sobreviver, deve estabelecer uma via aérea nos primeiros minutos de vida e mantê-la a partir de então. Alterar o padrão respiratório e adquirir uma respiração bucal é uma adaptação funcional que provoca desequilíbrios e que se manifesta na conformação e estrutura dos órgãos e aparelhos diretamente envolvidos, assim como na dinâmica corporal como um todo.

Estima-se que 85% das crianças possuem obstrução em graus diferentes de severidade na cavidade nasal, podendo originar uma respiração bucal de suplência. Sabe-se que o hábito de respirar pela cavidade bucal acompanha cerca de 83% dos casos de mordida aberta anterior causada por sucção prolongada de dedo ou chupeta.[36] A hipertrofia das tonsilas, uma das principais causas da respiração bucal, pode diminuir o espaço bucal, fazendo com que a língua posicione-se mais para anterior ocasionando a mordida aberta anterior.

- *Interposição lingual* – O pressionamento lingual atípico pode participar da mordida aberta de duas formas: sendo um pressionamento lingual **primário** ou **secundário**. Quando a língua é que determinou o desenvolvimento da má oclusão, há um pressionamento primário. Entretanto, há casos nos quais já existia uma mordida aberta em função de outro fator etiológico (dedo, chupeta) e a língua adapta-se a uma situação preexistente, formando um pressionamento lingual secundário. Ou seja, o **pressionamento pode ser uma causa ou uma consequência** da mordida aberta. Uma consideração importante em relação à língua é que, apesar de ser um órgão que participa de várias funções bucais, ela nunca deve ser vista em condições de normalidade. Ou seja, nunca devemos ver a língua das pessoas quando elas estão falando, comendo ou em repouso. A visualização da língua em momentos em que funções normais estão sendo executadas é um indício de anormalidade. A mordida aberta anterior promovida por hábito de pressionamento lingual exibe um formato **retangular e difuso**.

Classificação

A classificação da mordida aberta difere de autor para autor:

Segundo Moyers,[34,35] pode ser dividida em **simples**, quando são confinadas somente aos dentes e ao processo alveolar; **complexas**, quando se baseiam principalmente na displasia esquelética vertical.

Já Dawson[13] classificou as mordidas abertas anteriores em: **leve**, até 1 mm; **moderada**, de 1 a 5 mm e **severa**, acima de 5 mm de abertura.

Didaticamente, as classificamos com fundamento nos autores e como forma de indicação de tratamento, em:

- **Mordida Aberta Anterior Progressiva,** quando ocorre toque somente entre os segundos ou terceiros molares, ficando os demais dentes anteriores a eles afastados verticalmente.
- **Mordida Aberta Anterior Não Progressiva,** quando ocorrem contatos dentários entre os caninos ou primeiros pré-molares e molares, permanecendo os demais dentes anteriores afastados numa forma "semilunar".

A mais fácil e rápida de tratar com ajuste oclusal é a mordida aberta anterior progressiva, como veremos a seguir.

Relevância clínica

Independentemente da classificação, existe um consenso em que este tipo de má oclusão pode teoricamente trazer três problemas devido à sobrecarga nos dentes que estão suportando a oclusão.

> *As figuras 5-116 a 5-122 mostram um paciente com 44 anos de idade apresentando mordida aberta anterior, como consequência, observe pelas radiografias, teve perda óssea considerável nos dentes que suportam a oclusão.*

Oclusão: Para Você e Para Mim

Fig. 5-116 Vista frontal da paciente com mordida aberta anterior acentuada.

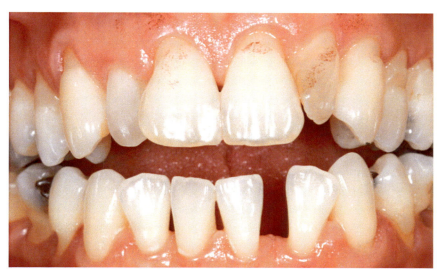

Fig. 5-116

Figs. 5-117 e 5-118 Vistas laterais direita e esquerda da paciente com mordida aberta anterior progressiva.

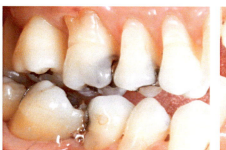

Fig. 5-117   Fig. 5-118

Figs. 5-119 a 5-122 Radiografia das regiões posteriores da paciente com mordida aberta anterior. Observar a considerável perda óssea.

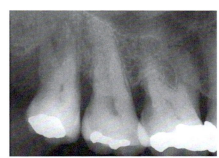

Fig. 5-119   Fig. 5-120

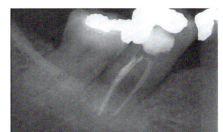 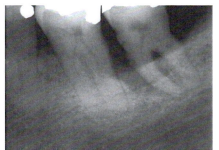

Fig. 5-121   Fig. 5-122

Aplicação Clínica dos Princípios Oclusais

- Comprometimento do periodonto de suporte–perda óssea.[39]
- Redução da longevidade dos trabalhos restauradores.[2]
- Comprometimento dos tecidos musculares e articulares.

Sobre estes itens, é importante considerar o que Graber [8] escreveu em 1963.

"Em pacientes com mordida aberta anterior, normalmente ocorre sobreerupção de pré-molares e molares."

Embora isso já tenha sido abordado no capítulo 1, é necessário ressaltar a importância dessa afirmação. Caso ocorra efetivamente extrusão dos dentes posteriores, automaticamente a DVO estará aumentada e o espaço funcional livre, diminuído.

Como saber se efetivamente ocorreu a invasão do espaço funcional livre, já que Graber[18] afirmou que nem sempre esse fenômeno acontece?

Seguindo-se as instruções é muito fácil fazer o diagnóstico:

- Coloque o paciente na posição ereta, sentado ou em pé.
- Diga ao paciente que você vai fazer um teste com ele.
- Peça para contar de sessenta a sessenta e seis em voz alta e olhando para a frente.
- Pergunte se ocorreu contato dentário durante o teste.
- A resposta do paciente normalmente é: não prestei atenção.
- Peça ao paciente repetir o teste, agora prestando atenção.
- Caso tenha ocorrido aumento da DVO, o paciente acusará contato dental, normalmente em um dos lados.

- O teste poderá continuar, repetindo os números ou usando outras palavras com a letra S, com a finalidade de confirmar ou não a suspeita.

É importante considerar, a título de esclarecimento, que nos pacientes com mordida aberta anterior, o JIG não se faz necessário ser usado para fazer o teste fonético, porque, ao contrário dos pacientes com desgaste dentário, existe nesta situação, suspeita de que tenha ocorrido **aumento** da DVO.

O quanto esses dentes extruíram é impossível para qualquer profissional da Odontologia determinar. No entanto, o diagnóstico da extrusão é essencial para conduzir a um tratamento mais apropriado, evitando-se, assim, cometer o erro de somente tracionar os dentes anteriores superiores em direção incisiva, sem alterar, no entanto, a DVO.

Tratamento

A determinação do fator etiológico e sua remoção são fatores preponderantes para o sucesso do tratamento. A alternativa de tratamento a ser escolhida dependerá de diversos fatores: o tipo da mordida aberta, a idade e o padrão de crescimento do indivíduo.

Em idades bem precoces, uma mordida aberta anterior pequena pode ser corrigida apenas com a remoção do agente causador.

Na realidade, há várias opções de tratamento que poderão ser realizadas isoladamente ou em conjunto:

- Fonoterapia
- Ortodontia
- Cirurgia ortognática
- Ajuste oclusal[10,13]

As figuras 5-123 a 5-136 mostram o caso clínico de uma paciente com 30 anos de idade, apresentando mordida aberta anterior progressiva. A paciente já tinha sido tratada ortodonticamente, porém apresentou recidiva.

Os modelos foram, então, montados em ASA, para análise e ajuste oclusal de diagnóstico. Baseados nesse estudo, concluímos, caso não ocorresse sensibilidade nos dentes posteriores durante o desgaste, seria possível reduzir consideravelmente a mordida aberta e, que na região anterior, somente teria contato entre o dente 22 e o 33. Como a paciente possuía dentes compridos e com restaurações com amálgama amplas, o tratamento tornou-se fácil. O resultado pode ser visto nas respectivas figuras.

Figs. 5-123 a 5-125 Vistas frontal, laterais direita e esquerda da paciente com mordida aberta anterior, ocluindo na posição de MIH.

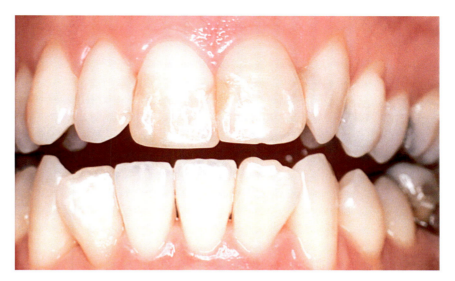

Fig. 5-123

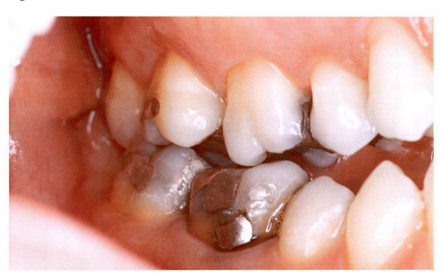

Fig. 5-124

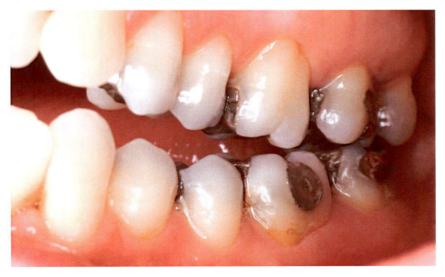

Fig. 5-125

Aplicação Clínica dos Princípios Oclusais

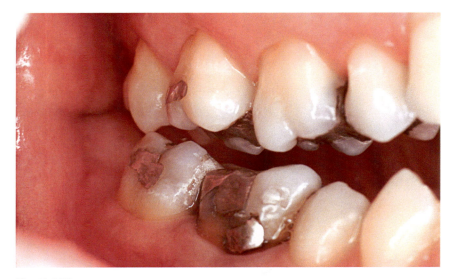

Fig. 5-126

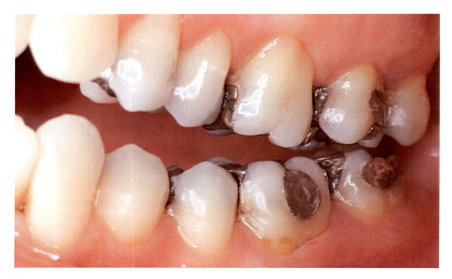

Fig. 5-127

Figs. 5-126 e 5-127 Vistas laterais direita e esquerda da paciente sendo manipulada na posição de RC. Contato prematuro entre o dente 18 e o 47.

Figs. 5-128 a 5-133 Modelos montados em ASA na posição de RC, onde é feita a análise oclusal de diagnóstico, com a remoção dos troquéis. O objetivo é verificar qual será a relação interincisiva após o tratamento com ajuste oclusal.

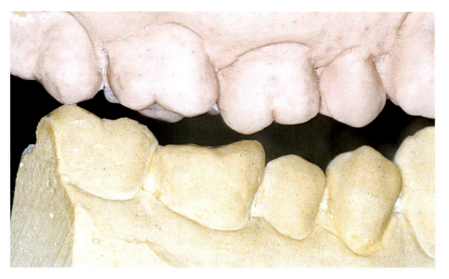

Fig. 5-128

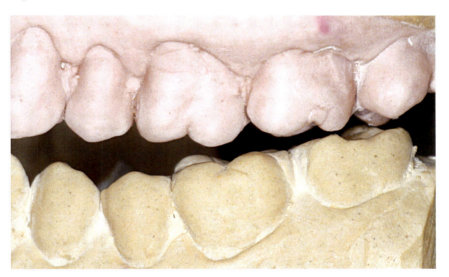

Fig. 5-129

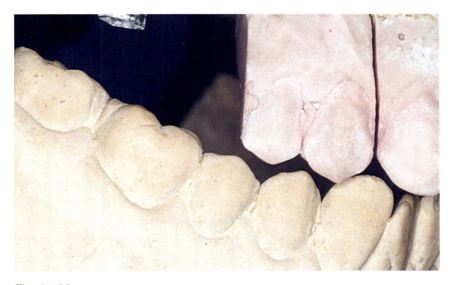

Fig. 5-130

Aplicação Clínica dos Princípios Oclusais

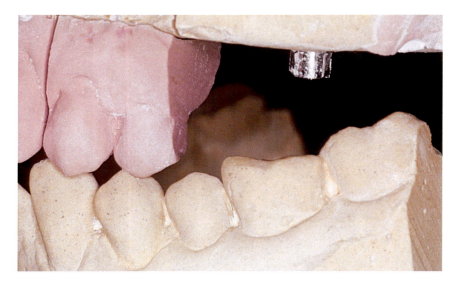

Fig. 5-131

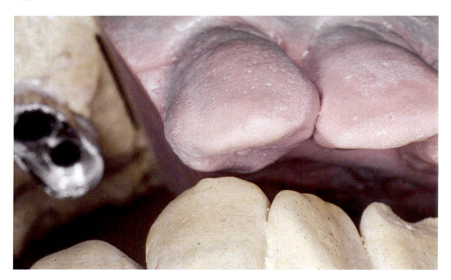

Fig. 5-132

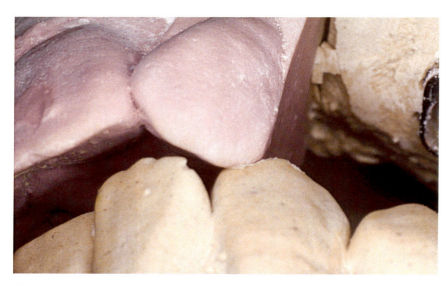

Fig. 5-133

Oclusão: Para Você e Para Mim

Figs. 5-134 a 5-136 Vistas frontal, laterais direita e esquerda da paciente após o ajuste oclusal concluído.

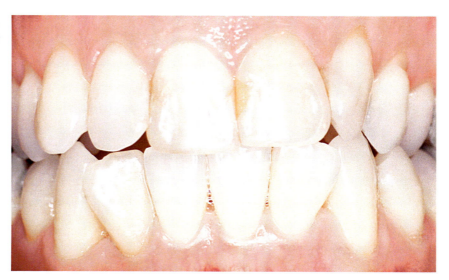

Fig. 5-134

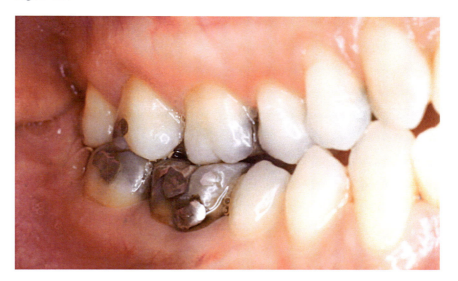

Fig. 5-135

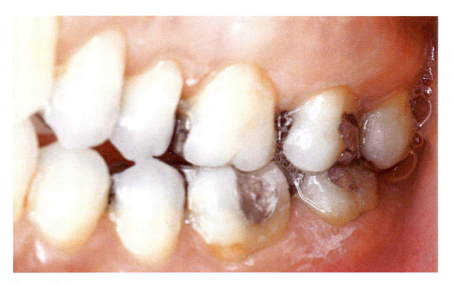

Fig. 5-136

Aplicação Clínica dos Princípios Oclusais

Nas figuras 5-137 a 5-138B, paciente com 20 anos de idade, do sexo feminino, em tratamento ortodôntico para fechamento da mordida aberta por 8 anos. Após duas sessões de no máximo 30 minutos, conseguimos reduzir consideravelmente a mordida aberta.

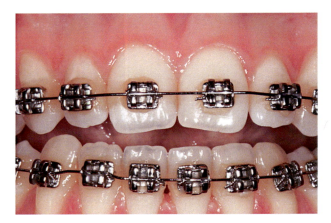

Fig. 5-137

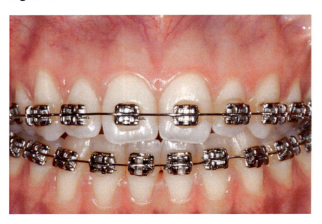

Fig. 5-138A

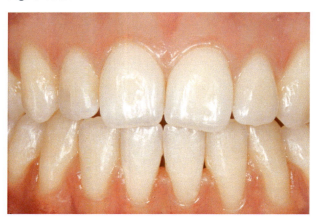

Fig. 5-138B

Fig. 5-137 Vista frontal da paciente com mordida aberta anterior usando aparelho ortodôntico.
Fig. 5-138A Vista frontal da paciente após duas sessões de ajuste oclusal por desgaste seletivo.
Fig. 5-138B Vista frontal. Paciente após a remoção do aparelho ortodôntico. Mordida totalmente fechada.

Diagnóstico e Tratamento de Mordida Cruzada Unilateral

Entende-se por mordida cruzada uma relação anormal (vestibular ou lingual) de um ou mais dentes da maxila, mandíbula ou ambas, quando as arcadas estão em oclusão, podendo ser uni ou bilateral.[19,20,47,53] As mordidas cruzadas são frequentemente encontradas em crianças, adolescentes e adultos.

Etiologia

Os fatores etiológicos obedecem praticamente o mesmo plano da mordida aberta anterior.

FATORES HEREDITÁRIOS

- distúrbios na erupção dos dentes (retenção prolongada ou perda precoce de dentes decíduos);
- problemas esqueléticos (atresia da maxila determinada geneticamente).

FATORES ADQUIRIDOS (HÁBITOS BUCAIS DELETÉRIOS)

- sucção prolongada de dedo, chupeta, mamadeira e outros objetos;
- respiração bucal;
- interposição lingual.

Associa-se aos fatores citados a interferência oclusal,[3,6] que pode ser adquirida ou hereditária.

Classificação

Os autores a classificam como mordida cruzada verdadeira ou mordida cruzada funcional.

- A **mordida cruzada unilateral é verdadeira** quando, ao manipularmos o paciente em posição de RC, a relação dentária permanece a mesma da MIH (cruzada).
- A **mordida cruzada unilateral é funcional** quando, ao manipularmos o paciente em posição de RC, as arcadas ficam simétricas, e os caninos, do lado que estão cruzados, ficam numa relação de contato topo a topo. Ou, os

caninos ficam afastados, devido a um contato posterior, porém numa relação de topo.[41]

Relevância clínica

Nós ainda consideramos que as mordidas cruzadas unilaterais têm sua relevância clínica quando os caninos estão cruzados. Este tipo de mordida cruzada tem sua evidência clínica aumentada porque realça ainda mais a assimetria facial de alguns pacientes. Embora a grande maioria dos casos de mordidas cruzadas se manifeste unilateralmente, segundo Silva Filho,[41] ao manipularmos o paciente em Relação Cêntrica, pode-se observar que quase sempre os arcos ficam simétricos, geralmente com contato prematuro nos caninos.

Buck[7] relata que cerca de 90% das mordidas cruzadas posteriores em crianças podem ser atribuídas a interferências oclusais em áreas de caninos, podendo ser facilmente corrigidas com desgastes seletivos, sem necessidade de terapia adicional. Porém, alguns estudos, como os de Kutin & Hawes,[25] demonstram que a mordida cruzada posterior não é autocorrigível, sendo que se não tratada, tem como consequência a mordida cruzada nas dentaduras mista e permanente. Outros autores salientam que a interferência oclusal e o consequente desvio para uma relação de mordida cruzada, pode se transformar em defeito ósseo, caso não seja tratada.

Uma outra complicação frequente, em especial nos pacientes adultos com mordida cruzada anterior, são as dores musculares e alterações em nível articular.

Estas informações são consideravelmente importantes tanto para odontopediatras como para o clínico geral, porque está praticamente em suas mãos poder diagnosticá-la precocemente e, como consequência, partir para um tratamento simples, como o ajuste oclusal por desgaste seletivo. Corrigindo as mordidas cruzadas cedo, eles também estão prevenindo a ocorrência do mesmo problema na dentadura mista e na permanente, evitando desta forma, o crescimento assimétrico acentuado da face.

Tratamento

Em face das opiniões destes autores foi que Dutra,[14] como já foi mencionado no Capítulo 3 realizou um trabalho de pesquisa clínico que envolveu 12 crianças de ambos os sexos, de dois a seis anos de idade, com mordida cruzada unilateral. As crianças selecionadas, quando manipuladas em relação cêntrica, apresentavam os caninos numa relação de topo. O tratamento foi feito através de ajuste oclusal por meio de desgaste seletivo associado à terapia e aconselhamentos aos pais, para que ajudassem a criança a fechar a boca na nova posição. Avaliados após um ano, contatou-se que todas as crianças mantiveram a mordida descruzada.

A forma mais comum de tratar mordida cruzada unilateral é por meio de aparelho ortodôntico. No entanto, consideramos que a associação do ajuste oclusal com a ortodontia, muitas vezes, pode não só acelerar como também promover melhores resultados nos tratamentos propostos.

As figuras 5-139 a 5-159 mostram o caso clínico de uma jovem aos 25 anos de idade que procurou sua dentista para desgastar a distal da borda dos incisivos centrais superiores, com o objetivo de melhorar a sua estética. No exame clínico, observamos que em posição de MIH, a paciente tinha alguns dentes cruzados e relação de topo nos dentes anteriores.

Manipulada em posição de RC, constatamos a presença de contato prematuro grande na região posterior do lado direito. Modelos de estudos foram feitos e montados em ASA, sem uso de arco facial. Através da análise oclusal, vimos a possibilidade de um tratamento multidisciplinar que envolveria: ajuste oclusal por desgaste seletivo; vestibularizar o canino superior esquerdo com pequeno movimento ortodôntico; restauração dos incisivos centrais superiores e aumento de coroa clínica dos caninos superiores. O resultado pode ser visto nas respectivas figuras. (Tratamento realizado pelas alunas Ana Paola Bruck e Monique Cunha da Silva, durante o curso de atualização de oclusão na cidade de Blumenau – SC em 1999.)

Aplicação Clínica dos Princípios Oclusais

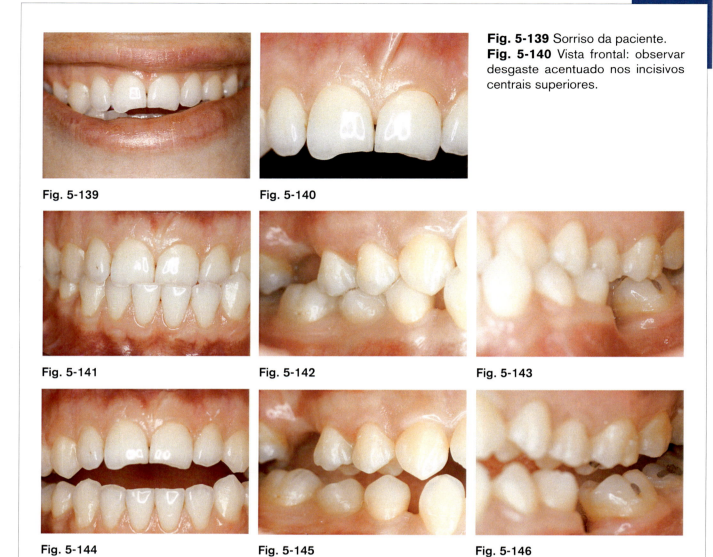

Fig. 5-139 Sorriso da paciente.
Fig. 5-140 Vista frontal: observar desgaste acentuado nos incisivos centrais superiores.

Figs. 5-141 a 5-143 Vistas frontal, laterais direita e esquerda da paciente na posição de MIH. Observar o cruzamento acentuado de alguns dentes.
Figs. 5-144 a 5-146 Paciente sendo manipulada na posição de RC, com contato prematuro entre os segundos molares direitos.

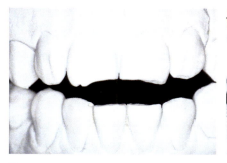
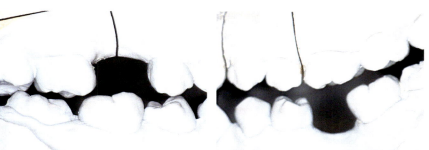

Fig. 5-147 Fig. 5-148 Fig. 5-149

Figs. 5-147 a 5-149 Montagem dos modelos em ASA, na posição de RC – contato prematuro coincidindo com a boca, entre os dentes 17 e 47.

Figs. 5-150 a 5-152 Análise oclusal de diagnóstico, com a remoção dos troquéis no modelo de estudo.

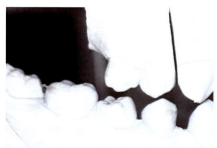
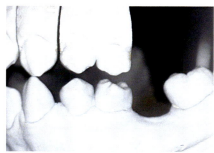

Fig. 5-150 Fig. 5-151

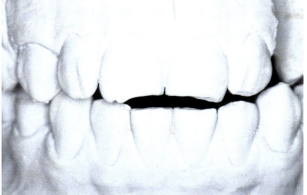

Fig. 5-152

Figs. 5-153 e 5-154 Após desgaste no primeiro contato prematuro, o contato passou a ocorrer entre os caninos do lado esquerdo, onde se reduziu a altura dos mesmos.

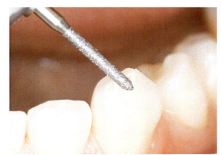
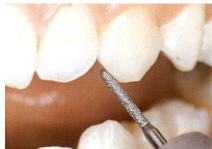

Fig. 5-153 Fig. 5-154

Aplicação Clínica dos Princípios Oclusais

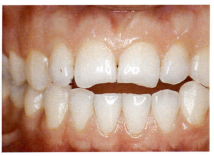

Fig. 5-155

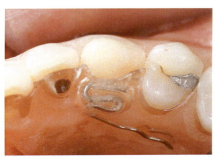

Fig. 5-156

Fig. 5-155 Resultado após a primeira sessão de ajuste oclusal.

Fig. 5-156 Vista palatina – aparelho removível para vestibularizar o canino superior.

Fig. 5-157 Após um mês de uso do aparelho, o dente 23 um pouco mais para vestibular, e o resultado da segunda sessão do ajuste oclusal.

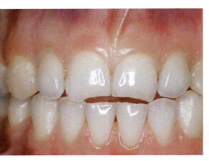

Fig. 5-157

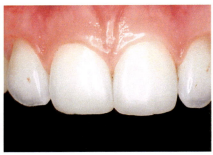

Fig. 5-158

Figs. 5-158 e 5-159 Paciente com tratamento concluído. Restaurações finalizadas nos incisivos centrais superiores e aumento de coroa clínica dos caninos superiores.

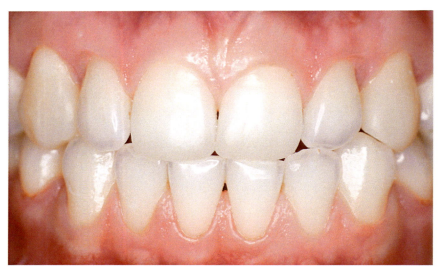

Fig. 5-159

As figuras 5-160 a 5-165 mostram paciente de 27 anos de idade, do sexo feminino, relatava dor nos músculos da mastigação, dor de cabeça com certa frequência, ruídos articulares e dificuldade para fechar a boca. No exame clínico, na posição de MIH, os caninos do lado esquerdo estavam cruzados. Manipulada em posição de RC, a ponta das cúspides dos caninos praticamente se tocavam, provocando desvio mandibular para o lado esquerdo, de certa forma, acentuado.

O tratamento constou de um aparelho ortodôntico fixo para descruzar os caninos e, após, realizou-se ajuste oclusal por desgaste seletivo para obter uma melhor relação interoclusal. Toda sintomatologia da paciente desapareceu. (Tratamento realizado pelos alunos Nelson José Pavan Júnior e Deise Spessato, durante o curso de Oclusão na ABO de Caxias do Sul – RS em 2001.)

Fig. 5-160 Vista frontal – paciente com mordida cruzada no canino esquerdo.

Fig. 5-161 Vista frontal – paciente sendo manipulada em posição de RC. Contato prematuro entre os caninos cruzados.

Fig. 5-162 Vista lateral de paciente ocluindo na posição de MIH, mostrando os caninos cruzados e usando aparelho ortodôntico.

Fig. 5-163 Vista lateral da paciente sendo manipulada em posição de RC. Observar a relação praticamente de topo entre os caninos.

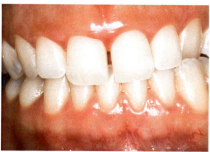

Fig. 5-160

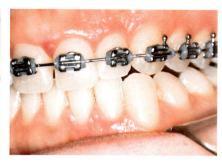

Fig. 5-161

Figs. 5-164 e 1-65 Vistas frontal e lateral da paciente após a correção ortodôntica e o ajuste oclusal.

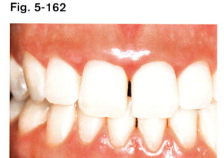

Fig. 5-162

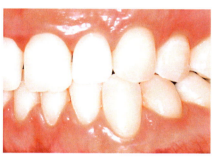

Fig. 5-163

Fig. 5-164

Fig. 5-165

As figuras 5-166 e 5-167 mostram uma criança aos 6 anos de idade com o incisivo central cruzado; ao ser levada em posição de relação cêntrica, obteve-se o descruzamento total do dente. Tipo de mordida cruzada funcional.

Fig. 5-166 Vista frontal da paciente ocluindo na posição de MIH, mostrando o cruzamento do dente 41.

Fig. 5-167 Vista frontal da paciente manipulada na posição de RC. O dente ficou descruzado.

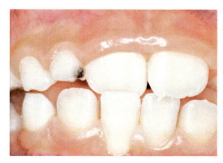

Fig. 5-166

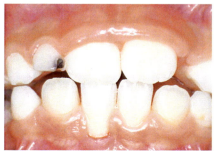

Fig. 5-167

Aplicação Clínica dos Princípios Oclusais

Em Periodontia

A relação estabelecida entre traumatismo oclusal e os danos causados por este aos tecidos periodontais, mesmo nos dias de hoje, ainda causa confusão para o cirurgião-dentista diagnosticar, planejar e formular um tratamento adequado aos seus pacientes.

O termo "traumatismo oclusal" tem sido utilizado para se referir às alterações patológicas e/ou adaptativas que podem ocorrer nos tecidos periodontais como consequência de forças excessivas geradas pelos músculos da mastigação, e que são transmitidas a dentes antagonistas por meio de suas superfícies oclusais. Outras estruturas do sistema estomatognático podem também ser alteradas pelas forças geradas durante a mastigação, a saber: (1) A ATM; (2) Os músculos da mastigação e (3) A polpa dos elementos dentários. Cabe-nos, aqui, discorrer sobre os danos causados pelo traumatismo oclusal aos tecidos periodontais.

A lesão provocada pelo traumatismo oclusal tem sido classificada como primária ou secundária. O traumatismo oclusal primário se refere à lesão tecidual que se apresenta em torno de um dente com um periodonto de altura normal, enquanto o secundário se estabelece em dentes com altura dos tecidos periodontais reduzida. Esta divisão "didática" entre trauma oclusal primário e secundário não é relevante, e apenas causa dúvidas para o diagnóstico e tratamento das lesões periodontais, já que as lesões causadas pelas forças traumatogênicas independem da altura do periodonto. Porém, é interessante notar que os sintomas do traumatismo oclusal podem aparecer quando cargas geradas na função ou principalmente na parafunção forem superiores à capacidade do periodonto de suportar e distribuir as forças resultantes neste processo. Isso significa dizer que, nos casos onde o periodonto está reduzido em altura, mesmo forças de baixa magnitude podem acabar produzindo lesões traumáticas ou adaptativas nos tecidos periodontais.

Este tópico visa traçar as relações entre a oclusão traumatogênica e o estabelecimento de lesões no aparelho de inserção dos dentes, através de uma análise histórica de como os conceitos relacionados ao papel da oclusão nos tecidos periodontais foram modificados durante a evolução dos modelos experimentais empregados, visando responder às diferentes perguntas formuladas.

O conceito de que as forças mastigatórias poderiam provocar alterações nos tecidos periodontais e, por conseguinte, alterariam a progressão da doença periodontal tem sido enfatizado na literatura, desde que foi hipotetizada uma relação direta entre o traumatismo oclusal e a destruição provocada pela doença periodontal.[23]

Desde os primórdios da pesquisa sobre o papel do traumatismo oclusal na etiologia e patogênese da doença periodontal, os pesquisadores têm concentrado esforços para responder uma simples pergunta: pode o traumatismo oclusal provocar o aparecimento de bolsas periodontais?

Durante muito tempo, o pensamento científico dominante na Odontologia considerou que o traumatismo oclusal era um fator importante na produção de bolsas periodontais.[5,44] Ao longo do tempo, estes achados foram bastante criticados, tendo em vista que o desenho dos experimentos não incluiu grupos controles adequados e também porque a metodologia empregada não justificaria as conclusões obtidas.[15]

Dos anos trinta à década de cinquenta, a relação entre o traumatismo oclusal e a destruição periodontal foi pesquisada através da análise de tecidos humanos obtidos por meio de autópsia e relatos de caso refletindo as opiniões clínicas dos autores.[32,33] As inferências traçadas por estudos clínicos têm sido criticadas pela ausência de grupos controle adequados. Por outro lado, as observações feitas a partir de material humano obtido de cadáveres têm valor limitado quando se objetiva traçar relações de "causa e efeito" envolvendo oclusão, placa bacteriana e lesões periodontais, tendo em vista que não há como isolar as variáveis pesquisadas em estudos desta natureza.[15] Mesmo assim, estes estudos dominaram uma era da Odontologia, onde as principais conclusões a que chegaram foram de que "o traumatismo oclusal é um fator etiológico na formação de bolsas infraósseas, defeitos angulares ou do tipo cratera óssea.[16,17] A hipótese defendida era que o traumatismo oclusal agiria como um cofator destrutivo, levando o exsudato de uma resposta inflamatória preexistente (gengivite, por exemplo) direto para o espaço do ligamento periodontal, estabelecendo o desenvolvimento de bolsas infraósseas.[17]

Analisando também material humano obtido por meio de autópsias, Waerhaug,[49] em 1979, refutou a hipótese anterior de que o traumatismo oclusal modulasse a propagação do exsudato inflamatório e estabelecesse uma "zona de codestruição". Segundo este autor, os defeitos ósseos angulares e bolsas infraósseas ocorrem tanto em dentes que sofreram o traumatismo oclusal como em dentes sem qualquer alteração provocada pelo traumatismo. Além do mais, enfatizou que a perda de tecido conjuntivo em torno dos dentes se deve exclusivamente à progressão apical da placa bacteriana subgengival, e os defeitos ósseos angulares se relacionariam somente com o volume ósseo encontrado nos septos interdentários e à posição que a placa bacteriana se estabelece em maior ou menor grau de profundidade entre dentes adjacentes.[4,8]

Estas duas teorias sobre o papel do traumatismo oclusal no estabelecimento de lesões periodontais influenciaram por muito tempo o pensamento de clínicos na Europa e nos Estados Unidos. Foi somente com o estabelecimento de estudos bem controlados, utilizando animais experimentais, que a verdadeira base biológica sobre o efeito da oclusão no periodonto pôde

ser elucidada. Os primeiros estudos deste tipo pesquisaram a consequência de forças unilaterais sobre a coroa de elementos dentários e as diferentes respostas celulares a este tipo de força.[24,40,49] Quando os dentes são submetidos a forças que visam sua inclinação, o resultado é o estabelecimento de zonas de pressão e tensão nas áreas marginais e apicais do periodonto. Os eventos biológicos que se desenvolvem nas áreas de pressão são caracterizados pelo aumento da vascularização, permeabilidade vascular e agressão seguida de desarranjo das células residentes e grupos de feixes de fibras colágenas. Quando as forças aplicadas à coroa dentária estiverem dentro dos limites necessários, permitirão que as células do ligamento periodontal permaneçam vitais. Devido à troca de mensagens entre os diferentes compartimentos celulares do ligamento periodontal ocorre a diferenciação de células mesenquimais indiferenciadas, promovendo o surgimento de osteoclastos e, por conseguinte, da reabsorção direta da parede óssea alveolar na área submetida à pressão. Por outro lado, se esta força estiver suplantando a capacidade dos tecidos periodontais de se adaptarem, o resultado é invariavelmente a perda da viabilidade das células do ligamento periodontal (necrose) e a decomposição da matriz intercelular, do suprimento vascular e das fibras presentes na área. Quando observadas por meio de microscopia óptica, estas áreas revelam-se hialinas. A hialinização do ligamento periodontal impede que a reabsorção direta do tecido ósseo possa ocorrer. Neste caso, no entanto, ocorre uma diferenciação em osteoclastos das células que revestem os espaços medulares ósseos adjacentes à área submetida à pressão excessiva. Estas células vão provocar reabsorção óssea à distância, socavando o tecido ósseo até atingir o espaço hialinizado do ligamento periodontal e restabelecer as condições celulares necessárias para uma reabsorção direta do osso alveolar. Como consequência da reabsorção óssea direta ou indireta, ocorrerá a inclinação do elemento dentário em direção semelhante à da força aplicada.[50]

Já nas áreas onde ocorre tensão das fibras do ligamento periodontal, o efeito produzido será o de aposição óssea, visando compensar e restaurar a largura essencial mínima do ligamento periodontal. Na eventualidade de o dente atingir uma posição onde há um equilíbrio entre a força aplicada e a resistência dos tecidos, estabelece-se o reparo das áreas submetidas a pressão e tensão, e o dente se estabiliza em uma nova posição.[40]

Os eventos celulares previamente citados e observados nos estudos onde se provocou o traumatismo oclusal por meio de forças unilaterais, descrevem exatamente o que ocorre num dente submetido a tratamento ortodôntico. Dessa maneira, quando movimentamos um dente, não estabelecemos a perda do tecido conjuntivo supra-

-alveolar. Forças de uma só direção aplicadas à coroa dos dentes não irão provocar a inflamação do tecido gengival ou levar à perda de inserção de tecido conjuntivo da superfície radicular e a respectiva formação de bolsa periodontal.[24]

Outros estudos mostraram, mais recentemente, que dentes vestibularizados, tanto por forças de inclinação quanto por deslocamento, podem produzir retração gengival e perda de inserção de tecido conjuntivo em áreas com inflamação gengival prévia. Em virtude das deiscências ósseas provocadas pelo movimento de vestibularização e pela superposição de gengivite em tecidos gengivais finos, poderão ocasionar a gênese da retração gengival.[43,50]

As forças comumente geradas durante a oclusão dos dentes e que podem ser observadas clinicamente se comportam, de uma maneira alternada, já que os planos das cúspides podem posicionar o dente em direções opostas durante os movimentos mandibulares. Apesar dos estudos em que forças aplicadas aos dentes unilateralmente[24,40] terem sido responsáveis pela elaboração das bases biológicas necessárias para o entendimento das lesões teciduais causadas ao periodonto pelas forças traumatogênicas, estes não reproduzem a realidade encontrada quando do tratamento dos pacientes nos consultórios odontológicos.

Portanto, os desenhos experimentais relacionados às forças oclusais e seus efeitos no periodonto foram reformulados de maneira a produzir forças em direções alternadas, visando a reproduzir, em animais, as situações mais comumente observadas na clínica.

O principal objetivo do emprego de animais na pesquisa odontológica é poder pesquisar os espécimes obtidos microscopicamente, além da relativa facilidade no estabelecimento de grupos controle e teste, o que em seres humanos seria impossível em virtude de aspectos éticos e psicossociais.

As principais conclusões, quando pesquisado o traumatismo oclusal decorrente de forças alternadas num periodonto de altura normal, foram que quando combinadas pressão e tensão em uma mesma área, as seguintes alterações se desenvolvem: (1) trombose dos vasos e hemorragia; (2) destruição do colágeno e (3) reabsorção de osso e cemento. Quando este tipo de traumatismo age de forma continuada, como consequência, estabelece-se um espessamento do ligamento periodontal nas faces vestibular e lingual da raiz do dente, da ordem de três vezes a largura original. Em determinado momento, o efeito das forças alternadas torna-se nulo em virtude do excessivo alargamento do espaço periodontal. Quando isso ocorre, a reabsorção óssea é interrompida. Portanto, o dente apresenta mobilidade acentuada, representando uma adaptação às demandas funcionais alteradas e aos defeitos ósseos angulares. Esses defeitos, entretanto, mantêm o tecido conjuntivo supra-alveolar inalterado e não se registra a migração do epitélio juncional apical. Fica evidente que, em tecidos periodontais com altura normal, os dentes submetidos ao traumatismo oclusal não desenvolvem bolsa periodontal. O traumatismo oclusal não pode ser considerado como um fator etiológico primário da doença periodontal.[15]

Em dentes com altura do periodonto reduzida pela doença periodontal e que foram controlados de maneira que não houvesse a presença de inflamação dos tecidos periodontais, o comportamento adaptativo das estruturas comportou-se de maneira semelhante à previamente descrita. Nestes casos, o ajuste oclusal pode reduzir a mobilidade dos dentes e resulta na redução da espessura do ligamento periodontal. Persistindo o desconforto do paciente após o ajuste, o paciente seria considerado candidato a uma imobilização temporária ou permanente dos dentes por meio de esplintagem. Entretanto, em situações onde não há o controle adequado da doença periodontal associada à placa e esta se manifesta em sua forma ativa, pode ocorrer a aceleração da progressão quando da presença do traumatismo oclusal. O traumatismo então, nesta situação específica, agiria com um cofator destrutivo no processo de reabsorção das estruturas periodontais.[28]

Sob um enfoque mais clínico, esses achados corroboram que a doença periodontal associada à placa bacteriana deva ser tratada de forma adequada e meticulosa, pois esse tratamento irá interromper a progressão da doença periodontal, mesmo na presença do traumatismo oclusal. As manobras clínicas dirigidas especificamente para o traumatismo, como o ajuste oclusal e a esplintagem dos dentes, podem reduzir a mobilidade dos dentes afetados pelas forças traumatogênicas e resultar em alguma formação óssea. De maneira alguma, estas manobras irão interromper ou diminuir a velocidade de progressão do processo destrutivo desencadeado pelo estabelecimento da doença periodontal associada à placa bacteriana.

Diagnóstico e Tratamento de Diastema Anterior

Diastema é a presença de espaço interproximal que ocorre tanto nos dentes anteriores como nos posteriores.

Classificação

Várias são as causas de diastemas e, com base na etiologia, eles podem ser classificados desta forma:

- *Congênito:* Freio labial ou lingual; ausência dentária congênita.
- *Adquirido:* Interposição de língua e lábio; contato prematuro na região posterior; contato prematuro e parafunção em lateralidade; colocação de objetos, tais como: palito, tampa de caneta, algodão; doença periodontal.
- *Congênito em expansão.* Todas as causas do segundo item.

Por razões estéticas, e muitas vezes funcional, o diastema na região superior é o que chama mais atenção e preocupa tanto os profissionais como os pacientes.

Diagnóstico e tratamento

A Odontologia utiliza basicamente dois métodos para fechar os diastemas: por meio de aparelho ortodôntico ou através de restaurações e próteses. Nós consideramos que o mais importante que tratá-los, e nem é nossa intenção questionar os métodos utilizados, é o diagnóstico da causa. Estamos falando essencialmente dos diastemas adquiridos e dos congênitos em expansão. A anamnese tem que ser realizada de maneira extremamente sábia para poder obter do paciente uma resposta positiva. Se desconfiar da presença da língua ou lábios como causadores do problema, jamais pergunte ao paciente se ele os coloca entre os dentes. Isso é um hábito, como consequência, inconsciente. Nestes casos, uma medida inteligente é conversar com o paciente sobre assuntos diversos tentando observar o provável hábito dele. É comum os pacientes repetirem seus hábitos seguidamente. Nesta conversa, é possível verificar e diagnosticar a principal causa do diastema. Quando nos referimos à língua, não estamos considerando a fonação atípica, porque se este fenômeno provocasse diastemas, as pessoas da língua inglesa teriam esta anomalia dentária, já que em todas as palavras em inglês com "th", a língua é colocada entre os dentes. Estamos, sim, chamando a atenção para a pressão na deglutição, na interposição e pressão involuntária ou até mesmo no ato de chupar a própria língua. Diastema na região anteroinferior é possível afirmar que o único fator causador é a interposição lingual. Um contato prematuro na região posterior deslocando a mandíbula para anterior jamais afastaria os dentes inferiores, pelo contrário, pela tendência natural promoveria apinhamento.

O melhor documento para se comprovar se o diastema está em expansão ou não é a fotografia.

Toda tentativa de fechamento de diastema falhará se a causa não for tratada ou contida.

Impactação Alimentar: Como Tratar Utilizando Princípios Oclusais

É a introdução de alimentos no espaço interproximal, podendo atingir e ferir o sulco gengival, sob força oclusal.

Aplicação Clínica dos Princípios Oclusais

Com certeza, é um dos problemas que os clínicos enfrentam no dia a dia do seu consultório, que provocam transtorno aos pacientes e insatisfação aos profissionais, pois veem normalmente suas tentativas de tratamentos fracassadas. Os problemas com a impactação alimentar já eram motivos de preocupação desde a década de 30, como registrou Hirschfeld;[21] no entanto, nos parece que até os dias de hoje a sua importância não tem sido devidamente considerada.

Sinais e sintomas

Os sinais e sintomas que denotam a existência de impactação alimentar são:

- Sensação de pressão.
- Dor indefinida (irradiada).
- Inflamação gengival.
- Formação de abscesso periodontal.
- Destruição do osso alveolar.
- Lesão de cárie.

Etiologia

Os fatores etiológicos da impactação alimentar são vários e podem ser agrupados deste modo:

- Desgaste oclusal irregular.
- Anomalias morfológicas congênitas.
- Abertura do ponto de contato proximal: provocado por restaurações deficientes ou por contato prematuro que desloca o dente para distal.[55]
- Presença da cúspide do dente antagonista agindo como se fosse uma cunha empurrando o alimento para o espaço interdental. No nosso entendimento, esta é a causa mais importante na ocorrência das impactações alimentares: sem dente antagonista, não existe impactação de alimentos.

Relevância clínica

Embora os sinais e sintomas desta patologia já tenham sido destacados, consideramos importante mencionar três trabalhos enfatizando o efeito desse problema.

Para Prichard,[38] o fator extrínseco primário para a patogenia de reabsorção óssea interproximal é a impactação alimentar. Esta penetração forçada de alimentos no espaço interproximal traumatiza os tecidos gengivais, criando uma área favorável à proliferação bacteriana. Instalam-se no local um processo infeccioso e consequente destruição óssea.

Em 1971, Larato et al.[26] realizaram um estudo comparativo, no qual examinaram 21 crânios humanos (com 32 dentes cada) e determinaram quando havia relação entre lesões ósseas interproximais e impactação alimentar. Chegaram às seguintes conclusões: a incidência de lesões ósseas aumentou com o avanço da idade; a maioria das lesões (66%) ocorreu nas áreas de molares; em 206 lesões ósseas interproximais, somente 38 (18%) estavam associada a fatores capazes de causar impactação alimentar. Os autores avaliaram aqui quatro fatores que ocorriam frente às lesões ósseas: pontos de contato abertos ou deficientes; cristas marginais defeituosas; alinhamento ou posição imprópria dos dentes e presença de cúspides impactantes.

Outro estudo foi realizado por Jernberg et al.[22] com 100 pacientes adultos, nos quais avaliaram acesso periodontal interproximal no lado com contato aberto e no lado contralateral fechado. O lado aberto foi predefinido com o fio dental passando livremente no espaço interproximal. Concluíram que a falta de contato levou à perda de inserção e do aumento na profundidade de sondagem periodontal com uma média de 0,48 mm em relação ao lado com contato. Considerando-se que a perda óssea fisiológica após os 40 anos de idade é de 0,08 mm/ano, os pacientes com impactação alimentar apresentaram, em média, 0,48 mm o que se compara à perda óssea fisiológica que ocorreria em 6 anos.

Tratamento

- Verificar a presença de interferência oclusal num dos dentes envolvidos na impactação alimentar. Caso presente, é importante, através de desgaste seletivo, reduzir este contato.
- Persistindo o problema, observar se a relação de contato proximal está inadequada. Caso haja restauração na ou nas faces proximais dos dentes contíguos, é válido refazer a restauração ou restaurações.
- Caso o problema ainda persista, observar a cúspide do dente antagonista. Se esta estiver ocluindo na embrasura, desgastá-la, deslocando a sua ponta para mesial ou para distal. O uso deste último artifício tem solucionado cem porcento os problemas de impactação alimentar em nossas clínicas.[2]

Fig. 5-168 Vista frontal – paciente com diastema na região anterior em progressão.

Fig. 5-169 A foto da paciente 16 anos atrás mostra a ausência dos diastemas.

Fig. 5-170 Vista frontal – língua empurrando os dentes superiores para vestibular, criando os diastemas.

Fig. 5-170A Diastemas fechados com resina composta.

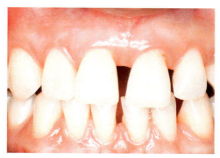
Fig. 5-168

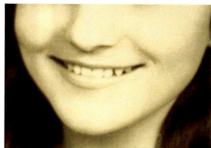
Fig. 5-169

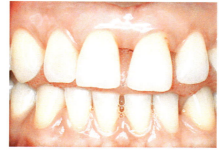
Fig. 5-170

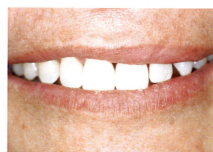
Fig. 5-170A

Figs. 5-171 e 5-172 Espaço entre os incisivos centrais superiores provocado pelo uso de algodão há dez anos. Com medo de ir ao dentista, a paciente começou a esconder a cárie no 21 com algodão. Embebido pela saliva o algodão aumenta seu volume, afastando os dentes à medida que aumentava o espaço, mais algodão era necessário.

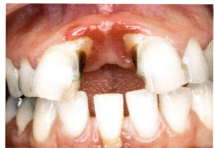
Fig. 5-171

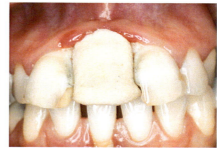
Fig. 5-172

Fig. 5-173 Intrusão do incisivo central superior esquerdo provocada pelo hábito de chupar a própria língua.

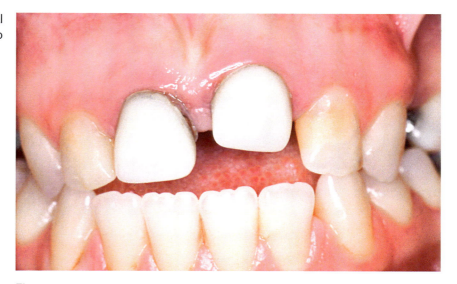
Fig. 5-173

Aplicação Clínica dos Princípios Oclusais

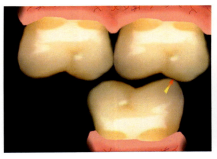

Fig. 5-174A

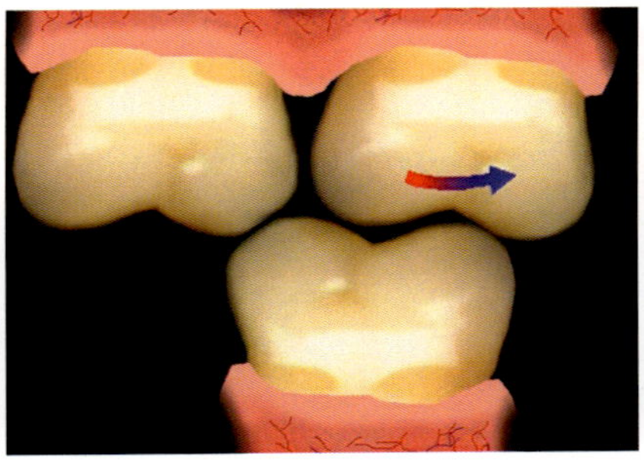

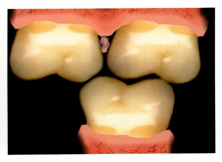

Fig. 5-174B

Fig. 5-174C

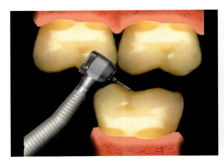

Fig. 5-174D

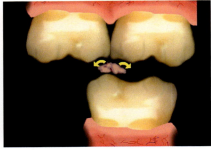

Fig. 5-174E

Figs. 5-174A a C Ilustram uma das causas da impactação alimentar. Contato prematuro deslocando o segundo molar superior para distal, abrindo o espaço interproximal. O ajuste oclusal do contato prematuro deve ser de realizado.

Figs. 5-174D e E Ilustram outra situação em que a cúspide do dente antagonista age como se fosse uma cunha, levando o alimento entre as proximais. O desgaste da ponta da cúspide, deslocando-a para mesial ou para distal, tirando-a da embrasura, elimina a maioria das impactações alimentares.

REFERÊNCIAS

1. ALMEIDA, R.R. de et al. Etiologia da más oclusões – causas hereditárias e congênitas, adquiridas gerais, locais e proximais (hábitos bucais). *R. Dental Press Ortodon. Ortop. Facial*, v.5, n.6, p.107-129, nov./dez. 2000.
2. BARATIERI e cols. *Odontologia Restauradora: Fundamentos e Possibilidades*. São Paulo: Quintessense, p. 176, 2001.
3. BELL, R.A. & LECOMPTE, E.J. The effects of maxilary expansion using a quad-helix appliance during the deciduous and mixed dentitions. *Amer. J. Orthod.*, v.79, n.2 p. 152-161, Feb., 1981.
4. BERNARDON, J.K., e cols. Oclusão X Dentística: como Proceder na Restauração de Dentes Posteriores. *J. Bras. Clin. Odont. Integ.*, 28:283-287, 2001.
5. BOX, H.K. Experimental traumatogenic occlusion in sheep. *Oral Health.*, **25**, 9-25, 1935.
6. BUCK, D.L. The fixed Warch for corretion of posterior crossbites in children. *J. Amer. Dent. Ass.*, v.81, p.1140-1442, Nov., 1970.
7. BUCK, D.L. The fixed Warch for corretion of posterior crossbites in children. *J. Amer. Dent. Ass.*, v.81, p.1140-1442, Nov., 1970.
8. CARDOSO, A.C.C.; ARCARI, G.M.; RITTER, A.V.; WESOLOSKI, C.L. Dupla Moldagem/Registro Oclusal – Sistema Simultâneo. *Revista Gaúcha de Odontologia*, 42:55-58, Janeiro, 1994.
9. CARDOSO, A.C. e cols. Dental Erosion: Diagnostic-Based Nonivasive Treatment. *Pract. Periodont. Aesthet. Dent.*, 12:223-228, 2000.

10. CARDOSO, A.C. Redução de mordida aberta através de ajuste oclusal. *Rev. Gaúcha Odontol.*, 1985; 33:134-135.

11. CARDOSO, A.C. e cols. Importância da Relação Cêntrica na Restauração Estética de Dentes Anteriores Abrasionados. *Amelo.*, 7:50-56, 2000.

12. CARDOSO, A.C., FELIPE, L.A. *Oclusão na Odontologia Restauradora.* Congresso Rio de Janeiro.

13. DAWSON, P.E. *Avaliação, diagnóstico e tratamento dos problemas oclusais.* Artes Médicas, 1980, p.333.

14. DUTRA, A. Avaliação clínica do tratamento da mordida cruzada posterior funcional, realizado através de ajuste oclusal, por meio de desgaste seletivo, em pacientes na fase dentadura decídua. Dissertação mestrado 1997.

15. ERICSSON, I.; LINDHE, J. Lack of effect of trauma from occlusion on the recurrence of experimental periodontitis. *J. Clin. Periodontol.*, **4**, 117-27, 1977.

16. GLICKMANN, I. Clinical significance of trauma from occlusion. *J. Am. Dent. Assoc.*, **70,** 607-18, 1965.

17. GLICKMANN, I. Occlusion and periodontium. *J. Dent. Res.*, **46**, Sup. 1, 53, 1967.

18. GRABER, T.M. "The Three M's": Muscles, malformation and malocclusion. *Am. J. Orth.*, 4: 418-50, 1963.

19. GRABER, T.M. *Orthodontics; principles and pratice.* 3.ed. Philadelphia: W.B. Saunders Company, 1972.

20. GUEDES-PINTO, A.C. *Fatores pós-natais intrínsecos de interesse para ortodontia preventiva.* São Paulo: Ed. Santos, 1988, p.897.

21. HIRSCHFELD, I. Food Impactation. *J. Amer. Dent. Ass.*, 17:1504-1528, 1930. *J. Prosth. Dent.*, 69: 540-541, 1993.

22. JERNBERG, G.R. e cols. Relatioship between proximal tooth open contacts and periodontal desease. *J. Period.*, 54:529-33, 1983.

23. KAROLYI, M. Beobach tungen uber Pyorrea Alveolaris. *Oster. Ung. V. Jahr. fur Zanh.*, **17**, 279, 1901.

24. KARRING, T.; NYMAN, S.; THILANDER, B.; MAGNUSSON, I. Bone regeneration in orthodonthically produced alveolar bone dehiscences. *J. Periodont. Res.*, **17**, 309-15, 1982.

25. KUTING, G. & HAWES, R.R. Posterior crossbite in deciduous and mixed dentitions. *Amer. J. Orthod.*, v.56, n.5, p.491-504, Nov., 1969.

26. LARATO, D.C. Relationship of food impactation to interproximal lesions. *J. Period.*, 42: 237-8, 1971.

27. LEIGHTON, B.C. The early development of crossbites. *Dent. Pract.*, v.17, n.4, p,145-152, Dec., 1966.

28. LINDHE, J.; SVANBERG, G. Influences of trauma from occlusion on progression of experimental periodontitis in the beagle dog. *J. Clin. Periodontol.*, **1**, 3-14, 1974.

29. LONG, J.H. Location centric relation with leaf gauge. *J. Prosth. Dent.*, 29(6): 608-10, 1973.

30. LUCIA, V.O. A technique for recording centric relation. *J. Prosth Dent.*, 14(3):492-504, 1964.

31. MAIA, E.A.V.; BERNARDON, J.K.; CARDOSO, A.C.; VIEIRA, L.C.C. Como Ganhar Espaço para Restaurar Dentes Anteriores Desgastados. *JBA* 3:252-257, 2001.

32. MCCALL, J.O. Traumatic Occlusion. *J. Am. Dent. Assoc.*, **26**, 519-22, 1939.

33. MCLEAN, D.W. Diagnosis and correction of occlusal deformities prior to restorative procedures. *J. Am. Dent. Assoc.*, **26**, 928-31, 1939.

34. MOYERS, R.E. *Ortodontia.* 4. ed, Rio de Janeiro: Guanabara-Koogan, 1988, p. 161.

35. MOYERS, R.E. *Ortodontia.* 3. ed. Rio de Janeiro: Guanabara-Koogan, 1987, p. 530.

36. NOVAES, M.S.P.; VIGORITO, J.W. Respiração Bucal: Aspectos Gerais e Principais Metodologias Empregadas para Avaliação. *Ortodontia*, São Paulo, v.26, n.3, p.43-52, set./dez., 1993.

37. PETERS, C.F.; GAVAZZI, J.C.C. & OLIVEIRA, S.F. de. Estudo da prevalência de mordidas cruzadas na dentadura decídua. Relação com hábitos de sucção. *Rev. Paul. Odont.*, v.8, n.2 p. 38-43, 1986.

38. PRICHARD, J. *Advanced periodontal desease/Surgical and prosthetic management.* 2 ed, p. 17-35, Philadelphia: W.B. Saunders Co., 1972.

39. RAMFJORD, S.P.; ASH, M.M. *Periodontologia e periodontia: Teoria e Prática Moderna.* São Paulo: Ed. Santos, 1991.

40. REITAN, K. The initial tissue reaction incident to orthodontic tooth movement as related to the influence of function. *Acta Odontol. Scand.* **10**, Sup. 6, 1951.

41. SILVA Fº, O.G. DA; ALVES, R.M. & CAPELOZZA Fº, L. Alterações cefalométricas ocorridas na dentadura mista após o uso de um expansor fixo tipo quadri-hélice. *Ortodontia*, v.19 p. 22-33, 1986.

42. SILVERMAN, M.M. Speaking method in measuring vertical dimiension. *J. Prosth. Dent.*, **3**:193-9, 1953.

43. STEINER, C.G.; PEARSON, J.K.; AINAMO, J. Changes in the marginal periodontium as a result of labial tooth movements in monkeys. *J. Periodontol.*, **56**, 314-20, 1981.

44. STONES, H.M. An experimental investigation into the association of traumatic occlusion with periodontal disease. *Proc. Royal Soc. Med.* **31**, 479-95, 1938.

45. SUBTENLY, J.D.; SAKUDA, M. Open-Bite: Diagnosis and treatment. *Am. J.Orthod.*, 1964; **50**: 337-358.

46. URSI, W.J.S. & ALMEIDA, R.R. Mordida aberta anterior. Conceito, etiologia, características, classificação e casos clínicos. *Ver. Gaúcha odontol.*, 1990; **59**:589-595.

47. VIGORITO, J.W. Mordidas Cruzadas. Descruzado-

res de mordida. *In:* VIGORITO, J.W. *Ortodontia clínica preventiva.* 2. ed. São Paulo: Artes Médicas, 1986. p. 169-205.

48. WAERHAUG, J. The infrabony pocket and its relationship to trauma from occlusion and subgingival plaque. *J. Periodontol.,* **50**, 355-65, 1979.

49. WAERHAUG, J.; HANSEN, E.R. Periodontal changes incident to prolonged overload in monkeys *Acta Odontol. Scand.,* **24,** 91-105, 1966.

50. WENNSTROM, J.; LINDHE, J.; SINCLAIR, F.; THILANDER, B. Some periodontal tissue reactions to orthodontic tooth movement in monkeys. *J. Clin. Periodontol,* **14**, 121-9, 1987.

51. WILLIS, F. M. Esthetics of full denture construction. *J. Amer. Dent. Assoc.,* **17**:636-41, 1930.

52. WILSON, E.G.; WERRIN, R. Double arch impressions for simplified restorative dentistry. *J. Prosth. Dent.,* **49**:198-202, 1983.

53. WOOD, A. Anterior and posterior crossbites. *J. Dent. Child.,* v.29, p. 280-286, 1962.

54. WORMS, F.W.; ISAACSON, R.J. Open-Bite. *Am. J. Orthod.,* 1971; **59**:589-595.

55. WRIGHT, E.F. Elimination of a food impaction problem in the posterior maxillary region. *J. Prosth. Dent.,* **69:540-541, 1993.**

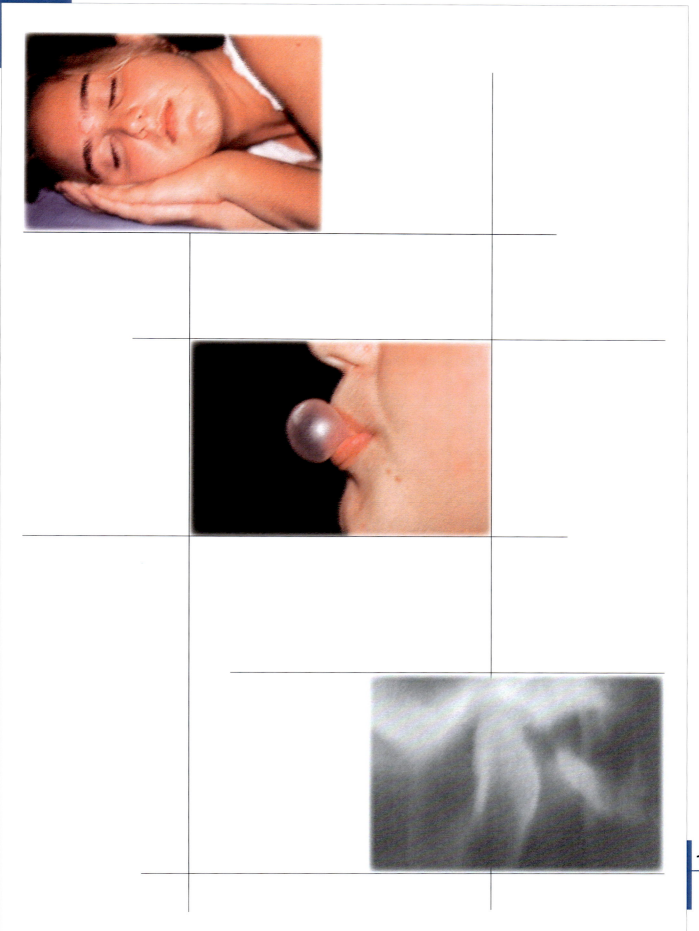

Capítulo

6

Disfunção Musculoarticular do Sistema Estomatognático

Antonio Carlos Cardoso
Rui Tavares

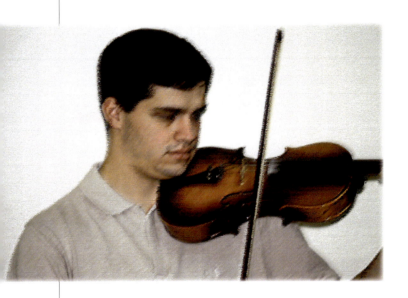

Estudar, pesquisar e aplicar clinicamente a enorme quantidade de informações sobre os distúrbios que afetam o sistema mastigatório esbarra invariavelmente nas dúvidas, discrepâncias e falta de resultados conclusivos sobre este tema.

Mais que tentar chegar a teorias definitivas, objetivamos, neste capítulo, associar as informações da literatura com a pratica executada na clínica diária e analisar os resultados obtidos, sejam eles positivos, negativos ou nulos.

A disfunção musculoarticular é uma entidade patológica do sistema estomatognático, que atinge crianças, adolescentes e, de forma crescente, os adultos. O termo vem gradativamente recebendo maior atenção dos pesquisadores, não só devido aos problemas que acarretam aos pacientes, mas também aos altos índices de prevalência de sinais e sintomas que variam de 50 a 80%.[1,23]

A polêmica se instala, inicialmente na nomenclatura, onde os distúrbios do sistema mastigatório ganharam várias denominações.

Em 1934 Costen,[5] baseado em estudo realizado numa amostra de 11 pacientes, relatou a ocorrência de alterações de audição, dores de cabeça e ouvido, tontura, ruídos articulares e sensação de ardência na boca e garganta, nestes indivíduos, no seu entender provocados por perdas dentárias posteriores, que levariam a uma compressão exagerada dos côndilos sobre tecidos articulares e estruturas do ouvido, justificando tais sintomas.

A este conjunto de alterações denominou-se "Síndrome de Costen", porém esta teoria não se sustentou por se basear somente em aspectos anatômicos, sendo, entretanto, um importante passo no estudo mais aprofundado das desordens temporomandibulares.

Ao longo do tempo, inúmeros termos foram utilizados para caracterizar a série de sinais e sintomas apresentada por indivíduos portadores de algum tipo de disfunção do sistema estomatognático.

Em 1959, Shore[22] lançou o termo "Síndrome da disfunção da articulação temporomandibular" e mais tarde, em 1971, Ramfjord e Ash[15] os denominaram "Distúrbios funcionais da articulação temporomandibular".

Outros termos como "Distúrbio oclusomandibular", "Síndrome da dor e disfunção miofacial" e "Desordem craniomandibular" foram usados até que Bell[3], em 1982, sugeriu a denominação "Desordem temporomandibular", que é amplamente utilizada por abranger a maioria das alterações no funcionamento normal do sistema mastigatório.

Torna-se difícil determinar o termo mais correto e abrangente para definir os problemas que acometem as estruturas do sistema estomatognático, porém a palavra desordem não nos parece ser a mais indicada por apresentar na língua portuguesa outras conotações, e por esta razão não será utilizada, neste livro, adotando então o termo "Disfunção Musculoarticular" (DMA).

ANATOMOFISIOLOGIA DOS COMPONENTES DO SISTEMA ESTOMATOGNÁTICO

Antes de entrarmos propriamente no estudo das doenças que afetam as estruturas do sistema estomatognático, comentaremos de maneira sucinta a parte anatomofisiológica destes componentes. Embora seja um assunto explorado de maneira extensa por todos os livros da área, nossa abordagem será feita destacando os tópicos considerados mais relevantes e de importância para que se possa elaborar o diagnóstico, plano de tratamento e determinar uma terapêutica específica para cada caso.

ARTICULAÇÃO TEMPOROMANDIBULAR (ATM)

A articulação temporomandibular humana é uma estrutura especializada, com disposição anatômica particular classificada como gínglimo-artrodial complexa, o que lhe permite executar movimentos de rotação e translação de forma simultânea, conferindo-lhe uma capacidade funcional ampla e variada. A mandíbula é o único osso do corpo humano que possui duas articulações interdependentes, sendo que os movimentos de uma afetam automaticamente os da outra articulação. Desde o momento em que se completa a erupção dos dentes decíduos (dois anos e meio de idade), até a estabilização da dentição permanente (12 anos de idade), os fatores dominantes são a oclusão dentária e o mecanismo neuromuscular. A ATM vai se adaptando à influência da função oclusal. Durante este período, se produz um grande crescimento facial, estabelecendo relações definidas entre côndilos e fossas mandibulares.

Componentes da ATM

Côndilo mandibular

É a porção mais superior e posterior do ramo ascendente da mandíbula. Formado de osso esponjoso revestido por uma camada de osso compacto e outra de fibrocartilagem, apresenta-se como uma estrutura bilobular com dois polos: lateral e medial. Entre estes dois polos e anteriormente a eles, encontra-se a fóvea pterigóidea, onde se inserem as fibras do feixe inferior do músculo pterigóideo lateral e algumas fibras do feixe superior do mesmo músculo.

Fossa mandibular do osso temporal

Também denominada cavidade glenoide ou fossa glenoide, é a porção do osso temporal que se relaciona com o côndilo mandibular, tendo a mesma composição estrutural daquele. A fossa mandibular do temporal possui uma porção anterior denominada eminência articular, dividida em uma vertente anterior e outra posterior, que orienta os movimentos do côndilo. Na fossa mandibular encontra-se a fissura petrotimpânica que comunica a fossa com o ouvido. Por esta fissura passa o ligamento anterior do martelo, que une este osso do ouvido ao disco e cápsula articular. Tanto o côndilo quanto a fossa suportam bem o atrito resultante da função mandibular, porque o tecido fibrocartilaginoso que as reveste é avascular e não inervado.

Disco articular

É formado de tecido conjuntivo fibroso denso, avascular e não inervado. Sua forma bicôncava determinada por bordas (bandas) anterior e posterior volumosos e uma porção intermediária mais fina, permite uma relação perfeita com as estrutura ósseas convexas da ATM. O disco une-se ao côndilo pelos ligamentos colaterais nos seus polos medial e lateral. Os ligamentos que unem o disco às estruturas ósseas da ATM se confundem com o ligamento capsular. Anteriormente o disco está ligado ao feixe superior do músculo pterigóideo lateral e posteriormente, à zona bilaminar.

Zona bilaminar

Também denominada região retrodiscal, é uma estrutura composta de tecido conjuntivo frouxo altamente inervado e vascularizado, limitado na sua parte superior por uma lâmina de fibras elásticas que une o disco à parede timpânica da fossa mandibular. Seu limite inferior é formado por uma lâmina de fibras colágenas, que une o disco ao côndilo.

Cápsula

É uma membrana fibrosa que une o côndilo ao osso temporal. É formada basicamente de tecido colágeno e atua como protetora e limitadora dos movimentos da ATM. Apresenta, na sua parte interna, a membrana sinovial que ao produzir o líquido sinovial, rico em ácido hialurônico, permite a lubrificação das superfícies articulares, bem como a nutrição das estruturas avasculares da ATM (Figs. 6-1 a 6-7).

Ligamentos

São estruturas formadas por fibras colágenas, que atuam como limitadores dos movimentos mandibulares.

LIGAMENTO TEMPOROMANDIBULAR

- *Feixe horizontal interno:* estende-se do processo zigomático ao polo lateral do côndilo e parte posterior do disco articular. Limita os movimentos retrusivos da mandíbula, protegendo os tecidos retrodiscais e impedindo o deslocamento posterior do côndilo.
- *Feixe oblíquo externo:* estende-se do processo zigomático à superfície externa do pescoço do côndilo. Limita a rotação condilar, evitando a compressão de estruturas vasculares ou nervosas do pescoço.

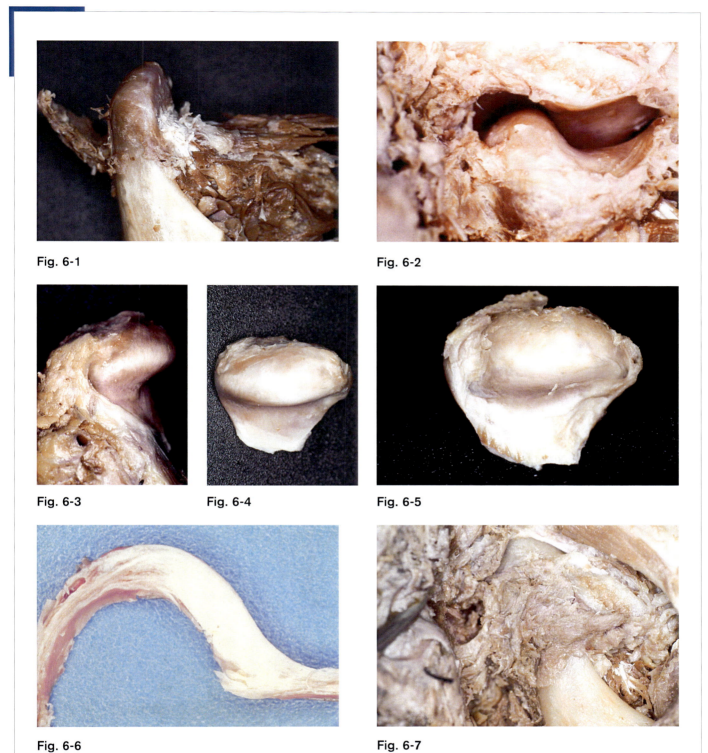

Fig. 6-1 Côndilo mandibular. Na parte posterior, a zona bilaminar e na parte anterior, o músculo pterigóideo lateral.
Fig. 6-2 Fossa mandibular do osso temporal – côndilo mandibular.
Fig. 6-3 Disco articular – côndilo mandibular.
Fig. 6-4 Disco articular (vista externa).
Fig. 6-5 Disco articular (vista interna).
Fig. 6-6 Disco articular num corte de anterior para posterior. Observar na parte posterior a zona bilaminar.
Fig. 6-7 Cápsula articular.

LIGAMENTO ESTILOMANDIBULAR

Estende-se do processo estiloide ao ângulo e bordo posterior do ramo ascendente da mandíbula. Tem como principal função limitar o movimento protrusivo da mandíbula.

LIGAMENTO ESFENOMANDIBULAR

Emerge da espinha do osso esfenoide e se estende até a língula da mandíbula. Não apresenta uma função perfeitamente definida.

Músculos da Mastigação

Os músculos da mastigação, de acordo com a função exercida, são subdivididos em elevadores e abaixadores da mandíbula.

Masseter

É um músculo formado por um feixe profundo e outro superficial, que se origina na apófise zigomática e se insere, seguindo uma inclinação posteroanterior, no ângulo da mandíbula. Sua contração leva ao fechamento mandibular, proporcionando um firme apoio do côndilo ao disco articular e fossa mandibular.

Pterigóideo Medial

Origina-se na asa interna do processo pterigóideo e se insere na parte medial do ângulo da mandíbula. Sua contração provoca um deslocamento superoanterior e lateromedial do côndilo, estabilizando-o na fossa mandibular e contribuindo decisivamente na mastigação.

Temporal

É um músculo em forma de leque, que se divide em três feixes: anterior, médio e posterior. Tem origem no osso temporal, o qual recobre, e ao se inserir no processo coronoide da mandíbula provoca, ao se contrair, um movimento superoposterior da mandíbula, estabilizando o côndilo.

Pterigóideo Lateral

É formado por dois feixes, inferior e superior, que apresentam funções distintas. O feixe inferior origina-se na asa externa do processo pterigóideo e se insere no colo do côndilo mandibular, sendo que sua contração provoca deslocamento lateroanterior do mesmo. A contração simultânea bilateral deste feixe muscular provoca um deslocamento protrusivo da mandíbula. O feixe superior tem a mesma origem do feixe inferior, porém sua principal inserção se dá no disco articular. Sua contração se contrapõe à tração exercida pela lâmina elástica da zona bilaminar que traciona o disco posteriormente durante o fechamento mandibular, estabilizando-o sobre o côndilo.

Digástrico

É um músculo abaixador da mandíbula, composto por um feixe posterior e outro anterior, de fundamental importância na abertura da boca e deglutição (Figs. 6-8 a 6-11).

Disfunção Muscular

Com finalidade didática analisaremos em algumas situações os problemas articulares e musculares separadamente, mas apesar de a literatura científica apresentar tentativas de dissociá-los, dificilmente conseguiremos identificar uma alteração articular, sem que ocorra algum tipo de envolvimento muscular.

A controvérsia sobre os fatores causais da disfunção musculoarticular (DMA) deve servir de alerta e pautar a atuação dos profissionais da Odontologia nesta área.

A má oclusão e o estresse relatados em grande parte da literatura[7,10,12,16,19] e citados comumente como os principais causadores da DMA continuam a causar enorme discussão e polêmica.

Ao analisarmos pacientes com sintomas de DMA, certamente a maioria apresentará alterações oclusais, entretanto grande parte da população apesar de apresentar sinais de má oclusão não forma, necessariamente, um batalhão de pessoas com DMA. Do mesmo modo, os altos níveis de estresse a que estão sujeitas estas pessoas não as tornam obrigatoriamente doentes.

Talvez, a explicação mais razoável esteja baseada no chamado limiar de tolerância. Todo indivíduo é capaz de resistir a um determinado nível de agressões sem apresentar consequências danosas; sendo assim, pacientes com grandes interferências oclusais e alto limiar de tolerância não necessariamente apresentariam sintomas, enquanto outros, apesar de apresentarem melhores condições oclusais, porém com baixo limiar de tolerância, podem reagir a pequenas alterações com grande manifestação sintomatológica.

A hiperatividade muscular é uma das principais causas da DMA e está associada a fadiga ou espasmos musculares, distúrbios da relação côndilo-disco, que se traduzem em ruídos articulares, e a alterações nos movimentos mandibulares.[11]

Esta hiperatividade é descrita como uma situação em que os músculos da mastigação estão ativos em períodos não funcionais. Esta situação denominada *parafunção* (p. ex., bruxismo) se caracteriza por atividades musculares que não são exercidas nos movimentos da mastigação, fonação ou deglutição.

Estímulos locais como interferências oclusais ou de ordem sistêmica, como o aumento do nível de estresse emocional, podem alterar estes movimentos e, dependendo da tolerância fisiológica do indivíduo, desencadear o aparecimento de sintomas ligados à hiperfunção.

Considerando o sistema mastigatório como o conjunto de quatro principais elementos, quais sejam, dentes, periodonto, articulação temporomandibular (ATM) e sistema neuromuscular, observamos que seu funcionamento depende basicamente das características morfológicas de todos e da ação funcional de um deles em particular.

Uma articulação pressupõe a relação entre duas estruturas ósseas, porém só esta característica não proporciona uma função a estes elementos. A presença do disco articular interposto entre o côndilo e a fossa glenoide impede a destruição e facilita a movimentação entre os dois ossos, mas não a promove. Os ligamentos (temporomandibular, colaterais, etc.) limitam os movimentos mandibulares, mas não os realizam.

Os chamados músculos da mastigação, principalmente masseter, temporais e pterigóideos lateral e medial são os responsáveis diretos pelo estabelecimento dos movimentos e execução da função do sistema mastigatório.

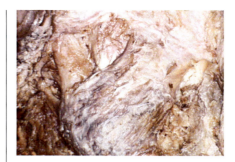

Fig. 6-8 Músculo masseter.

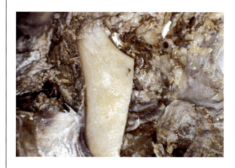

Fig. 6-9 Músculo pterigóideo medial.

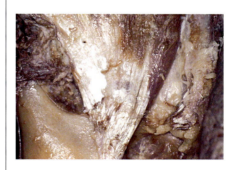

Fig. 6-10 Músculo temporal.

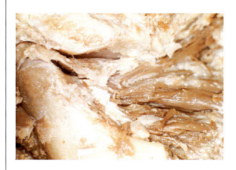

Fig. 6-11 Músculo pterigóideo lateral.

A dor muscular talvez seja a queixa mais frequente dos pacientes com DMA, e isso se justifica se analisarmos, por exemplo, a ação do músculo pterigóideo lateral. Todos os músculos podem realizar sua ação funcionalmente, sem serem afetados por fadiga. Isso ocorre por haver, na função normal, uma alternância de ação das fibras musculares, que faz com que um grupo de fibras trabalhe enquanto outro repousa.

Sem discutirmos agora o grau de importância das interferências oclusais no estabelecimento das DMAs, podemos afirmar que um contato prematuro que provoque desvio mandibular para anterior pode provocar sintomatologia dolorosa nos músculos pterigóideos laterais. Isso ocorre porque a necessidade de se manter a mandíbula protruída para evitar a prematuridade e estabelecer uma relação oclusal funcional (máxima intercuspidação habitual) faz com que os músculos responsáveis pela protrusão (pterigóideo lateral) se mantenham constantemente contraídos, sem que ocorra alternância de ação das fibras musculares. A tensão e fadiga associadas à dor são resultadas do aumento de subprodutos metabólicos desta ação. Outros fatores como atividade parafuncional ou ação do sistema nervoso central provavelmente interfiram como fatores etiológicos das desordens musculares.

Etiologia

Como analisamos, são vários os fatores causadores da DMA, agindo isolada ou concomitantemente, e entre estes destacamos os seguintes:

- Onicofagia (roer unha).
- Morder lábio e bochechas frequentemente.
- Morder objetos como lápis, tampa de caneta, etc.
- Hábito de realizar movimentos parafuncionais sem contato dentário.
- Mascar chicletes com frequência.
- Extração dos terceiros molares, especialmente sob anestesia geral.
- Cirurgias de adenoide e de tonsilas.
- Entubação.
- Traumatismo (queda, batida).
- Dormir com a mão sob o rosto.
- Apoiar o mento na mão.
- Abertura prolongada da boca.
- Apertamento e rangimento dental.
- Irritantes locais (tártaro, placa bacteriana – estes fatores levam ao apertamento dental).
- Esportes (natação, mergulho).
- Profissões (telefonistas, professores de escola primária e secundária, professores de canto, tocadores de violino e de instrumento de sopro).
- Contato prematuro.
- Mordida aberta anterior (nos casos em que ocorre extrusão dos dentes posteriores) (Figs. 6-12 a 6-19).

Entre os fatores gerais, o fator emocional está mais intimamente relacionado ao aparecimento das dores faciais, pois este leva os pacientes a descarregarem suas tensões emocionais, apertando os dentes.

Todos os fatores mencionados aumentam a atividade muscular ou sobrecarregam a ATM, ou a ambos simultaneamente.

Algumas considerações podem ser feitas sobre estes fatores, os quais na sua maioria são muito semelhantes na maneira como afetam os músculos e a ATM.

Onicofagia

O paciente, ao se habituar a roer e comer suas unhas, geralmente o faz mantendo uma posição mandibular excêntrica e constante.[9] Isso ocasiona, além do desgaste dos dentes envolvidos, uma contração muscular isométrica (sem alteração do comprimento das fibras musculares), o que leva a grandes concentrações de metabólicos residuais desta atividade e consequentes dores e cansaço mus-

Fig. 6-12 Onicofagia – roer unha.
Fig. 6-13 Unhas de pacientes com onicofagia.
Fig. 6-14 Apoio do mento na mão.

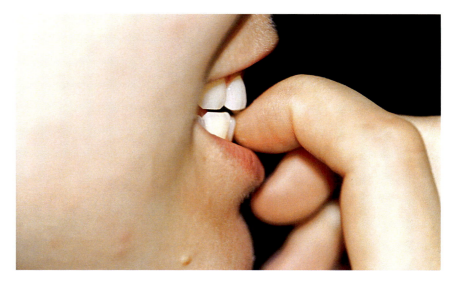

Fig. 6-12

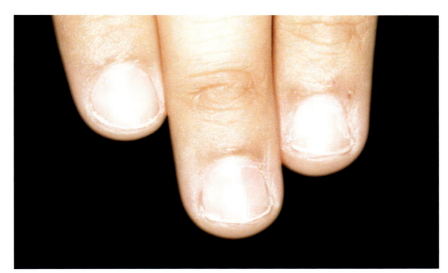

Fig. 6-13

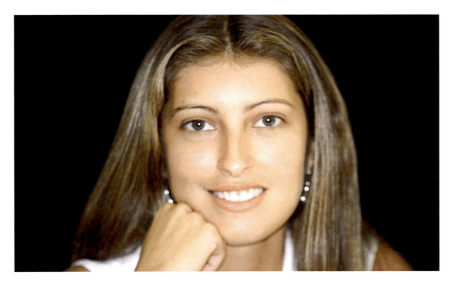

Fig. 6-14

Disfunção Musculoarticular do Sistema Estomatognático

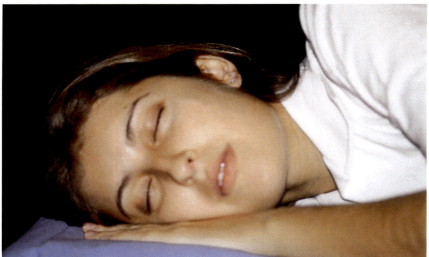

Fig. 6-15

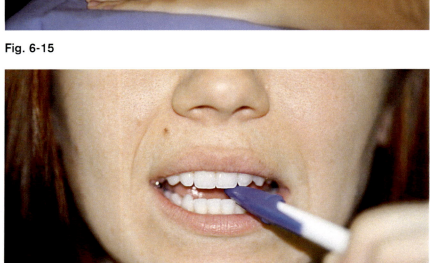

Fig. 6-16

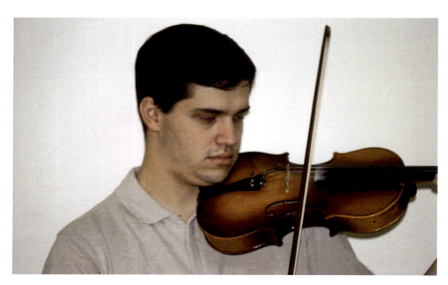

Fig. 6-17

Fig. 6-15 Dormir com a mão sob o rosto.
Fig. 6-16 Morder objetos, tampa de caneta.
Fig. 6-17 Postura determinada ao tocar instrumento musical (violino).

Fig. 6-18 Morder os lábios.
Fig. 6-19 Postura corporal inadequada por longo período (telefonistas – secretárias).

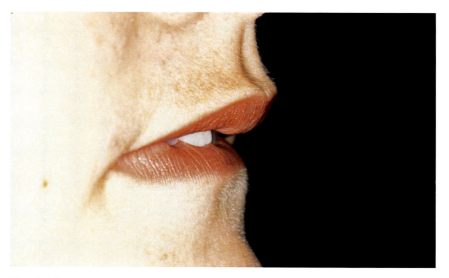

Fig. 6-18

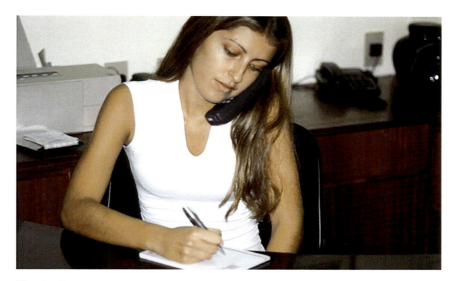

Fig. 6-19

cular. A manutenção desta posição por longos períodos promove sobrecarga articular e suas consequências.[20,26] As alterações musculares provocadas por estes hábitos podem acarretar alterações de desenvolvimento e má oclusão, se o mesmo ocorrer durante o período de crescimento facial e erupção dos dentes decíduos e permanentes.[21] A posição excêntrica, geralmente lateral ou protrusiva exercida na onicofagia, pode conduzir à hipertonicidade do músculo pterigóideo lateral, lesão ligamentar e consequente deslocamento do disco articular.

Mascar chiclete com frequência

Apesar de recomendado por alguns profissionais como coadjuvante da higienização dental, consideramos o hábito de mascar estas substâncias um fator, se não de instalação, pelo menos de agravamento dos sintomas da DMA. Padrões mastigatórios observados nestes pacientes mostram a manutenção das mesmas posições mandibulares excêntricas por várias horas, em que o indivíduo permanece mascando os chamados chicletes de bola. Pacientes com lesão incipiente ou de baixo limiar de tolerância podem desenvolver alterações musculoarticulares devido ao esforço muscular, bem como da posição mandibular assumida durante esta atividade.

Apoiar o mento na mão e/ou dormir com a mão sob o rosto

Estas atividades, obviamente quando frequentes, fazem com que os côndilos se desloquem de suas posições habituais, sobrecarregando todos os componentes das articulações.[25] Em algumas situações, a pressão sobre a região retrodiscal promove lesões nesta área e permite a instalação de processos inflamatórios denominados retrodiscites.

A distensão dos tecidos capsulares pode ocasionar capsulites (inflamação da cápsula articular), o que provoca dor, principalmente nos movimentos de abertura da boca, limitando as funções do sistema estomatognático.

Abertura prolongada da boca

Em casos, como por exemplo de um tratamento dentário prolongado ocorre uma distensão, ou seja, um alongamento das fibras musculares e o deslocamento dos côndilos para anterior. Como qualquer músculo, durante sua função, necessita de repouso fisiológico, estas situações impossibilitam o relaxamento e podem promover estiramento das fibras dos músculos da mastigação e do ligamento da região retrodiscal, bem como alterar a posição do disco articular.

Apertamento dental

Qualquer distúrbio que possa aumentar a atividade muscular básica seja tensão emocional, interferência oclusal ou dor, pode levar a distúrbios funcionais na estrutura do sistema estomatognático.[18,25]

Natação

Melhor do que explicar o que acontece em nível muscular e articular durante a atividade da natação, descreveremos nossa experiência com duas jovens nadadoras.

Duas pacientes nos procuraram queixando-se de sintomatologia dolorosa na região das ATMS. A anamnese, no entanto, não mostrou a ocorrência de nenhum hábito parafuncional. O exame clínico também não indicou alterações que justificassem a suspeita de DMA, porém ambas revelaram como atividade diária a prática de natação competitiva. Apesar de pouca experiência no esporte, conseguimos confirmar que nos seus movimentos respiratórios eram realizados inclinando a cabeça e deslocando a mandíbula sempre do mesmo lado. Sugerimos que elas tentassem modificar o padrão de movimentos, realizando uma respiração bilateral, isto é, movimentando a cabeça e a mandíbula alternadamente para cada lado. Por serem jovens e por não apresentarem lesões estruturais irreversíveis, os sintomas desapareceram completamente. "Como efeito colateral do tratamento, tiveram uma queda de rendimento que levaram a perder alguns títulos".

Considerando que as principais causas da DMA são consequências de movimentos, hábitos ou atividades repetitivas, muitos clínicos e autores a estão comparando com a LER (Lesão do Esforço Repetitivo). Esta, porém, por definição se caracteriza por lesões musculares, tendinosas ou nervosas ou a associação delas, está instalado em membros, pescoço, tórax, dorso e coluna vértebra, e se relaciona com o ritmo de trabalho.

Por isso, toda ênfase deve ser dada ao diagnóstico dos fatores etiológicos.

Sinais e Sintomas da DMA

Sinais e sintomas gerais da DMA

- Dor na abertura e fechamento da mandíbula.
- Dor irradiada às áreas temporal e infraorbitária.
- Dor de cabeça crônica, especialmente ao amanhecer e no final do expediente.
- Dor irradiada para região de masseter e frontal.
- Dor e zumbido no ouvido.
- Sensação de tamponamento no ouvido.
- Dor irradiada ao pescoço.
- Hipossalivação (diminuição do fluxo salivar).
- Dor e cansaço nos músculos da mastigação (masseter, temporal, pterigóideos lateral e medial).

Sinais e sintomas das alterações funcionais na ATM

- Limitação nos movimentos mandibulares.
- Estalidos e outros tipos de ruídos.
- Deslocamento do disco articular para anterior, com e sem redução.
- Aderências e adesões;
- Capsulites e retrodiscites.

Elementos do Diagnóstico

Anamnese

É muito importante, nessa fase, o profissional conseguir, através de questionamentos, respostas claras a respeito do problema apresentado pelo paciente. Pela nossa experiência, muitos pacientes, a princípio, negam-se a responder algumas perguntas. Em vista disso, tem-se que agir com muita habilidade para obter informações reais. As perguntas deverão ser feitas exatamente baseadas nos sinais e sintomas da disfunção, procurando sempre relacioná-las com os agentes causadores. É importante averiguar se o problema surgiu após um tratamento dentário, pois a iatrogenia é um fator relevante na instalação da DMA.

Exame clínico

Pesquisa de hábitos (bruxismo, posicionamento da língua, hábito de sucção do lábio inferior e hábitos ocupacionais).

Análise oclusal

Durante a análise oclusal, o fator que deve ser considerado é a manipulação na posição de RC, na qual deverá ser observada a existência de prematuridades oclusais, responsáveis pelo desvio da mandíbula para a posição de MIH. Ainda na análise oclusal, deve-se observar:

- Presença de mordida aberta anterior.
- Trespasses horizontal e vertical.
- Sinais decorrentes de um contato prematuro (Cap. 1).

Embora as causas oclusais estejam gradativamente sendo descartadas no aparecimento da DMA, os fatores previamente relacionados ainda podem ser considerados importantes.

Palpação dos músculos diretamente envolvidos na mastigação: temporal, masseter, pterigóideos medial e lateral.

– *Temporal.* Deve ser realizada através da colocação dos dedos indicador e médio nos três feixes do músculo. Com a ponta destes dedos, pressionam-se os músculos simultaneamente ao movimento de abertura e fechamento da boca, bem como no apertamento dental (Fig. 6-20).

– *Masseter.* A palpação deste músculo é feita com os dedos indicador e polegar posicionados intra e extrabucalmente, ao longo do seu comprimento (Fig. 6-21).

– *Pterigóideos lateral e medial.* Estes músculos são difíceis ou impossíveis de serem palpados; no entanto, a palpação das áreas próximas a eles pode fornecer subsídios para um diagnóstico

Disfunção Musculoarticular do Sistema Estomatognático

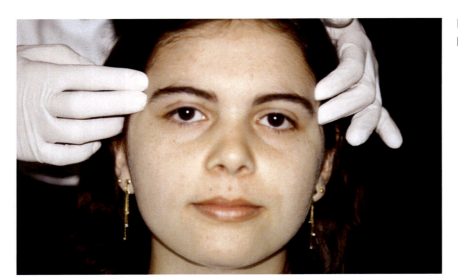

Fig. 6-20 Palpação do músculo temporal.

correto. A palpação da região do músculo pterigóideo lateral é iniciada com o dedo mínimo colocado sobre o vestíbulo superior, na região dos molares. A ponta do dedo é movida distalmente em direção à tuberosidade, ao longo da mucosa. Já a região do músculo pterigóideo medial pode ser palpada da seguinte maneira: o paciente deve abrir a boca o máximo possível, e a ponta do dedo ser deslocada a mais ou menos 1 cm por trás da borda anterior do músculo pterigóideo medial, movendo no sentido da úvula e pressionando em direção ao centro do ouvido (Figs. 6-22 e 6-23).

Tratamento das Disfunções Musculares

A anamnese é o fator primordial no diagnóstico das disfunções musculares. Informações como duração, localização, intensidade e características da dor serão dados importantes na determinação do tipo de distúrbio presente. A ocorrência de traumatismos, hábitos parafuncionais, hábitos posturais e estresse emocional frequentemente devem ser pesquisados e analisados quanto a sua possível relação com a sintomatologia.

O diagnóstico diferencial deve ser realizado principalmente em relação à fibromialgia uma doença crônica que atinge todo o sistema musculoesquelético. Apesar de apresentar sintomas comuns com a DMA como ruídos articulares, dores musculares e dor com limitação aos movimentos mandibulares, a fibromialgia se caracteriza por acometer todos os quadrantes do corpo e apresentar manifestações de dor mesmo em repouso.

As enxaquecas, arterites temporais, nevralgias e a síndrome de Eagle também devem ser consideradas no diagnóstico diferencial.

Na clínica diária, considerando-se os fatores anteriormente citados, o diagnóstico pode ser conseguido com o uso de uma placa anterior. Esta placa instalada nos dentes anteriores superiores (Cap. 7) permite o contato em relação cêntrica dos dentes inferiores anteriores em uma superfície plana, paralela ao plano oclusal ou com leve inclinação (5º) para palatina. Por impedir o contato dos dentes posteriores em qualquer relação maxilomandibular, altera o mecanismo proprioceptivo estabelecido, por exemplo por contatos prematuros, permitindo o estabelecimento de um padrão funcional muscular, diminuindo a hiperatividade, o acúmulo de metabólitos angiogênicos e, consequentemente, alívio da sintomatologia. Devem ser usadas continuamente por períodos curtos de 24 a 48 horas, suficientes para se chegar ao diagnóstico diferencial. Em algumas situações, essa placa pode também ser usada por longo período, desde que seja utilizada somente para dormir e de maneira esporádica (Cap. 7). O uso prolongado e contínuo pode levar à extrusão dos dentes posteriores e, talvez, à compressão dos tecidos intra-articulares, por ter seu apoio na região anterior e nas articulações.[14] Nos casos de remissão dos sintomas após o uso da placa anterior, devem ser analisados os seguintes aspectos:

- Após a interrupção do uso da placa anterior não ocorrem novos episódios sintomáticos:

Pode-se considerar que as alterações provocadas estavam acima do limiar de tolerância do indivíduo e foram temporárias, não exercendo

Fig. 6-21 Palpação do músculo masseter.
Fig. 6-22 Palpação do músculo pterigóideo medial.
Fig. 6-23 Palpação do músculo pterigóideo lateral.

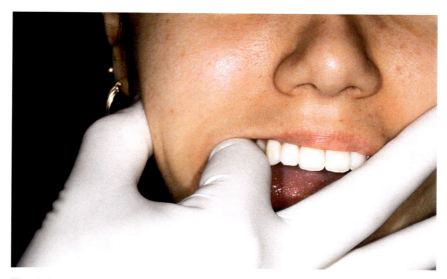

Fig. 6-21

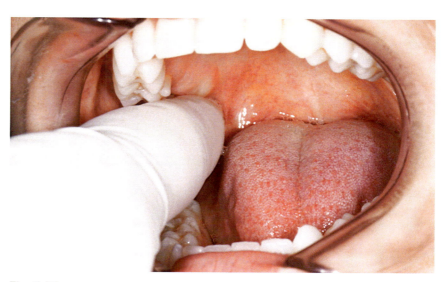

Fig. 6-22

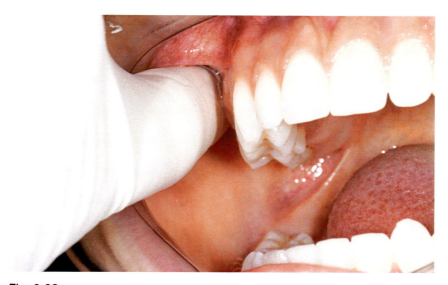

Fig. 6-23

mais seu potencial patogênico. Recomenda-se ao paciente cuidado, principalmente relacionado à prevenção de hiperatividade muscular (controle do estresse, não mascar chicletes, não roer unhas, etc.) e retorno no caso de recorrência da sintomatologia.

- Os sintomas recorrem após a interrupção do uso da placa anterior:

A placa anterior deve ser substituída por uma placa total plana, visando a recuperação tecidual. Esta deve ser utilizada por 2 ou 3 meses. Após este período, seu uso deve ser gradualmente suprimido. Se houver recorrência dos sintomas, podemos concluir que isso se deve à instabilidade ortopédica da mandíbula. Neste caso, evidentemente, as alterações oclusais (contato prematuro, dimensão vertical alterada, etc.) podem ser responsáveis pelo desencadeamento da sintomatologia e procedimentos corretivos como ajustes oclusais, reabilitação oral, tratamento ortodôntico, etc. devem ser realizados para estabelecimento de uma condição oclusal mais favorável.

- Houve remissão dos sintomas, mas o paciente é portador de parafunção oclusal:

Devem ser recomendadas, independentemente dos tratamentos oclusais indicados, placas, principalmente para dormir, pois, comprovadamente estes dispositivos promovem relaxamento muscular, podendo diminuir a frequência e a intensidade do bruxismo, além de exercer sua principal função, que é de proteger os dentes, o periodonto e a própria ATM.

Tratamento da tensão emocional

Apesar de não ser atribuição especifica do CD tratar alterações emocionais, é importante que o profissional tenha a percepção de relacionar o grau de tensão do paciente ao distúrbio muscular apresentado pelo mesmo. O aumento da tensão pode provocar hipertonicidade muscular e alterar todo o funcionamento do sistema estomatognático.

Farmacoterapia

Os fármacos mais utilizados no tratamento da DMA são os analgésicos, relaxantes musculares e anti-inflamatórios. O uso de antiinflamatórios não esteroidais (AINES) tem demonstrado grande eficácia no combate aos sintomas agudos da DMA, devido principalmente a sua ação efetiva sobre a sintomatologia dolorosa nas alterações inflamatórias musculoesqueléticas.

Terapia por calor

O tratamento por aplicação de calor está baseada na teoria que indica a produção de vasodilatação e aumento da circulação sanguínea na área de aplicação do mesmo. Sendo a dor muscular consequência, entre outros fatores, da isquemia resultante da vasocontrição na área afetada, a aplicação de calor através de um pano úmido aquecido por 10 a 15 minutos, 3 a 4 vezes ao dia, contribuirá sensivelmente para diminuir a sintomatologia.

Alterações Funcionais da ATM

O disco articular se mantém em posição graças principalmente aos ligamentos colaterais (medial e lateral) que o prendem ao côndilo.[13] Estes ligamentos, formados basicamente por fibras colágenas, não têm capacidade de alongamento, isto é, não voltam à amplitude fisiológica se demasiadamente alongados.

Macro ou microtraumatismos que promovam lesões ligamentares podem permitir uma movimentação não fisiológica do disco, levando a alterações funcionais do mesmo.

Como visto no início deste capítulo, o disco articular pode ser dividido em três partes: borda posterior, borda anterior e zona intermediária, sendo as duas primeiras mais espessas. Na borda posterior, se insere a lâmina retrodiscal, formada por uma lâmina superior elástica e inferior, colágena. Na borda anterior, se inserem as fibras do feixe superior do músculo pterigóideo lateral.

No repouso articular, o disco se mantém sobre o côndilo devido a sua forma biconvexa. A tonicidade normal do músculo pterigóideo lateral superior, mesmo em repouso, faz com que o côndilo se relacione com a zona intermediária e borda anterior do disco.

Durante o movimento de abertura, a mandíbula se move por ação do pterigóideo lateral inferior e demais músculos abaixadores, o côndilo e o disco se movem simultaneamente devido à forma do disco e a pressão interarticular. À medida que este movimento se amplia, se distende a lâmina retrodiscal elástica, fazendo com que o côndilo passe a se relacionar com a zona intermediária e borda posterior do disco.

O disco, portanto, é mantido em posição devido a sua forma, pressão interarticular e aos ligamentos, que impedem que translade sobre o côndilo. Somente alterações de forma, alongamento dos ligamentos ou hipertonicidade muscular podem alterar sua função.

Traumatismos agudos e crônicos podem provocar lesões ligamentares e, com a perda progressiva da função estabilizadora dos mesmos, o músculo pterigóideo lateral, mesmo com sua tonicidade normal, tracionará o disco anteromedialmente. Esta tração contínua pode provocar mudanças no bordo posterior do disco, afinando-o e permitindo o posicionamento do côndilo gradativamente em posições mais posteriores do borda posterior do disco.

Deslocamento anterior com redução

Considerando-se ainda a frequente hiperatividade muscular nos pacientes com DTM, torna-se maior a deformação da borda posterior e alongamento da lâmina retrodiscal inferior. Esta situação de deslocamento do disco provoca, durante o movimento de abertura, um estalido, que traduz a passagem do côndilo de uma posição mais posterior para uma relação normal com a zona intermediária e borda anterior do disco no movimento de abertura. Esta é a característica do denominado deslocamento anterior com redução.

Deslocamento anterior sem redução

A continuidade desta força muscular pode ocasionar um colapso da lâmina elástica superior, única responsável pelo tracionamento posterior do disco. A perda de ação desta lâmina por distensão e a força anterior continua por parte do músculo pterigóideo lateral superior, leva a um deslocamento anteromedial progressivamente maior do disco, até o ponto em que mesmo durante o movimento de abertura, o côndilo não retoma sua relação normal com o disco. Esta situação é denominada *deslocamento anterior do disco sem redução*. Pacientes nesta situação não apresentam ruídos articulares, porém podem sofrer limitação de abertura e desvios de trajetória.

Diagnóstico por Imagem

Por ser a ATM uma articulação muito complexa, o diagnóstico das doenças que a acometem deve ser baseado em anamnese criteriosa, análise

183

Disfunção Musculoarticular do Sistema Estomatognático

clínica minuciosa e quando necessário, exame por imagem adequado.

Diversos exames para diagnóstico por imagem têm sido propostos e suas vantagens e desvantagens, analisadas a exaustão. O uso de uma ou outra técnica, ou nenhuma delas, foi bem definida por Ramfjord e Ash,[2] em 1998: "a imagem deve ser utilizada quando os achados puderem alterar o diagnóstico, o prognóstico e o tratamento proposto".

Entre as técnicas mais utilizadas e consideradas suficientes para o diagnóstico da DMA, citamos as seguintes: radiografia panorâmica de face, tomografia convencional de ATM, tomografia computadorizada de ATM e ressonância magnética nuclear.

Radiografia panorâmica de face

A projeção principalmente do arco zigomático sobre as estruturas da fossa mandibular impede uma análise mais detalhada desta estrutura, porém casos de fraturas, processos degenerativos avançados, escleroses ósseas e osteófitos podem ser bem visualizados nesta imagem radiográfica. Apesar de suas limitações,[4] é o método mais utilizado na observação do alongamento do processo estiloide ou calcificação do ligamento estilo-hióideo, que associado à dor à palpação da fossa tonsilar, dor durante os movimentos laterais da cabeça e dor durante a deglutição, caracterizam a Síndrome de Eagle (Fig. 6-24).[6,8]

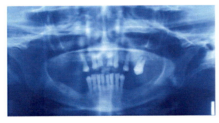

Fig. 6-24 Radiografia panorâmica de face – processo estiloide alongado.

Tomografia convencional de ATM

Também denominada *tomografia linear*, é uma técnica que permite obter cortes da estrutura a ser analisada, sem que haja superposição das imagens de estruturas adjacentes. Obtidas por angulações variadas e movimentos tomográficos lineares, circulares, elípticos ou hipocicloidais, tem nitidez proporcional à complexidade do movimento. Os movimentos tomográficos complexos (hipocicloidais) são mais eficientes na análise de estruturas ósseas do que os cortes tomográficos lineares.[17] Esta técnica é indicada principalmente para avaliar componentes ósseos da ATM (alterações degenerativas, fraturas, osteófitos e alterações de forma ou tamanho), bem como na relação côndilo-fossa mandibular. Apresenta como vantagens seu baixo custo e fácil acesso, por estar disponível na maioria das clínicas radiológicas. Como principais desvantagens, citamos sua ineficácia na visualização de tecidos moles bem como a exposição do paciente a altos níveis de radiação.

Tomografia computadorizada de ATM

A obtenção de cortes muito finos e em vários planos de tecidos moles ou duros é a principal vantagem desta técnica. No estudo de tecidos ósseos, supera a tomografia convencional por apresentar menos distorção, porém tem mais custo e expõe o paciente a altíssimas doses de radiação.[20] É indicada na observação de fraturas, anquiloses ou sequestros ósseos intra-articulares, bem como no diagnóstico de neoplasias. Na observação de alterações internas da ATM, principalmente as de tecidos moles, é superada pela *ressonância magnética nuclear* (Figs. 6-25 a 6-30).

Ressonância magnética nuclear

É considerada a técnica mais eficaz no exame de tecidos moles da ATM e de suas alterações. Permite a observação da forma e posição do disco[24] sua relação com estruturas adjacentes e, devido a estas características, torna-se importantíssima no estudo dos deslocamentos do disco articular. A presença de edema de origem inflamatória, principalmente nas estruturas musculares adjacentes, pode ser bem avaliada nesta técnica, porém as alterações ósseas são mais bem avaliadas nas técnicas tomográficas convencionais ou computadorizadas. Por ser obtida através do uso de um campo magnético e pulsos de radiofrequência, não expõe o paciente à radiação ionizante. Como principais desvantagens, podemos citar o seu alto custo, não permitir o diagnóstico das perfurações do disco e ser contraindicada em pacientes claustrofóbicos, portadores de

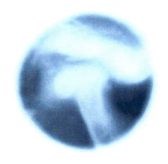
Fig. 6-25

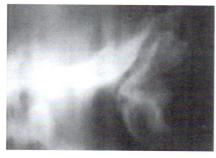
Fig. 6-26

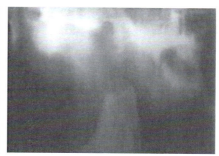
Fig. 6-27

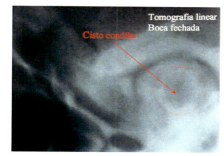
Fig. 6-28

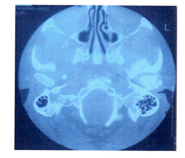
Fig. 6-29

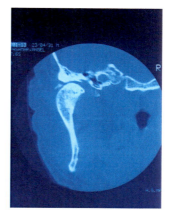
Fig. 6-30

Fig. 6-25 Tomografia convencional ou linear – displasia óssea fibrosa na parte posterior do côndilo.
Fig. 6-26 Tomografia convencional ou linear – osteocondroma comprovado pelo exame histopatológico.
Fig. 6-27 Tomografia convencional ou linear – osteossarcoma comprovado pelo exame histopatológico.
Fig. 6-28 Tomografia convencional ou linear – cisto intracondilar.
Figs. 6-29 e 6-30 Tomografia computadorizada – displasia óssea fibrosa.

marcapasso ou de qualquer estrutura ferromagnética implantada em seu organismo.

Outras técnicas como as transcranianas, transmaxilares e a artrografia e artrotomografia deixam de ser comentadas por serem superadas em sua eficácia pelas técnicas anteriormente citadas (Figs. 6-31 a 6-36).

Tratamento das Disfunções Funcionais da ATM

Tratamento do deslocamento anterior com redução

A permanência de sons articulares pós-tratamento indica que, na maioria dos casos, o deslocamento do disco é irreversível. A terapêutica nestes casos tem como objetivo reduzir a dor intra-articular e não recapturar o disco.

Placas totais planas com desoclusão pelos caninos devem ser recomendadas por terem efeitos colaterais mínimos. O paciente deve utilizar a placa durante a noite e durante o dia nos episódios de dor. Após a regressão dos sintomas, recomenda-se a redução do tempo de uso. O paciente deve fazer repouso mandibular (alimentação macia, movimentos limitados, etc.) e tentar evitar a

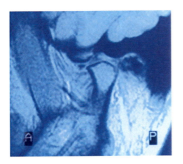
Fig. 6-31

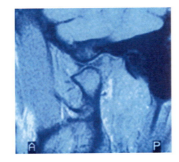
Fig. 6-32

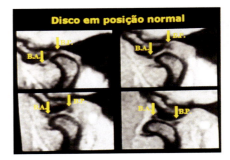
Fig. 6-33

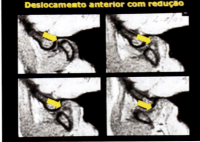
Fig. 6-34

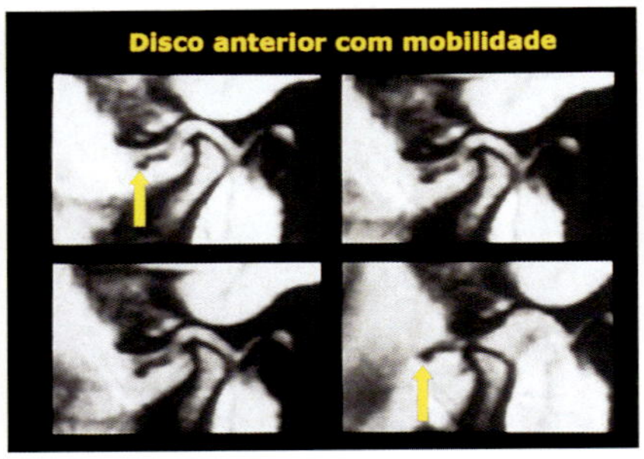

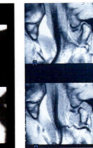
Fig. 6-35

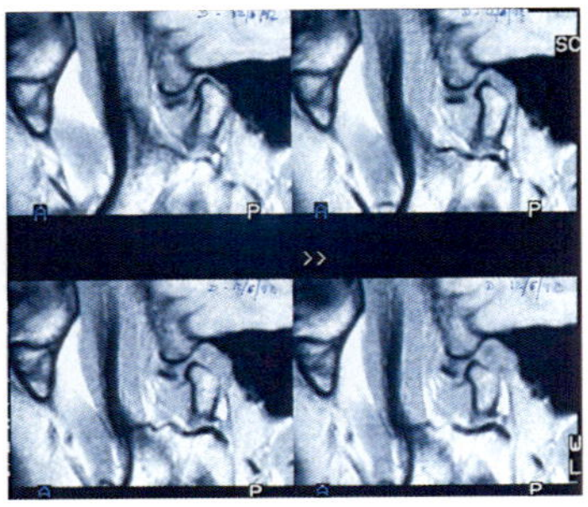

Fig. 6-36

Fig. 6-31 RMN – ATM, posição condilar de boca fechada.
Fig. 6-32 RMN – ATM, posição condilar de boca aberta.
Fig. 6-33 RMN – As 4 imagens desta figura mostram o disco em posição normal, com a boca fechada e aberta.
Fig. 6-34 RMN – As 4 imagens desta figura ilustram o disco deslocado para anterior com redução, com a fechada e aberta.
Fig. 6-35 RMN – disco deslocado para anterior sem redução – disco imóvel com o paciente com boca fechada e aberta.
Fig. 6-36 RMN – disco deslocado para anterior sem redução – disco imóvel com o paciente de boca fechada e aberta.

ocorrência do estalido. Anti-inflamatórios poderão ser utilizados se houver suspeita de processo inflamatório. Calor úmido pode ser utilizado, porém exercícios não devem ser realizados, pois frequentemente aumentam a dor.

Nos casos em que os resultados não forem satisfatórios, pode-se optar por placas reposicionadoras protrusivas, que podem melhorar a função muscular e permitem remodelações ósseas, além de proporcionar cicatrização tecidual devido ao alívio da sobrecarga articular. No entanto, as alterações oclusais (p. ex., mordida aberta posterior) e musculares causadas por esse tipo de placa são muitas vezes irreversíveis.

Tratamento do deslocamento anterior sem redução

O deslocamento anterior do disco sem redução (DASR) se caracteriza por limitação do grau de abertura e desvio mandibular para o lado afetado e ausência de sons articulares.

Em certos casos de deslocamento anterior sem redução, o traumatismo intra-articular provoca alterações teciduais que promovem o bloqueio do movimento mandibular. Nestas situações, o paciente apresenta limitação de abertura e, devido ao edema intra-articular, descreve ausência de contatos dentais no lado afetado.

O tratamento primário deste bloqueio tem como objetivo restabelecer a relação côndilo-disco.

Para que este objetivo seja alcançado, realiza-se a chamada manobra de Farrar, que consiste em colocar o polegar do clínico sobre a face oclusal dos molares inferiores do lado afetado, enquanto os outros dedos se apoiam no bordo inferior da mandíbula, numa posição anterior ao polegar. Estabilizando-se a cabeça com a outra mão, faz--se pressão com o polegar para baixo, enquanto os outros dedos fazem-na para cima. Conseguida esta distensão da articulação, o côndilo deve ser levado para baixo e para a frente, o que faz com que se restabeleça novamente a relação côndilo--disco, estando o paciente com sua mandíbula protruída.

O paciente é orientado a abrir e fechar a boca nesta relação de topo anterior e deve ser capaz de alcançar um grau de abertura normal (em torno de 40 mm), sem que o côndilo retorne à posição posterior ao disco. Alcançado este objetivo, uma placa de reposicionamento anterior deve ser instalada imediatamente, impedindo que o paciente retorne à posição retruída, onde ocorria o bloqueio.

Após a remissão dos sintomas agudos, é recomendável a transformação gradual da placa protrusiva em uma placa total, o que evitaria o traumatismo sobre os tecidos retrodiscais e os possíveis inconvenientes do uso prolongado de uma placa de reposicionamento anterior.

É possível que mesmo com o disco adiantado, o paciente possa apresentar uma função normal.

A recuperação dos tecidos inflamados, bem como a prevenção de traumatismos pelo uso de placas, faz com estes pacientes, por meio de estímulos agora fisiológicos, apresentem fibrose da região retrodiscal, que passa a funcionar como pseudodisco.

Somente o insucesso com estas terapêuticas conservadoras indicaria procedimentos cirúrgicos nos casos de DARS.

Aderências e adesões

A aderência entre o disco e o côndilo ou disco e fossa ocorre geralmente por sobrecarga estática nas estruturas articulares, ou alterações do líquido sinovial. A manutenção das aderências por períodos prolongados pode provocar adesão.

Pacientes portadores de bruxismo por apertamento relatam que, ao acordarem, apresentam limitação de abertura. Ao forçar a abertura, ocorre um estalido único e os movimentos normais são restabelecidos. Isto ocorre porque a pressão estática leva a um "colamento" das estruturas. Ao forçar a abertura, a aderência se desfaz, o líquido sinovial volta a lubrificar essas áreas e o movimento normal se restabelece.

As adesões principalmente entre disco e fossa articulares (espaço articular superior) levam à limitação do movimento de abertura, porque o côndilo nesta situação não translada, podendo somente realizar movimentos de rotação.

Essa situação se confunde com os casos de deslocamento anterior do disco sem redução, porém se diferencia pela sensibilidade demonstrada, neste caso, ao provocarmos pressão por manipulação, dos côndilos contra as estruturas retrodiscais.

Artrocentese

A *artrocentese* é provavelmente o procedimento "cirúrgico" mais conservador. Essa técnica está baseada na introdução de duas agulhas no espaço intra-articular, e solução salina estéril (soro fisiológico) é injetada utilizando uma agulha, circula dentro da articulação e é eliminada por outra agulha. Esta passagem sob pressão do líquido dentro do espaço intra-articular tem por objetivo eliminar substâncias algiogênicas e romper pequenas adesões que impedem o movimento do disco. Após a artrocentese, substâncias ricas em ácido hialurônico podem ser injetadas, melhorando a lubrificação da articulação.

Observa-se, no pós-cirúrgico, o aumento do grau de abertura mandibular, porém, em parte dos casos, alguns ruídos articulares voltam a ser notados. Não há ainda um estudo dos efeitos da artrocentese a longo prazo.

Em alguns casos, apenas a introdução sob pressão de líquido anestésico dentro da articulação como preparo para a artrocentese mostrou ser capaz de liberar as superfícies articulares, melhorando o movimento e aumentando o grau de abertura mandibular.

Okeson[13] menciona a introdução de líquido sob pressão por uma só agulha, chamando esta técnica de *bombeamento da articulação*.

Tratamento de alterações degenerativas

As alterações degenerativas, principalmente as osteoartrites e osteoartroses, na maioria das vezes, são provocadas por sobrecargas articulares.

Osteoartrites são inflamações das superfícies articulares que provocam dores geralmente constantes e são agravadas pelos movimentos mandibulares.

Osteoartroses são fases adaptativas de remodelação óssea, na maioria dos casos não acompanhada por sintomatologia dolorosa.

O uso de placas estabilizadoras reduz a atividade muscular, bem como diminui a carga articular e pode induzir a remodelações ósseas fisiológicas dos tecidos da ATM.

A utilização de tomadas radiográficas específicas para ATM é imprescindível na avaliação da evolução de processos ósseos regenerativos, e devem ser solicitadas em intervalos de seis meses até a obtenção de resultados favoráveis.

Após a eliminação da sintomatologia, pode-se melhorar a condição oclusal através de ajustes oclusais, restaurações, próteses, etc., tendo-se o cuidado de observar a existência de hábitos parafuncionais que agravam sobremaneira o quadro patológico.

Doenças sistêmicas como artrite reumatoide, que provocam alterações degenerativas inclusive na ATM, requerem assistência médica adequada, porém a terapêutica anteriormente relatada pode ser aplicada como coadjuvante do tratamento.

Tratamento de capsulites e retrodiscites

Em geral provocadas por traumatismos e ocasionalmente por processos infecciosos, estas alterações inflamatórias da cápsula, sinóvia ou dos tecidos retrodiscais se caracterizam por aparecimento repentino, dores agudas, limitação e dor durante os movimentos mandibulares. Pode-se recomendar aos pacientes o uso de calor úmido local, repouso mandibular, alimentação macia e anti-inflamatórios não esteroidais. Dependendo das características do caso, pode-se indicar uma placa interoclusal, cujo objetivo é diminuir a sobrecarga articular.

REFERÊNCIAS

1. AMERICAN ACADEMY OF OROFACIAL PAIN. *Orofacial Pain: Guidelines for assessments, diagnosis and management.* Chicago: Quintessence, 1996, 285p.
2. ASH, M.M.; RAMFJORD, S.P.; SCHMIDSEDER, J. *Oclusão.* São Paulo: Ed. Santos, 1998.
3. BELL, W.E. *Clinical management of temporomandibular disorders.* Chicago: Year Book Medical Publishers, 1982.
4. BROOKS, S.L. et al. Imaging of the temporomandibular joint. *Oral Surg. Oral Med. Oral Pathol. Oral Radiol. Endod.* St. Louis, v.83, n.5, p. 609-618, May, 1997.
5. COSTEN, J.B. Syndrome of ear and sinus symptoms dependent upon functions of the temporomandibular joint. *Ann. Otol Rhinol. Laryngol.,* v.3, p. 1-4, 1934.
6. EAGLE, W.W. Elongated styloid process:symptoms and treatment. *Arch. Otolaryngol.,* v.67, p. 172-176, 1958.
7. FEARON, C.G.; SEARWATKA, W.J. Stress: a common denominator for nonorganic TMJ pain dysfunction. *J. Prosthet. Dent.,* v.49, n.6, p.805-808, June, 1983.
8. KEUR, J.J.; CAMPBELL, J.P.; MCCARTHY, J.F.; RALPH, W.J. The clinical significance of the elongated styloid process. *Oral Surg. Oral Med. Oral Pathol.,* v. 61, n.4, p. 399-404, 1986.
9. KLEINROK, M. et al. Investigations of prevalence and treatment of fingernail biting. *J. Cranio Mand. Pract.,* v.8, n.1, p.47-50, 1990.
10. Kutilla, M. et al. TMD treatment need in relation to age, gender, stress and diagnostic subgroup. J. Orofac. Pain, v.12, n.1, p.67-74m 1998.
11. Laskin, D. M. Etiology of the pain dysfunction syndrome. *J. Am. Dent. Assoc.,* v.79, p.147-153, 1969.
12. Moody, P.M. et al. Stress pain relation ship in MPD syndrome patients and non-MPD syndrome patients. *J. Prosthet. Dent.,* v.45, n.1, p.84-88, Jan., 1981.

13. OKESON, J.P. *Tratamento das desordens temporomandibulares e oclusão*. 4.ed. São Paulo: Artes Médicas, 2000, 500p.

14. OLIVEIRA, W. *Disfunções temporomandibulares*. São Paulo: Artes Médicas. 2002, 472p.

15. RAMFJORD, S.P.; ASH, M.M. *Occlusion*, Philadelphia: WB Saunders, 1971.

16. RIOLO, M.L.; BRANDT, D.; TENHAVE, J.R. Associations between occlusal characteristics and signs and symptons of TMJ dysfunction in children and young adults. *Am. J. Orthod. Dentofac. Orthop.*, v. 92, p. 467-477, 1987.

17. ROSENBERG, H.M.; SIHA, R.E. TMJ Radiography with emphasis on tomography. *Dent. Radiogr. Photogr.*, Rochester, v.55, n.1, p. 1-24, 1982.

18. RUGH, J.D.; DRAGO, C.J. Vertical dimension: a study of clinical rest position and jaw muscle activity. *J. Prosthet. Dent.*, v.45, p.670-675, 1981.

19. RUGH, J.D.; BARGHI, N.; DRAGO, C.J. Experimental oclusal discrepancies and nocturnal bruxismo. *J. Prosthet. Dent.*, v.51, n.5, p.548-553, May, 1984.

20. SCHIFFMAN, E.L.; FRICTION, J.R.; HALEU, D. The relationship of occlusion, parafunctional habits and recent life events to mandibular dysfunction in a non-patient population. *J. Oral Reabil.*, v.10, p.201-223, 1992.

21. SCHNEIDER, P.E.; PETERSON, J. Oral habits: considerations in management. *Pediatr. Clin. North Am.*, v.29, n.3, p.523-547, 1982.

22. SHORE, N.A. *Occlusal equilibration and têmporo mandibular joint dysfunction.* Philadelphia: JB Lippincutt, 1959.

23. SOLVERE, W.K. et al. Prevalence of mandibular disfunction in young adults. *J. Am. Dent. Assoc,* v.98, p.25, 1979.

24. VICENT, M.C.B. *Valor de la imagem por ressonancia magnética en las alteraciones dinamicas de la ATM.* Tese de licenciatura. Departamento de Medicina e Cirurgia Bucofacial. Universidade Complutense de Madrid. Madrid, 1992.

25. VILLAROSA, G.A.; MOSS, R.A. Oral behavioral patterns as factors contributing to the development of head and facial pain. *J. Prosthet. Dent.*, v. 54, p.427-430, 1985.

26. WESTLING, L. Fingermail biting: a literature review and case reports. *J. Craniomand. Pract.*, v.6, p.182-187, 1988.

Capítulo 7

Placas Oclusais e Protetores Bucais

Antônio Carlos Cardoso
Mariane Cardoso

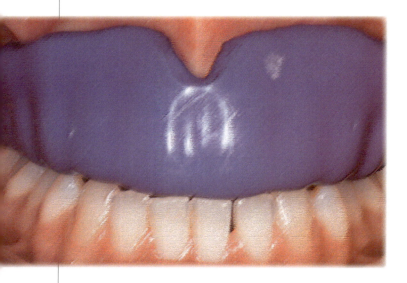

PLACAS OCLUSAIS

As placas oclusais são aparelhos removíveis, normalmente fabricados em resina acrílica, que cobrem as superfícies oclusais dos dentes superiores ou inferiores e são extensivamente usadas no tratamento da disfunção musculoarticular. As placas oclusais também são conhecidas como: desprogramadores oclusais; placas de mordida; protetores noturnos, etc.

Histórico

No início do século XX, mais precisamente em 1901, Karoly[24] introduziu o uso das placas oclusais confeccionadas com vulcanite, e tinha como objetivo principal tratar pacientes com bruxismo. Desde então, vários aparelhos oclusais têm sido confeccionados e indicados para tratar os distúrbios musculoarticulares. Na década de 1920, a perda da dimensão vertical de oclusão era tida como a principal causa dos problemas articulares. Para tratamento, as placas eram somente colocadas na região posterior. O que se observou com o uso da placa era a intrusão de pré-molares e molares, o que agravava ainda mais os problemas oclusais.

Em 1950, Posselt[40] introduziu as placas oclusais de superfície lisa, com a finalidade de eliminar interferências oclusais e para que os côndilos assumissem uma posição ideal ou ótima dentro da cavidade glenoide. As placas apresentavam contatos oclusais com todos os dentes antagonistas. Até então, somente um tipo de placa era usado para tratar todos os problemas articulares, de forma genérica. A partir desta placa plana, Ramfjord e Ash,[42] na década de 60, desenvolveram a placa total lisa, com desoclusão lateral e protrusiva pelo canino, na qual todos os dentes se contatam em relação cêntrica (RC) conhecida hoje como placa de Michigam.

Motivos e Indicações para o Uso das Placas Oclusais

Com o entendimento cada vez maior do diagnóstico específico dos problemas envolvendo os músculos da mastigação e as articulações temporomandibulares (ATM), tem-se sugerido que algum tipo de placa seja de uso mais específico do que outros. No entanto, é necessário alertar que as recomendações que se farão a seguir são baseadas em observações empíricas, experiência clínica e com pouca base em pesquisas científicas.

Todas as placas oclusais podem alterar os estímulos neuroperiférico, relações oclusais, dimensão vertical, posicionamento das ATM, bem como a postura. Além disso, estes aparelhos podem também servir na mudança comportamental dos pacientes e ter um papel significante, embora inespecífico com efeito placebo. Num trabalho realizado na África do Sul, na Universidade de Witwatersrand, Johannesburg, por Muller e cols.,[31] observaram que após tratarem pacientes com desordens temporomandibulares, utilizan-

do-se placas totais, um bom número destes pacientes voltou sem a redução do problema.

As placas foram, então, solicitadas aos pacientes e entregues para um membro da equipe de pesquisadores, o qual era desconhecido pelos participantes da pesquisa. A equipe recomendou e indicou o nome do colega com o objetivo de efetuar o tratamento necessário aos pacientes. O profissional simplesmente instalou as mesmas placas, marcando seus retornos. No tempo determinado, os pacientes foram reexaminados. Para surpresa deles, 65% dos pesquisados apresentaram melhoras. Como o efeito placebo funciona, ainda permanece um pouco de mistério.

No entanto, o uso de placas tem suas indicações e o seu uso de maneira inteligente, comumente, traz benefícios aos pacientes. Dentre as indicações estão:

- Proteção de dentes com desgaste (pacientes com bruxismo).
- Tratamento de pacientes com lesões intra--articulares.
- Tratamento de pacientes com dores musculares, dor de cabeça, dor cervical e no pescoço.
- Estabilizar dentes com mobilidade e para prevenir extrusão dental.
- Para desocluir os dentes temporariamente para tratamento ortodôntico.
- Para fazer diagnóstico diferencial em pacientes com dores musculares e articulares.
- Proteção de restaurações ou de prótese em pacientes com bruxismo.
- Como protetor bucal para uso em esporte.

Material para Confecção

Os materiais para confecção das placas oclusais são basicamente as resinas acrílicas ativadas quimicamente e as resinas acrílicas termoativadas. Outro material utilizado para confeccionar placas a vácuo é o acetato, com variadas espessuras, porém se utiliza normalmente a de 1 mm.

De acordo com a necessidade e urgência de cada situação, o cirurgião-dentista pode fazer uso da placa confeccionada com resina acrílica quimicamente ativada (RAQA) em seu consultório, despendendo, para isso, uma hora de trabalho, aproximadamente. Já nos casos em que não existe urgência, o cirurgião-dentista encaminha os modelos para o laboratório, onde o técnico pode confeccionar a placa com resina acrílica termicamente ativada (RAQA).

Localização

As placas oclusais podem ser confeccionadas para serem usadas tanto na arcada inferior como na superior. Também podem ser utilizadas na região anterossuperior (de canino a canino). Poucas são as razões que levam ao uso de uma placa inferior, a não ser pelo envolvimento estético, fonação ou por ausência dental. Entretanto, estabelecer contato com todos os dentes antagonistas, especialmente os anteriores superiores, não é uma tarefa fácil, porque o tipo de relação oclusal pode projetar estes dentes para vestibular.

Uma boa indicação para uso de placa inferior é nos de pacientes portadores de pseudoclasse III. Esses pacientes, quando manipulados em RC os dentes anteriores, normalmente os quatros incisivos, tocam entre si, mantendo os dentes posteriores desocluídos. Com a instalação da placa na arcada inferior se estabeleceriam os contatos nos demais dentes com a mesma. Mas, de maneira geral, a placa ou as placas colocadas na arcada superior é mais comumente usada. Sejam elas planas; planas com desoclusão pelo canino; esculpidas ou somente anterior. As placas colocadas na arcada superior são universalmente mais aceitas.

Tempo de Uso das Placas Oclusais

Infelizmente, não existe uma norma específica quanto ao tempo de uso das placas oclusais. Há controvérsia entre os autores, e cada caso tem suas peculiaridades. Uma placa pode ser usada somente por 72 horas, como também pode ser usada durante meses ou anos. O cuidado com o tempo de uso da placa é para que ela não promova alterações oclusais de caráter irreversíveis.

As placas oclusais devem ser vistas como uma solução temporária. Mas nem sempre este objetivo pode ser atingido. Há os casos de pacientes com bruxismo, cujo uso pode ser por período indeterminado. Nestas situações, recomenda-se que o paciente administre o uso da placa, isto é, que ele use de maneira alternada, mesmo que seja somente para dormir. Ou que a utilize em períodos cuja tensão emocional estiver mais evidente.

O mais importante é que todos os pacientes portadores de placas oclusais devam ser monitorados regularmente pelo profissional. Infelizmente, nem sempre isso é possível, como em qualquer outro tipo de tratamento, em que os pacientes fogem de nossos controles.

> As figuras 7-1 a 7-7 mostram paciente com pseudoclasse III. Quando manipulada na posição de RC, ocorre contato nos dentes anteriores, criando espaço interoclusal nos dentes posteriores. O uso de placa na arcada inferior colabora para estabilizar a oclusão do paciente.

Classificação

De acordo com os autores, as placas oclusais são classificadas de várias maneiras. Vamos nos ater neste capítulo somente a duas classificações.

Segundo Anderson,[3] as placas oclusais podem ser classificadas em passivas e ativas.

- Uma placa oclusal passiva tem normalmente uma superfície oclusal plana paralela ao plano oclusal, resultando em redução dos estímulos proprioceptivos.

Oclusão: Para Você e Para Mim

Fig. 7-1 Vista frontal do paciente em posição de MIH.
Fig. 7-2 Vista frontal do paciente manipulado em posição de RC.

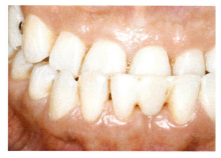

Fig. 7-1   Fig. 7-2

Figs. 7-3 e 7-4 Vistas laterais direita e esquerda do paciente manipulado em RC.

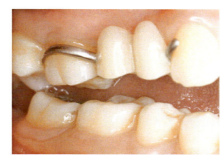 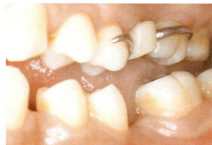

Fig. 7-3   Fig. 7-4

Figs. 7-5 a 7-7 Vistas frontal, laterais direita e esquerda do paciente usando a placa oclusal na arcada inferior. Observar que os dentes anteriores permanecem em contato.

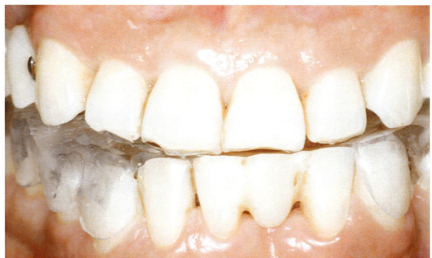

Fig. 7-5

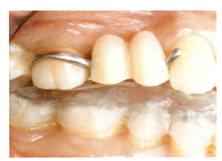 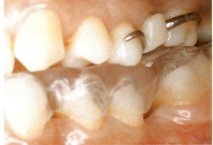

Fig. 7-6   Fig. 7-7

Placas Oclusais e Protetores Bucais

- As placas oclusais ativas são placas esculpidas que, ao ocluírem com os dentes antagonistas, as inclinações das cúspides guiam a mandíbula dentro de uma posição predeterminada com influência na propriocepção dental.

Já Okeson[34,35] classifica as placas oclusais em três grupos:

Aparelhos de relaxamento

São as placas que promovem modificações no comportamento funcional do músculo, pois atuam sobre o sistema neuromuscular, diminuindo, assim, seu trabalho e, por consequência, a sintomatologia dolorosa e a inflamação, aproximando a relação maxilomandibular dentro de uma certa harmonia.

Aparelhos estabilizadores

São as placas que gerariam equilíbrio mecânico à mandíbula e são utilizadas quando os contatos oclusais se apresentam deficientes ou nos casos de problemas posturais.

Aparelhos reposicionadores

Estas placas apresentam propriedades ortopédicas capazes de gerar alterações nas relações maxilomandibulares e, consequentemente, dentro das articulações.

Tipos de Placas mais Utilizados

Placas de Michigan ou placa total com desoclusão pelo canino

São placas normalmente indicadas para serem colocadas na arcada superior, cobrindo todos os dentes. Os dentes inferiores devem se contatar simultaneamente na placa, que possui uma leve elevação na altura dos caninos para permitir desoclusão, tanto nos movimentos laterais como nos protrusivos. São confeccionadas como resina acrílica termicamente ativada nos modelos obtidos da moldagem feita nos pacientes. Segundo os criadores desse tipo de placa, Ramfjord e Ash[42] afirmam que a mesma é plana, no entanto, num artigo recente de 1999, Widmalm,[49] também da Universidade de Michigan, enfatiza que esta placa não é plana.

No nosso entendimento, as placas totais não necessitam ser totalmente planas. Suaves depressões ou irregularidades podem estar presentes na região posterior, onde os dentes antagonistas estabelecem contatos. Esse artifício possibilita a redução da altura da placa, tornando-a mais confortável ao paciente O que não pode acontecer é ter somente um ponto de contato na placa que desvia a mandíbula para um lado ou para anterior.

INDICAÇÕES

- Para pacientes com disfunção musculoarticular.
- Bruxismo severo.
- Diagnóstico e tratamento de traumatismo oclusal para qualquer parte do sistema.
- Estabelecimento da posição condilar ótima na posição de RC para tratamento oclusal definitivo.
- Estabilização da mobilidade dos dentes e para prevenir a erupção dos dentes inferiores.
- Desoclusão temporária para tratamento ortodôntico.
- Diagnóstico diferencial em pacientes com sinais e sintomas de disfunção da ATM ou miofascial, porém sem origem no sistema mastigatório.
- Tratamento de paciente com dor de cabeça e tensão.
- Manutenção da posição dos dentes superiores após o tratamento ortodôntico (contenção).

CONTRAINDICAÇÕES

- Regularidades severas no plano oclusal.
- Mordida aberta severa.

- Trespasse horizontal excessivo.
- Trespasse vertical excessivo.[3]

REQUISITOS

- Propiciar liberdade de interferência em qualquer movimento.
- Obter o fechamento da mandíbula numa relação estável, isto é, deve ser sempre ajustada em relação cêntrica.
- Permitir uma dimensão vertical que possa ser adaptada facilmente; quanto mais baixa, melhor.
- Se possível, não interferir na posição labial.
- Não interferir na deglutição.
- Pouca interferência na fonação.
- Propiciar uma estética aceitável.

TÉCNICA DE CONFECÇÃO

- Manipular o paciente em posição de RC para observar se o contato prematuro é alto. Isto é, se a abertura na região anterior provocada por ele é ampla. Caso considerado grande, o ajuste oclusal por desgaste seletivo deve ser utilizado para reduzir a altura do contato, possibilitando a presença de contatos bilaterais simultâneos. Esse ajuste oclusal é chamado "grosseiro", porque dispensa o refinamento, que, se for necessário, será realizado quando os sintomas desaparecerem. Esse procedimento é de vital importância, caso contrário, a placa ficará demasiadamente espessa, tornando-se desconfortável ao paciente. Ao invés de trazer benefícios, a placa traria malefícios.
- Moldar as arcadas superior e inferior, com alginato de boa qualidade, utilizando a correta proporção água-pó. Logo em seguida, não esperar mais que 2 min, vazar com gesso também de boa qualidade, seguindo a recomendação do fabricante. Isso é feito para reduzir as alterações que estes materiais sofrem. Em alguns pacientes que têm ânsia de vômito, a moldagem da arcada superior pode ser feita com moldeira de estoque inferior, já que não é necessário moldar o palato.
- *Registro interoclusal.* Existem duas posições que estes modelos podem ser montados em articulador semiajustável: em posição de RC e MIH.

Quando montados na posição de MIH, caso o paciente possua uma quantidade de dentes suficientes que, em oclusão, permita boa estabilidade, será dispensável fazer o registro interoclusal. Às vezes, a "mordida em cera" impede a interposição dos modelos adequadamente. Os dois modelos são ocluídos entre si e prende-se com godiva e palito de fósforo ou com cera, de preferência pegajosa, mais palito de fósforo. O próximo passo a fazer é a montagem no articulador.

Quando montados em posição de RC, os modelos devem seguir a sequência descrita no capítulo 2.

Em ambos os casos, é totalmente dispensável o uso do arco facial. O articulador deve estar programado, como também está descrito no capítulo 2.

Após a presa do gesso, levantar o pino incisivo e estabelecer a altura desejada para a placa. Na região posterior, a espessura deve ser de 1 mm no mínimo e 2 mm, no máximo.

Encaminhar para o técnico, dando as informações necessárias:

- preservar a altura do pino incisivo;
- encerar a placa, sem a necessidade de tocar na região gengival;
- estabelecer uma guia de desoclusão pelo canino;
- todos os dentes devem tocar na placa simultaneamente;
- utilizar resina acrílica incolor;
- entregar a placa lisa e polida.

No laboratório, o técnico dispõe de vários métodos para fazer a placa. As três técnicas mais usadas são:

- Do consultório, o dentista envia os modelos montados num articulador semi ajustável, só que o modelo superior pode ser destacado e recolocado quantas vezes for necessário. O técnico faz o enceramento, inclui e prensa a resina neste modelo que volta ao articulador para que a placa possa ser ajustada. Após isso o modelo é quebrado e dado o acabamento da placa.
- O técnico remove as retenções do modelo, faz o enceramento, retira a cera do modelo, faz a inclusão e prensa. Realiza o desgaste do excesso, dá o acabamento e polimento e envia ao cirurgião-dentista.
- A mais utilizada: o técnico faz o enceramento no modelo montado no articulador; remove o modelo do articulador destacando-o da placa de montagem, inclui, faz a prensagem, quebra

195

Placas Oclusais e Protetores Bucais

o modelo, recorta o excesso, dá o acabamento e polimento e envia ao cirurgião-dentista.

- Ajuste final da placa. Esse ajuste é feito na boca do paciente e deve ser sempre realizado em posição de RC.
- No final, esta placa deve ter contatos em todos os dentes posteriores e anteriores e a guia de desoclusão pelos caninos nos movimentos laterais e protrusivos.
- Fazer o polimento, se necessário, e entregar ao paciente, fazendo as recomendações que forem necessárias ao seu uso e higienização e marcando o retorno.

COMPLICAÇÕES NA INSTALAÇÃO DESTE TIPO DE PLACA

Normalmente, dois são os grandes problemas na instalação destas placas. É certo que nem sempre eles existem; (1) é comum, mesmo após o ajuste da placa, não ocorrer toque nos dentes anteriores; para corrigir, acrescenta-se resina acrílica quimicamente ativada da mesma cor da placa na região sem contato, manipula-se o paciente em posição de RC fechando a boca até que faça edentações nesta resina. Após polimerizada, as edentações são removidas e a placa é, então, reajustada e entregue ao paciente; (2) Placa com báscula, isto é, pressiona-se de um lado sobe do outro; pressiona na região anterior e levanta na região posterior. *Como corrigir?* Seccionar a placa entre o canino e o primeiro pré-molar do lado direito e entre o canino e o primeiro pré-molar do lado esquerdo. A placa é, então, dividida em três partes. Colocar as partes correspondentes na boca e uni-las com resina acrílica quimicamente ativada. Após a polimerização, preencher os espaços com a mesma resina e, então, proceder com o ajuste, seguindo as orientações já descritas. Não deixar de untar os dentes com vaselina nas áreas onde a placa será unida.

> *As figuras 7-8 a 7-19 mostram de forma resumida a confecção de uma placa total com desoclusão pelo canino.*

Placa total plana

Considera-se que este tipo de placa é um dos mais antigos. Também é feita com resina acrílica, de preferência termicamente ativada em acrílico transparente. Possui contatos bilaterais simultâneos em posição de RC, bem como na região anterior. Estas placas, como a de Michigan, são de certa forma frágeis na região de molares e facilmente fraturam ou perfuram, em especial em pacientes com forte parafunção oclusal. Para compensar estas áreas frágeis, estas placas devem ficar espessas; no entanto, seu uso se torna desagradável. Assim como a placa de Michigan, a placa lisa é considerada passiva e tem as mesmas indicações e contraindicações. A técnica de confecção também é totalmente semelhante ao que já foi descrito. Alguns autores preconizam esta placa, com uma leve guia anterior e também com leve guia pelo canino.

Placas de proteção anterior

São placas confeccionadas em resina acrílica incolor ativada quimicamente, feitas diretamente na boca dos pacientes. Envolvem todas as faces dos dentes anteriores superiores, isto é, de canino a canino. Na região palatal, têm o formato plano, onde os dentes anteriores inferiores, de preferência os seis, estabelecem contatos simultaneamente em RC. Segundo Anderson, é a placa mais passiva comumente usada.

Millares et al.,[30] num trabalho de pesquisa, compararam três tipos de placa: placa anterior; placa total com desoclusão pelo canino e placa posterior, avaliando a que melhor promovia relaxamento muscular. Concluíram que a placa anterior foi a que respondeu melhor aos resultados.

Figs. 7-8 e 7-9 Vistas laterais direita e esquerda dos modelos montados em articulador. Observar o espaço entre as arcadas para o enceramento da placa.

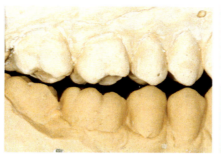
Fig. 7-8

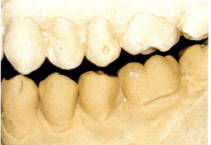
Fig. 7-9

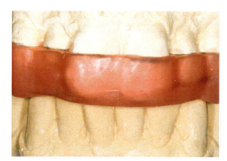
Fig. 7-10

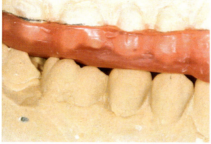
Fig. 7-11

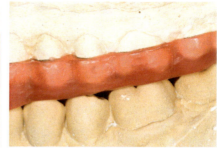
Fig. 7-12

Figs. 7-10 a 7-13 Vistas frontal, oclusal, laterais direita e esquerda do enceramento de uma placa oclusal no arco superior.

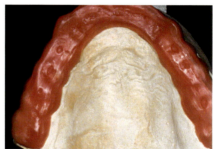
Fig. 7-13

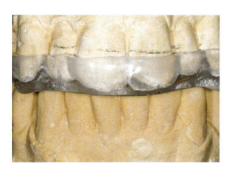
Fig. 7-14

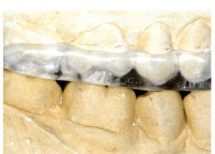
Fig. 7-15

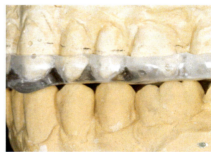
Fig. 7-16

Figs. 7-14 a 7-16 Vistas frontal, laterais direita e esquerda da placa prensada em RAQA e ajustada.

Placas Oclusais e Protetores Bucais

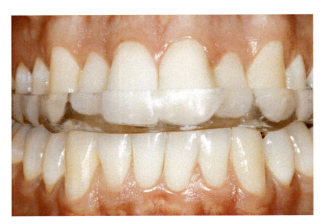

Fig. 7-17

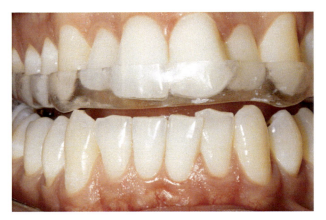

Fig. 7-18

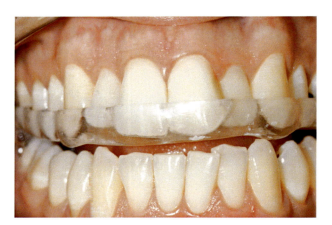

Fig. 7-19

INDICAÇÕES

- Pacientes com trespasse vertical profundo, em especial naqueles que os dentes inferiores tocam na mucosa palatal. Os dentes inferiores são reduzidos na hora da confecção da placa. Seu uso e noturno e o paciente deve ser avisado do uso por tempo indeterminado.
- Determinação da posição mandibular antes do tratamento restaurador ou ortodôntico.
- Pode ser usada para qualquer indicação das placas acima.

CONTRAINDICAÇÕES

- Estão contraindicadas em paciente com tendência a mordida aberta anterior. Em alguns casos, podem ser fabricadas com os dentes anteriores inferiores contatando na placa e os posteriores entre si.

VANTAGENS

- Placa mais passiva.
- Fácil de ajustar.
- Rapidez na confecção. Um profissional com regular experiência pode fazê-la em menos de 1 hora.
- Fácil de ser colocada quando o paciente tem o plano oclusal e relacionamento entre os dentes anteriores difíceis

DESVANTAGENS

- Extrema instabilidade oclusal. Pode provocar mordida aberta pela extrusão dos dentes posteriores.
- Dificuldade para acompanhar alterações da posição mandibular.

TÉCNICA DE CONFECÇÃO

- Manipular o paciente em posição de RC para ter noção do espaço que o contato prematuro promove na região anterior. Isso permite ao profissional ter uma noção da espessura que a placa deverá ter; se necessário, quando o profissional considerar que o contato prematuro for grande, recomenda-se fazer ajuste oclusal previamente.

Figs. 7-17 a 7-19 Vista frontal da placa total com desoclusão pelo canino. Observar, nos movimentos laterais, a guia de desoclusão.

As figuras 7-20 a 7-23 mostram paciente jovem com bruxismo severo, usando placa total plana.

Fig. 7-20 Paciente jovem (20 anos de idade) apresentando desgaste dental severo.

Figs. 7-21 a 7-23 Vistas frontal, laterais direita e esquerda da placa total plana em posição.

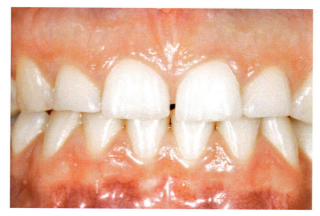
Fig. 7-20

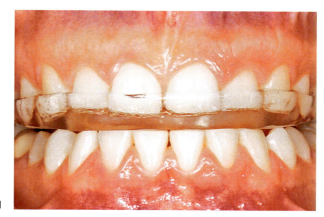
Fig. 7-21

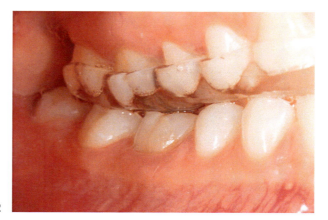
Fig. 7-22

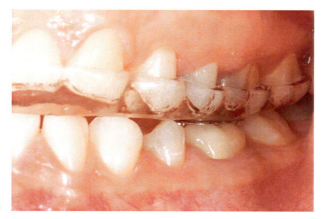
Fig. 7-23

Placas Oclusais e Protetores Bucais

- Em um pote Dappen, de tamanho normal, saturar o pó de resina acrílica com o líquido e mantê-lo fechado até a resina atingir a fase plástica; fechando o pote Dappen evita-se a rápida evaporação do monômero, reduzindo a porosidade da resina acrílica.
- Untar os dentes anteriores superiores com vaselina sólida ou líquida.
- Com a resina na fase plástica, estendê-la na distância correspondente entre os caninos e colocar em posição. A resina deve cobrir as faces vestibulares, incisivas e palatinas destes dentes.
- Manipular o paciente em posição de RC, fechando a boca, de tal modo que os dentes inferiores façam edentações na resina acrílica. Nesse momento, é importante já estabelecer a altura da placa.
- Com a resina em posição, esperar até que a mesma comece o processo de aquecimento. Nesse momento, usando a seringa tríplice, jatear com água para reduzir o calor e, ao mesmo tempo, remover e recolocar as placas por várias vezes seguidas até que o processo de aquecimento reduza.
- Deixar que a polimerização final da resina ocorra na boca. Isso permite que a placa fique autorretentiva, sem promover pressão entre os dentes, o que a pode tornar menos desconfortável para o uso.
- Delimitar com grafite as áreas em excesso.
- Desgastar o excesso, bem como transformar as edentações numa plataforma por palatino com fresas apropriadas. Recomendamos a fresa Mux-Cut.
- Recolocar a placa na boca e, com a fita do tipo *accu-film*, demarcar os contatos em relação cêntrica.
- Proceder este ajuste até que se obtenha o maior número de contatos possíveis e com a altura previamente estabelecida. O ideal é que todos os dentes inferiores toquem na placa, e que esta promova a menor desoclusão possível dos dentes posteriores.
- Estes contatos são estabelecidos numa plataforma plana, de modo que o paciente tenha liberdade de mover a mandíbula de posterior para anterior.
- A área da placa que corresponde à superfície palatina dos dentes deve ser desgastada de tal maneira que o paciente possa fazer movimentos de lateralidade e protrusão com liberdade.
- Promover polimento químico ou mecânico.
- Treinar o paciente para remover e colocar a placa com delicadeza.
- Pedir para o paciente tentar remover a placa com a língua. Com este teste cirurgião-dentista e paciente têm certeza de que a placa não vai ser deslocada da boca sozinha.
- Colocar a placa numa caixa plástica utilizada para os aparelhos ortodônticos e a entregar ao paciente.
- Após as recomendações de uso, marcar novos horários para acompanhamento e ajustes, se necessário.

As recomendações variam de acordo com as situações apresentadas. Porém, esta placa não deve ser indicada para uso por mais de 24 horas continuamente. Sugerimos que o paciente a use somente à noite, ou momentaneamente em períodos de maior tensão e dor. Após o alívio da sintomatologia, aconselhamos aos pacientes a administrarem o seu uso, podendo dormir com a placa em noites alternadas, variando também o espaço entre as vezes que a usa. Nos casos de bruxismo, já que o uso é duradouro ou talvez para sempre, além destas recomendações, aconselhamos aos pacientes a usar a placa em períodos de maior tensão emocional. Exemplificando, quando estiver dirigindo automóvel (Figs. 7-24A-E a 7-33).

COMENTÁRIO SOBRE A PLACA ANTERIOR

Apesar de alguns autores e clínicos contraindicarem radicalmente o uso desta placa, nós a utilizamos de maneira muito frequente. Após termos usado outros tipos de placas, praticamente todos, por um bom período, voltamos a fazer uso normalmente deste tipo. Somos sabedores e reconhecemos suas limitações e efeitos colaterais, como o problema de extrusão dos dentes posteriores, por essa razão, recomendamos que o paciente administre, como descrito. A nossa experiência clínica tem nos mostrado que o sucesso no tratamento da disfunção musculoarticular, o que faz a diferença, não é o tipo de placa, mas sim a maneira como esta placa foi ajustada. Além disso, e ainda mais relevante do que o uso de placa, como foi visto no capítulo 6, é o diagnóstico e a eliminação das causas dessa disfunção.

Nos casos específicos de bruxismo, o uso prolongado da placa não trará nenhuma alteração em nível de dimensão vertical de oclusão, se utilizada de maneira sábia.

Oclusão: Para Você e Para Mim

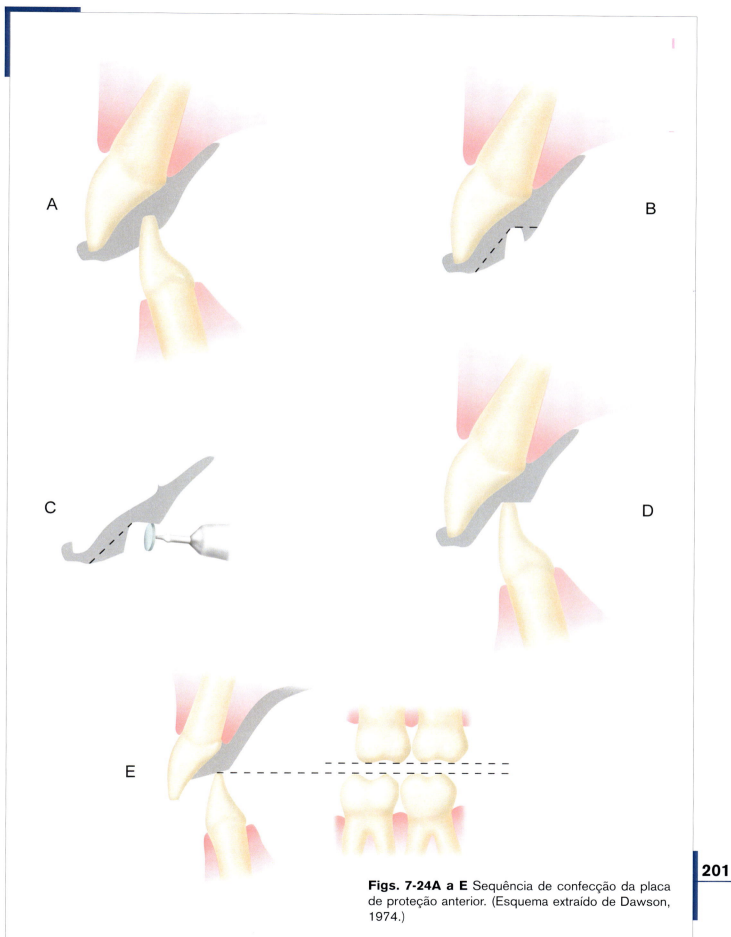

Figs. 7-24A a E Sequência de confecção da placa de proteção anterior. (Esquema extraído de Dawson, 1974.)

Placas Oclusais e Protetores Bucais

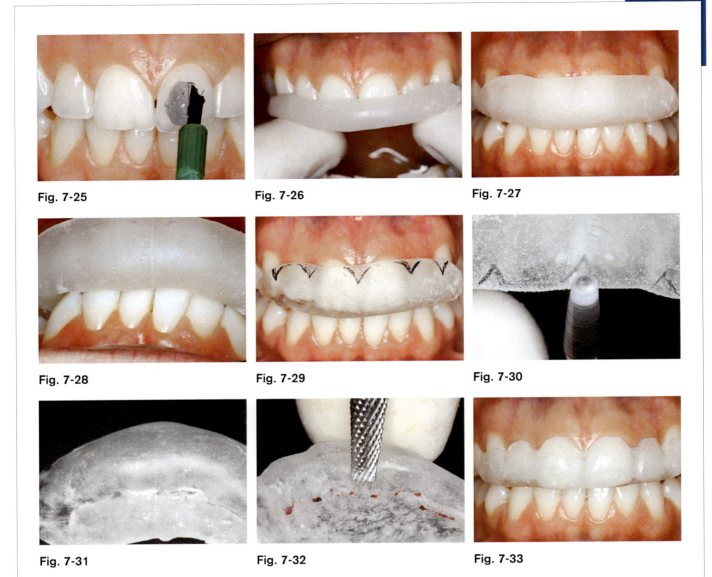

Fig. 7-25
Fig. 7-26
Fig. 7-27
Fig. 7-28
Fig. 7-29
Fig. 7-30
Fig. 7-31
Fig. 7-32
Fig. 7-33

Fig. 7-25 Colocação de vaselina nos dentes anterossuperiores.

Fig. 7-26 Resina acrílica quimicamente ativada na fase plástica aplicada sobre os dentes.

Figs. 7-27 e 7-28 Paciente manipulado em posição de RC com dentes anteriores fazendo edentações na resina. Deve-se evitar contato nos dentes posteriores.

Fig. 7-29 Demarcação das áreas a serem desgastadas.

Fig. 7-30 Desgaste do excesso da resina acrílica.

Fig. 7-31 Visão da região palatina da placa. Observar as edentações.

Fig. 7-32 Visão da região palatina da placa. Observar a obtenção dos pontos de contato na plataforma e acabamento final.

Fig. 7-33 Placa anterior de proteção em posição.

Oclusão: Para Você e Para Mim

Temos pacientes que usam a placa anterior há mais de 10 anos, sem, entretanto, demonstrar qualquer tipo de alteração oclusal (Figs. 7-34 e 7-35).

Esta placa é fácil, rápida, menos onerosa, resistente a fraturas e muito mais acessível a qualquer paciente e dispensa o trabalho de um técnico. Todo profissional com um pouco de habilidade pode confeccioná-la num período que varia de 30 a 60 minutos.

Placa de Hawley modificada

Esta placa é confeccionada a partir do aparelho de Hawley. Normalmente, após a conclusão do tratamento ortodôntico, o aparelho de Hawley é utilizado para fazer contenção. Também, muitos pacientes, mesmo jovens, desenvolvem sinais e sintomas de disfunções musculoarticular após o tratamento. Não queremos nem tampouco defendemos o conceito que o tratamento ortodôntico promove esta disfunção. Mesmo porque não existe nenhuma correlação entre pessoas tratadas ortodonticamente ou não, com o surgimento das disfunções temporomandibulares.[19]

Neste aparelho, que muitas vezes é usado somente durante a noite, acrescenta-se resina autopolimerizável na região anterior por palatino, de forma que os dentes posteriores fiquem desocluídos. Todos os princípios utilizados na confecção e uso recomendados para a placa já descritos permanecem os mesmos (Figs. 7-36 a 7-38).

As placas descritas são consideradas as mais passivas e comumente usadas. Elas possuem várias características em comum:

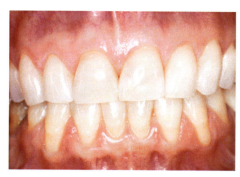
Fig. 7-34

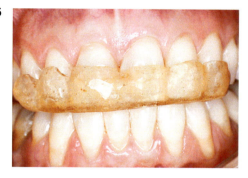
Fig. 7-35

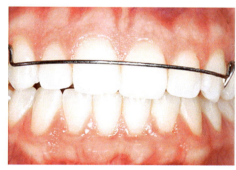
Fig. 7-36

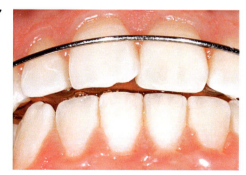
Fig. 7-37

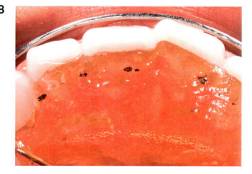
Fig. 7-38

Figs. 7-34 e 7-35 Vista frontal do paciente usando placa anterior há 13 anos para proteção (bruxismo), sem apresentar alteração oclusal. O uso da placa só é feito quando necessário.

Figs. 7-36 a 7-38 Placa de Hawley modificada em posição. Observar os contatos obtidos na região palatina da placa, desocluindo os dentes posteriores.

- Todas devem ser ajustadas em relação cêntrica. Por quê? Porque a RC é a única posição referencial que existe quando algum dispositivo se interpõe aos dentes. Não há mais MIH. Por isso, independentemente do tipo de placa que o profissional optar, ele deverá estar capacitado a fazer o ajuste delas em posição de RC. Isso é, o profissional tem que saber manipular o seu paciente.
- Todos os pacientes com placa devem ser acompanhados.
- Todas as placas possuem indicações e contra-indicações; vantagens e desvantagens.
- Todas as informações sobre os efeitos das placas necessitam de mais dados científicos.

Placas de reposicionamento mandibular

Estas placas são também conhecidas como *placas protrusivas.*

Elas têm um padrão oclusal com característica de uma placa ativa, porque alteram a posição mandibular da sua posição original. Esses tipos de placas possuem edentações posteriores e anteriores para colocar a mandíbula numa posição pré-definida em protrusão. Originalmente eram usadas para alterar a posição condilar e corrigir o disco deslocado. Supostamente, elas facilitariam a reposição dos discos das ATMs e reduziriam a carga na região retrodiscal.[35,36] Uma outra função desta placa, para ser usada num período curto, é manter o disco articular em sua posição normal, após ter sido recapturado. É bom frisar que elas já foram muito mais usadas do que nos dias de hoje, devido aos efeitos colaterais que têm sido decepcionantes, por ser usada por longo período. Após muito tempo com o uso a reconstrução protética normalmente é indicada para corrigir o espaço interoclusal na região posterior.

Nossa experiência com este tipo de placa é muito pequena. Evitamos ao máximo fazer qualquer tratamento neste nível que seja, muitas vezes, de caráter irreversível, mesmo porque se torna impossível acompanhar e saber os danos que pode provocar nas ATMs.

Placas a vácuo

São placas feitas por aparelhos chamados *plastificadores* por um sistema a vácuo. São de um material à base de plástico (acetato), normalmente transparentes, com 1 mm de espessura. São confeccionadas para serem usadas na arcada superior, sobre um modelo obtido da moldagem do paciente. Este modelo deve ser recortado, eliminando todas as retenções provenientes de ausência dentária, e de prótese parcial fixa, bem como as bolhas positivas e negativas. Para que o plástico fique bem justaposto, é indicado fazer uma grande perfuração na região palatina do modelo. Depois de prensada, a placa é removida do modelo, usando disco de carburundum. O recorte do excesso e acabamento final devem ser realizados com tesoura ou mesmo com lâmina de bisturi. Essas placas dificilmente promovem uma oclusão aceitável e eram usadas para proteger os dentes dos pacientes com bruxismo. Pelo fato de serem finas, elas perfuram e fraturam muito facilmente. Não se utiliza plástico mais espesso, porque se torna impraticável o seu uso.

Alguns autores e clínicos transformam essas placas de acetato em placas totais planas ou com desoclusão canina, acrescentando resina acrílica autopolimerizável em toda superfície oclusal e incisiva. Entretanto, em nossa experiência clínica, não vemos vantagens neste artifício, porque além de estas placas ficarem mais antiestéticas, perfuram e fraturam com facilidade, e o tempo gasto na cadeira para o ajuste é muito grande. Podem servir como ótimo elemento para treinamento de estudantes.

Elas também são muito úteis para fazer guias tomográficos e cirúrgicos nos pacientes que se submeterão a colocações de implantes.

Uma outra indicação para esse tipo de placa, agora com plástico na espessura de 2 mm, é a fabricação de prótese total, para confecção de moldeira individual e como placa base, servindo de apoio na colocação do rodete de cera.

Ainda utilizando placas a vácuo, com material de polivinil de 1,5 ou de 2 mm de espessura, está indicado para crianças na proteção ao bruxismo. No entanto, em adultos, este tipo de placa quando comparado com a placa total em resina acrílica aumenta a atividade muscular.[35,36]

Nestes casos, chamamos a atenção no sentido de as crianças usarem essa placa num curto período, talvez 1 mês. Passado esse tempo, solicitar aos pais para que observem se a criança continua a ranger os dentes. Uma outra e boa forma de usá-la é utilizar de maneira alternada, por exemplo, um dia sim outro não, ou usar nos períodos em que as crianças estão mais agitadas (Figs. 7-39 a 7-44).

Considerações Finais

Qualquer tipo de placa instalada na boca, automaticamente, envolve as duas ATMs. Quando uma articulação está com problema e uma placa oclusal vai ser utilizada para auxiliar no tratamento, a outra articulação estará também envolvida. Como é possível tratar uma articulação sem que a outra não seja comprometida? Quais os efeitos colaterais que as placas de uma maneira geral promovem? As placas que alteram a relação oclusal, articular e muscular em caráter irreversível devem ser efetivamente utilizadas? E se o problema recidivar no futuro, o que fazer? São perguntas que frequentemente nossos alunos e colegas formulam, e não temos resposta para elas. Por essa razão, sugerimos a todos terem cautela naquilo que fazem, escrevem e falam. Todos nós temos muito ainda a aprender sobre o uso das placas oclusais, por isso ratificamos, aqui, a necessidade de mais pesquisas e estudos com o objetivo de que estas e outras dúvidas venham a ser elucidadas.

As figuras 7-39 a 7-44 mostram paciente com desgaste acentuado no dente 11 provocado por bruxismo. Após restaurado o dente, foi instalada uma placa de proteção a vácuo, feita com plástico de 1 mm de espessura, rígido.

PROTETORES BUCAIS

A Odontologia desportiva, assim como a Medicina, mostra-se cada vez mais necessária e presente entre os atletas. A importância da atuação do cirurgião-dentista está relacionada não só ao tratamento de lesões decorridas de traumas bucofaciais, à prevenção destas,[41] bem como a disseminação de informações sobre traumatismos dentais em atletas, encorajando pesquisas na prevenção desses acidentes.[1]

Durante a última metade do século, os esportes tornaram-se mais competitivos e perigosos.[14] Assim sendo, todos aqueles que praticam esportes devem ser alertados para a importância do uso de protetores bucais e sobre os tipos disponíveis no mercado.[41]

Segundo dados da *The National Youth Sports Foundation* (NYSSF), todo atleta, envolvido numa atividade desportiva de contato físico, tem até 10% de probabilidade, durante uma temporada, de sofrer uma lesão facial, com 33 a 56% de chance que uma lesão desse tipo ocorra em toda sua carreira.[8,44]

A perda ou fratura dos dentes anteriores[10,43] é o problema dental que provoca maior impacto emocional e constitui uma experiência dramática para todos, podendo ser um fator direto de futuros problemas psicológicos e desvios de comportamento de adultos e crianças.

O tratamento dessas injúrias pode ser complexo e de alto custo, além de essas lesões implicarem em desfiguração, incômodo e possíveis consequências para a vida toda, uma vez que nada pode

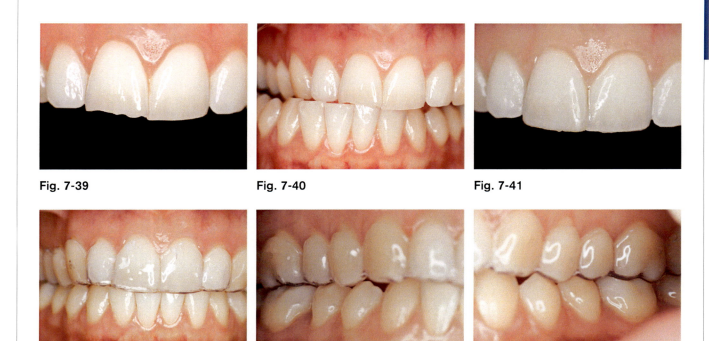

Fig. 7-39 Vista frontal do paciente com desgaste acentuado do dente 11.
Fig. 7-40 Vista frontal do paciente em parafunção oclusal e movimento látero-protrusivo.
Fig. 7-41 Incisivo central direito restaurado.
Figs. 7-42 a 7-44 Vistas frontal, laterais direita e esquerda do paciente usando placa confeccionada no sistema a vácuo.

se igualar à função e à estética das estruturas dentais hígidas. Foi realizado um cálculo pela *The National Youth Sports Foundation of Atletic Injuries*, que apresentou o traumatismo dental como o tipo de acidente orofacial mais comum, e constatou que mais de 5 milhões de dentes são avulsionados nos Estados Unidos cada ano. As vítimas desses acidentes, que não têm o dente preservado ou reimplantado, gastam entre 10-15 mil dólares por dente, durante toda a vida, em tratamentos dentários, além do tempo gasto na cadeira do dentista e outros problemas dentais.[41]

Em 1984, o *Bureau of Health Education and Audiovisual Services* (BHEAS)[7] declarou que aproximadamente três milhões de jogadores de futebol americano já usavam protetores, resultando na prevenção de mais de 200.000 injúrias por ano.[41] No mesmo ano, o *Public Health Service Division of the USA Departament of Health and Human Service*, listou, como um dos seus objetivos, o uso de protetores bucais por jovens durante os esportes de contato.[8]

Ocorrência

McNutt et al.[26] entrevistaram 2.470 atletas de ambos os sexos, com idade entre 10 e 18 anos, durante um período de 3 anos. Foram registradas, neste período, 222 injúrias, indicando que 9% de todos os jogadores sofrem algum tipo de lesão. No início da década de 90, foi realizado um estudo australiano intitulado "Trauma em Esportes na Austrália, causas, custos e prevenção" *(Sports injuries in Autralis, Causes, Cost and Prevention)*, que revelou um custo de U$ 1,4 bilhões de dólares por ano gastos em acidentes com esportes somente na Austrália, cuja população é de 18 milhões de habitantes. Quando os números são transportados aos Estados Unidos, onde a população é aproximadamente 260 milhões de pessoas, o valor dos gastos aumenta de maneira considerável.[41]

Histórico

A preocupação com o uso de protetores bucais na prática de esportes não é recente. O primeiro protetor bucal foi usado em 1913 por Ted "Kid" Lewis (um boxeador inglês), de acordo com McNutt.[26] Porém, somente em 1962, o *National Alliance Football Rules Comiittee* estabeleceu que todo jogador de futebol júnior ou de times escolares seria obrigado a usar proteção durante os jogos. Alguns anos mais tarde, segundo *o Bureau of Health Education and Audiovisual Services* (Bheas)[7] e Polyzois[39], os jogadores de hóquei também foram obrigados pela *National Collegial Athletic Association* (NCAA) a usar proteção bucal ao jogar.

Infelizmente, é observado que todas as informações e preocupações quanto ao uso de protetores bucais estão nos países do primeiro mundo. No Brasil, enquanto cresce o número de participantes em esportes radicais e em competições esportivas, poucas atitudes são tomadas por parte dos pais, treinadores e cirurgiões-dentistas para evitar a ocorrência de traumatismo. Até o momento, existem poucos estudos que relatam a prevalência de traumatismos e do uso de protetores bucais em esportes praticados no Brasil. Um destes estudos foi realizado com atletas participantes dos Jogos Abertos de Santa Catarina (JASC). Através de questionário, foram indagados 510 atletas de oito modalidades diferentes: basquete, handebol, voley, judô, caratê e tênis de ambos os sexos, futsal e ciclismo (*down hill*) masculinos. Dentre os esportes pesquisados, o futsal foi o que apresentou maior frequência no relato de traumatismos bucais (76,9%), seguido do basquete (67,2%) e do caratê (65,8%). Quanto ao conhecimento dos atletas sobre o que fazer em caso de avulsão e fratura, 88,8% e 47,8%, respectivamente, não sabiam o que fazer ou tinham pouca informação. De todos os atletas questionados, somente 85 (16,7%) usavam protetores bucais durante o JASC, sendo que destes, 79 utilizavam porque era obrigatório (caratê).

O boxe mostrou-se o meio de divulgação mais comum do uso de protetores (47%). Dos 423 atletas que não usavam protetores nos jogos, 10,9% já haviam experimentado e dos 255 que relataram traumatismo bucal, 220 descreveram envolvimento de tecido mole, 54, de dente superior e 51, de fratura dental. O estudo concluiu que a frequência de traumatismos em atletas de futsal e basquete, assim como o número reduzido de usuários de protetores bucais, podem ser considerados significativos, justificando campanhas de esclarecimento para o seu uso.[9]

Função

Os protetores bucais promovem proteção para os atletas de três diferentes formas: (a) contra concussão pela absorção de choque; (b) proteção contra traumatismos no pescoço e; (c) proteção para os dentes por distribuir as forças do golpe para todos os dentes e por diminuir o contato entre a mandíbula e a maxila.[44]

Os protetores podem prevenir também a laceração e equimose dos lábios e bochechas durante o impacto,[23] reduzir a severidade e o número destas injúrias (fraturas ósseas, fratura e deslocamento dental), além de oferecer suporte aos espaços edentados.[19,20] Essas vantagens são proporcionadas pela resiliência e espessura[48] (funciona como almofada), as quais diminuem a força transmitida aos tecidos adjacentes. Esta força é então refletida e distribuída pelo protetor bucal.[23,41,45] Os protetores bucais podem, ainda, evitar que os dentes da arcada oposta sofram contatos traumáticos, os quais podem levar à fratura dental ou danificar suas estruturas de suporte.[23] De Wet[14] afirmou em seu trabalho que uma significante redução ou total eliminação de traumatismos dentais podem ser esperadas quando os protetores bucais são utilizados.

Em virtude de todos os benefícios oferecidos pelos protetores bucais, a Associação Americana de Odontologia recomenda o seu uso para os seguintes esportes: acrobacia, basquetebol, boxe, hóquei no campo, futebol americano, ginástica, handebol, hóquei no gelo, artes marciais, raquetebol, hóquei roller, rugby, skate, futebol, squash, surf, voleibol, pólo aquático, levantador de peso e luta livre.[41]

A introdução do uso de protetores bucais nos esportes não deve ser realizada a exemplo do que ocorreu nos anos 90 nos Estados Unidos, onde a obrigatoriedade do seu uso foi um fracasso, além de torná-lo impopular. A obrigatoriedade não pode ocorrer antes de que atletas, treinadores e dentistas sejam esclarecidos o quanto da importância do uso deste tipo de proteção. A maioria dos atletas recusa-se a usar protetores bucais alegando problemas com conforto, durabilidade, dificuldade na fonação,[44] além da dificuldade na respiração,[17] sendo esta idéia reforçada pelos protetores bucais de estoque vendido em lojas (pobre adaptação). Já os treinadores podem ser informados que o uso do protetor não irá diminuir a performance do atleta, enquanto os dentistas poderiam tornar-se educadores demonstrando a proteção oferecida pelo uso do equipamento de proteção.

Pacientes em tratamento ortodôntico apresentam maior risco ao traumatismo dental devido ao aumento de mobilidade dos dentes e pelo uso do aparelho em si.[32] A confecção de protetores para estes pacientes é normalmente problemática. Porém, Jones e Graham[22] desenvolveram um protetor com características individuais para pacientes portadores de aparelhos ortodônticos fixos. A confecção deste protetor será descrita a seguir.

Tipos de Protetores Bucais

Existem basicamente três tipos de protetores bucais atualmente. São eles:

- De estoque.
- Termoplásticos.
- Personalizados.
    - personalizados a vácuo.
    - personalizados laminados sob pressão.

Características

Segundo a *American Society for Testing and Materials* (ASTM) e outros autores como Guevara e Ranalli,[18] Johnsen e Winter,[21] Mc Carthy[25] e Scott et al.,[43] os protetores bucais devem ter as seguintes características:[6,9,17,21,38,41]

- Ser confeccionados com material resistente.
- Cobrir todos os dentes.
- Devem ser preferencialmente utilizados na maxila.
- Devem ser confortáveis.
- Não devem atrapalhar a fala e a respiração.
- Resistentes.
- Sem odor.
- Sem gosto.
- Não volumoso.
- Adequado.
- Espessura suficiente nas áreas críticas.
- Boa retenção e adaptação para que o atleta sinta-se confortável e continue o seu uso.[14]

Protetores bucais de estoque

Este tipo de protetor bucal é vendido em lojas de esportes e é comercializado em três diferentes tamanhos (geralmente pequeno, médio e grande), não sendo possível nenhuma forma de personalização deste à arcada dental do atleta. É o tipo de protetor mais barato e está pronto para uso (somente remover do pacote), contudo é espesso. Além disso, apresenta uma pobre retenção (adaptação), exigindo que o atleta permaneça mordendo para mantê-lo na boca. Assim, esse tipo de protetor interfere sobremaneira na fala e respiração. É importante afirmar que esses protetores bucais não devem ser utilizados devido à falta de retenção e às suas propriedades, que proporcionam o menor nível de proteção quando comparado a outros tipos.[15,38]

Protetores bucais termoplásticos
(Figs. 7.45 e 7.46)

Este tipo de protetor é o mais utilizado no mercado e é feito de um material termoplástico. Amolecido em água quente, é colocado em seguida sobre os dentes da maxila e ajustado aos dentes e a gengiva utilizando os dedos e a língua. A proteção oferecida por esses protetores é um pouco melhor quando se compara aos protetores de estoque, mas ainda assim oferece uma proteção insuficiente devido à deformação do material quando imerso em água quente. No processo de ajuste na arcada, a espessura do material termoplástico é diminuída, reduzindo a eficácia da proteção ao atleta. Para Park,[38] esse tipo de protetor causa uma falsa sensação de proteção devido à redução da espessura (70-90%). Além disso, os protetores têm tamanho limitado, não cobrindo os dentes posteriores e, frequentemente, os atletas cortam e alteram a espessura do protetor prejudicando o ajuste e a retenção do mesmo. Todas estas alterações prejudicam a eficácia do protetor, já que a espessura e a extensão são essenciais para a sua eficácia. Por essa razão, esse tipo de protetor bucal não oferece a qualidade nem a segurança necessária aos atletas.[15,41] Um estudo realizado através de entrevistas com atletas alemães no ano 2000 mostrou que o protetor do tipo termoplásticos são aqueles que causaram maiores problemas de adaptação quando comparados com os personalizados.[6]

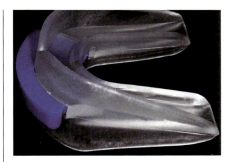

Fig. 7-45 Protetor bucal termoplástico para as arcadas superior e inferior.

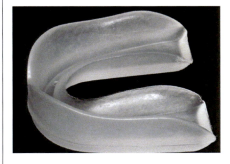

Fig. 7-46 Protetor bucal termoplástico para a arcada superior.

Placas Oclusais e Protetores Bucais

Protetores bucais personalizados

É o melhor protetor bucal disponível atualmente.[28] Esse tipo de protetor é confeccionado pelo cirurgião-dentista e confere uma excelente proteção para a maioria dos esportes e permanece firme na maxila durante a fonação, respiração ou golpe na face. Em agosto de 1998, a liga de hóquei sobre o gelo de Ontário (base para a Liga Nacional de Hóquei, Canadá) exigiu que todos os atletas utilizarem protetores bucais confeccionados pelo dentista, por oferecer maior proteção e adaptação.[57]

Antes da confecção desse protetor, algumas questões deverão ser respondidas:[41]

- Para qual esporte esse protetor bucal será utilizado?
- Qual a idade do atleta e qual a possibilidade de promover espaço para a erupção de dentes quando em fase de dentadura mista (idade de 6 a 12 anos)?
- O tipo de protetor é adequado para o nível de competição do atleta?
- O paciente tem história de concussão ou necessita de proteção extra em alguma área específica?
- O paciente está sob tratamento ortodôntico?
- O paciente apresenta cavidades de cárie ou perda dental?

Existem dois tipos de protetores personalizados: a vácuo e laminados sob pressão.

PROTETORES BUCAIS A VÁCUO

O material mais utilizado para a confecção desses protetores é o acetato de etileno vinil – EVA (*ethylene vinyl acetate*).[8,41] As máquinas a vácuo, responsáveis pela confecção destes protetores são adequadas para uma única lâmina EVA, descrita a seguir na técnica de confecção.[8,41] Deve ficar evidenciado que o protetor bucal a vácuo é superior aos protetores de estoque ou termoplásticos, reduzindo as principais falhas e reclamações dos atletas e treinadores.[44]

Técnica de confecção:[8,47]

(a) Preparo do modelo
- Recorte do modelo, removendo-se as rebarbas laterais (o máximo possível), porém preservando toda a região de fundo de sulco.

- Remoção das bolhas positivas e preenchimento das bolhas negativas.
- Confecção de um orifício (do maior tamanho possível, sem que invada a área de trabalho) na região central do modelo para o escape do ar durante a conformação a vácuo da lâmina, permitindo a boa adaptação desse modelo (Fig. 7-47).

(b) Com o modelo seco, delimita-se a área de trabalho de acordo com as normas da ASTM[7,18,21,27,43] (Fig. 7-48), confeccionando um alívio na região de freios e *envolvendo todos os dentes,* exceto os terceiros molares.[41]
(c) Adaptação de uma lâmina do material EVA (normalmente de 4 mm) na porção superior da máquina, entre os dois suportes metálicos.
(d) Colocação do modelo na plataforma da máquina de conformação a vácuo (Fig. 7-49).
(e) Aquecimento da lâmina do material EVA até que forme uma "bolha" (Fig. 7-49).
(f) Abaixamento do suporte metálico que prende a lâmina (vácuo), até que alcance a plataforma onde o modelo se encontra.
(g) Remoção do modelo e lâmina prensados após o esfriamento da lâmina (Fig. 7-50).
(h) Acabamento: as margens são acabadas, evitando que pela espessura ou contorno irritem a mucosa, em particular os freios. Na zona posterior, justifica-se em recorte que assegure a posição de repouso da mandíbula. O acabamento é realizado em três etapas:

- Recorte inicial com tesoura e/ou bisturi seguindo a delimitação feita no fundo de sulco em uma inclinação de 45°. Se a lâmina for opaca, esse passo ficará um pouco mais difícil, já que não é possível ver a delimitação com clareza (Fig. 7-52).
- Desgaste com pedra para acrílico nas bordas já recortadas (Fig. 7-53).
- Arredondamento das bordas com lamparina a álcool Hanau (Fig. 7-54).

(i) O protetor bucal está pronto, podendo ser provado no paciente. Deve-se verificar as áreas com interferência de freios, que ainda possam existir e, então, removê-las até que o paciente sinta-se confortável (Fig. 7-55).

Em pacientes em tratamento ortodôntico, antes da moldagem, uma faixa de cera utilidade deve ser colocada sobre o aparelho fixo, sendo o paciente moldado dessa forma. A partir daí, a sequência é a mesma descrita anteriormente.

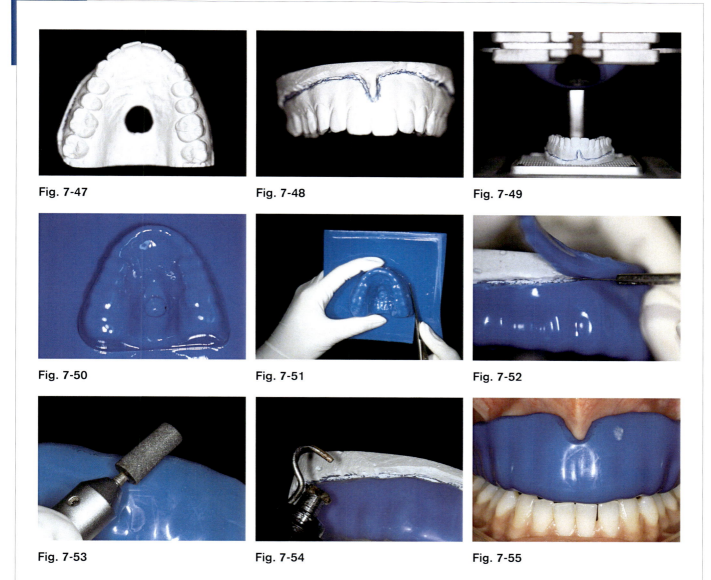

Fig. 7-47 Vista oclusal do modelo após a confecção do orifício na região do palato.
Fig. 7-48 Delimitação da área de trabalho com lápis, com alívio na região de freios.
Fig. 7-49 Formação de uma "bolha" após o aquecimento da lâmina EVA.
Fig. 7-50 Vista oclusal do modelo e lâmina depois de prensados.
Fig. 7-51 Recorte inicial com tesoura.
Fig. 7-52 Recorte do protetor utilizando lâmina de bisturi, seguindo a delimitação realizada anteriormente no fundo de sulco.
Fig. 7-53 Acabamento com o desgaste das bordas após o recorte.
Fig. 7-54 Arredondamento das bordas com lamparina a álcool Hanau.
Fig. 7-55 Prova do protetor bucal no paciente.

Placas Oclusais e Protetores Bucais

PROTETORES BUCAIS LAMINADOS SOB PRESSÃO

Esse tipo de protetor é feito com duas ou três camadas de material EVA até alcançar a espessura desejada em um ambiente de alta temperatura e pressão (6-10 atmosferas),[37,45] que pode ser utilizado para todos os tipos de esportes. As camadas não são unidas com o vácuo da máquina, mas sim através de uma fusão química promovida pela alta temperatura e pressão de máquinas como Drufomat, Erkopree 2004 ou Biostar. A espessura de um protetor bucal torna-se importante, pois à medida que a espessura é aumentada, a força do impacto é diminuída.[41]

Os protetores bucais devem ser espessos, mas não muito volumosos. Sugere-se uma espessura de 3 mm por vestibular e oclusal e 2 mm por palatino.[41] Não se pode esperar que uma lâmina EVA com 3 mm mantenha a mesma espessura após a confecção, o que é fisicamente impossível. Durante a fabricação, a espessura da lâmina é reduzida de 25 a 50% nos protetores personalizados,[37,38] e de 70 a 90% nos protetores do tipo termoplástico.[38] O uso de uma lâmina de 3 mm resultará em um protetor bucal insatisfatório. Portanto, duas ou mais camadas do material EVA devem ser utilizadas, alcançando um resultado final de 3 a 4 mm de espessura na superfície oclusal.[36,38,42]

As vantagens dos protetores laminados sob pressão são: (a) adaptação precisa; (b) pouca deformação (pouca memória elástica) e (c) é possível aumentar espessura de áreas que necessitam de maior proteção.[41]

Dentre os protetores bucais disponíveis hoje no mercado, os laminados sob pressão são os que proporcionam maior proteção.[32,41]

Técnica de confecção

A confecção desses protetores bucais inicia com a escolha da cor e quantas lâminas de EVA serão utilizadas. Se, por exemplo, deseja-se um protetor de 4 mm, utilizam-se duas lâminas de 3 mm cada. A primeira lâmina de material EVA escolhida é colocada no disco posicionador e o modelo, recortado previamente, é colocado sobre a mesa da máquina à pressão.

O aquecedor, bem como o disco que fixa a lâmina de EVA, são colocados sobre o modelo.

A lâmina começa a ser aquecida e, à medida que isso ocorre, ela irá formar uma "bolha" sobre o modelo. No instante em que essa "bolha" tocar o modelo, é o momento de ativar a pressão.

No mesmo instante em que a pressão é acionada, deve-se abaixar o disco posicionador da lâmina de EVA até a base do modelo. O aquecedor poderá, então, ser afastado.

O material (lâmina de EVA e o modelo) deve permanecer sob pressão por no mínimo 15 minutos. Depois, espera-se até que a pressão seja liberada, o que será indicado por um botão luminoso. Nesse momento, o cilindro de pressão irá movimentar-se pra cima.

A primeira camada do protetor está formada. O modelo deve ser removido da máquina e deixado para esfriar à temperatura ambiente, prevenindo distorções.

Uma vez frio, a lâmina deverá sofrer um recorte prévio com tesoura ou lâmina de bisturi, com cuidado para que este recorte não seja excessivo. A extensão palatina deve ser removida para maior conforto do atleta para falar e respirar. Por vestibular, o protetor deve cobrir todo o osso alveolar e estender-se até o primeiro molar.

Nesse momento, o protetor poderá receber algum tipo de identificação, como o nome do paciente, por exemplo.

A segunda camada de lâmina EVA deve, então, ser aplicada. A nova lâmina de material EVA (transparente) é colocada no disco posicionador, e o modelo com a primeira camada do material é colocado sobre a mesa da máquina à pressão, repetindo as etapas anteriormente descritas.

Quando a segunda camada da lâmina EVA começa a esquentar, esse é um momento crítico na confecção do protetor bucal. A segunda lâmina deve estar quente e na consistência certa para que possa se unir à primeira lâmina. Caso contrário, as duas lâminas irão se separar com o passar do tempo.

A segunda lâmina deve cair completamente sobre o modelo, antes que o sistema de pressão seja ativado.

Então, o modelo com as lâminas é removido e fica em temperatura ambiente para o completo resfriamento durante uma noite para evitar distorções.

Com uma caneta, marca-se por palatal onde será cortado o protetor, isto é, 1 a 2 mm dos dentes.

Com uma broca para acrílico, é removido o excesso de material por palatal. O protetor é novamente colocado no modelo e é dado o acabamento final por palatal e vestibular. Todas as interferências dadas pela musculatura devem ser removidas.

O protetor é fixo em um torno e é dado o acabamento e polimento até a espessura desejada, com uma fresa apropriada.

O polimento final é dado com uma gaze saturada de clorofórmio.

Considerações Finais

Atualmente, cerca de 90% dos protetores bucais utilizados por atletas são comprados em lojas de esportes, e os outros 10% são feitos com o cirurgião-dentista.[45]

É recomendado que o protetor bucal seja sempre lavado com água e sabão neutro após o seu uso e, após seco, deve ser armazenado em uma caixa perfurada. Quando for utilizado, o protetor pode ser enxaguado com solução desinfetante ou antisséptico.[4,5,36]

REFERÊNCIAS

1. ACADEMY FOR SPORTS DENTISTRY [on line] [Acessado em 09 de janeiro de 2002] Disponível na internet http://www.acadsportsdent.org

2. AMSTERDAM, M. *Periodontal prothesis, twenty five years – in retrospect*. Alpha Omega, 1974.

3. ANDERSON, G. Comunicação pessoal. Universidade de Minnesota, 1998.

4. ANDREASEN, J.O. *Lesiones traumáticas de los dientes*. Barcelona: Labor, 1984. 478 p.

5. ANDREASEN, J.O.; ANDREASEN, F.M. *Traumatismo Dentário: soluções clínicas*. São Paulo: Panamericana, 1961. 168 p. Cap. 10, p. 141-154: Lesões na dentição decídua.

6. BEMELMANNS, P.; PFEIFFER, P. Incidence of dental, mouth, and jaw injuries and the efficacy of mouthguards in top ranking athletes. *Sportverletz Sportschaden*, 14(4):139-43, 2000.

7. BUREAU OF HEALTH EDUCATION AND AUDIO-VISUAL SERVICES; COUNCIL ON DENTAL MATERIALS, INSTRUMENTS, AND EQUIPAMENT. *JADA*, 109:84-7, 1984.

8. CANTO, G.D.L.; OLIVEIRA, J.; HAYASAKI, S.M.; CARDOSO, M. Protetores Bucais: uma necessidade dos novos tempos. *Rev Dental Press Ortodon Ortop Facial*, 4(6):20-26, 1999.

9. CARDOSO, M.; RODRIGUES, C.C.; ROCHA, M.J.C.; CALVO, M.C.M. Protetores bucais versus traumatismo nos Jogos Abertos de Santa Catarina. *Pesqui Odontol Bras* 15(supl 2001) p.16 (Anais da 18a Reunião Anual do SBPqO) 2001.

10. CHAPMAN, P.J. Orofacial injuries and the use of mouthguards by the 1984 Great Britain Rugby League Touring team. *Br J Sports Med*, 19(1):34-6, 1985.

11. CLARK, G.T. Terapias com Placas Oclusais. *In:* MOHL, N. *Fundamentos de Oclusão*. Chicago: Quintessense, 1989, p.305-319.

12. CROLL, T.P.; CASTALDI, C.R. A utilização de protectores bucais no paciente ortodôntico e na criança com dentição mista. *Quintessência*, 2(1):35-9, 1991.

13. DAESON, P.E. *Evaluation and diagnosis and treatment of occlusal problem*. St. Louis: CV Mosby Company, 1974.

14. De WET, F.A. The prevention of oralfacial sports injuries in the adolescent. *Int Dent J*, 31(4):313-9, 1981.

15. DENTISTRY ON THE LAKE. [on line] [Acessado em 09 de Janeiro de 2002] Disponível na internet http://www.dentistry-on-the-lake.com

16. FERREIRA, R.A. Impacto radical. *Revista da APCD*, 52(4):265-271, 1998.

17. FRANCIS, K.T.; BRASHER, J. Physiological effects of wearing mouthguards. *Br J Sports Med*, 25(4):227-31, 1991.

18. GUEVERA, O.S.; RANALLI, D.N. Tecnique for mouthguard fabrication. *Dent Clin North Am*, 35(4):667-83, 1991.

19. HELM, S.; PETERSEN, E. Mandibular disfunction in adulth ood in relation morphologic malocclusion at adolescent. *Acta Odont Scand*, 47:309-315, 1989.

20. HICKEY, J.C.; MORRIS, A.L.; CARLSON, L.D.; SEWARD, T.E. The relation of mouth protectors to cranial pressure and deformation. *JADA*, 74:735-40, 1967.

21. JOHNSEN, D.C.; WINTERS, J.S. Prevention of intra-oral trauma is sports. *Dent Clin Nort Amer*, 35(4):657-66, 1991.

22. JONES, C.M.; GRAHAM, J. Underwater orthodontics. *Br J Orthod*, 17(4):325-8, 1990.

23. JOSELL, S.D.; ABRAMS, R.G. Traumatic injuries to the dention ands its supporting structures. *Ped Clin Nort Amer*, 29:717-43, 1982.

24. KAROLY, I. apud in RAMFJORD, S.; ASH, M. *Oclusão*. Rio de Janeiro: Intramericana, 3.ed., 1984. p.131-38.

25. McCARTHY, M.F. Sports and mouth protection. *Gen Dent*, 38(5):343-6, 1990.

26. MC NUTT, T. et al. Oral trauma in adolescent athletes: A study of mouth protectors. *Ped. Dent*, 11(3):209-13, 1989.

27. MC WHORTER, A.G.; SEALE, N.S. Spin-off applications of mouthguards. *Dent Clin Nort Amer*, 35(4):683-700, 1991.

28. MEKAYARAJJANANONTH, T.; WINKLER, S.; WONGTHAI, P. Improved mouth guard design for protection and comfort. *J Prosthet Dent*, 82(6):627-30, 1999.

29. MILWARD, P.J.; JAGGER, R.G. A laminating procedure for thermoformed mouthguards. *J Prosthet Dent*, 68(5)862-3, 1992.

30. MIRALLES, R.L. et al. Influence of different centric funcions on eletromiographic activily of elevator muscles. *J Cran Mand Pract*, 6(1):26-33, 1988.

31. MULLEF, V. *Informação pessoal.* Universidade de Witwatersrand – Johannesburgo, África do Sul, 1998.

32. NEWSOME, P.R.; TRAN, D.C.; COOKE, M.S. The role of the mouthguard in the prevention of sports-related dental injuries: a review. *Int J Paediatr Dent*, 11(6):396-404, 2001.

33. OIKARINEN, K.S.; SALONEN, M.A.M. Introduction of four customade mouth protectors constructed of single and double layers for activists in contact sports. *Endod Dent Traumatol*, 9:19-24, 993.

34. OKESON, J.P. The effects of hard and soft occlusal splints on nocturnal bruxism. *JADA*, 114:788-790, 1987.

35. OKESON, J.P. Logn-term treatment of disc-interference disorders of the têmporo-mandibular joint with anterior repositioning oclusal splints. *J Phrosth Dent*, 60:611-616, 1988.

36. OLIN, W. Lesiones desportivas y protetores bucales. In: PINKHAM, J.R., CASAMASSIMO, PAUL S.; FIELDS, Henry W.; MCTIGUE, Dennis J.; NOWAK, Arthur. *Odontopediatria da infância à adolescência.* São Paulo: Artes Médicas, 1996. 661 p. p.

37. PADILLA, R.R.; LEE, T.K. Pressure-laminated athletic mouth guards: a sep-bystep process. *CDA Journal*, 27(3), 1999.

38. PARK, J.B.; SHAULL, K.L.; OVERTON, B.; DONLY, K.J. Improving mouth guards. *J Prosthet Dent*, 72(4):373-80, 1994.

39. POLYZOIS, G.L. Custom mouth protectors: an aid for autistic children. *Quintessence*, 20(10):775-7, 1989.

40. POSSELT, U. *Physiology of occlusion and rehabilitation.* Oxford: Blackwell Scientific Publications, 1969.

41. QUALITY DENTISTRY. [on line] [Acessado em 09 de Janeiro de 2002] Disponível na internet http://www.qualitydentistry.com/dental/sdentistry.

42. RANFJORD, S.P.; ASH, M.M. Reflections on the Michigan oclusal splint. *J Oral Rehab*, 21:491-500, 1994.

43. SCOTT, J.; BURKE, F.J.T.; WATTS, D.C. A review of dental injuries and the use of mouthguards in contact tesm sports. *Br Dent J*, 176(8):310-4, 1994.

44. SEALS, R.R. Jr.; MORROW, R.M.; KUEBKER, W.A.; FARNEY, W.D. An evaluation of mouthguard programs in Texas high school football. *JADA*, 110(6): 904-9, 1985.

45. SPORTSGUARD LABORATORIES, INC. [on line] [Acessado em 09 de Janeiro de 2002] Disponível na internet http://www.sportsguard.com

46. STENGER, J.M. Mouthguards: protetion against shock to head neck and teeth. *JADA*, 69:273-281, 1964.

47. VELASCO, L.E.L.; VELASCO, L.F.L.; MUNHOZ, M.F. A importância dos protetores bucais na prevenção de traumatismos dentários. [on line] [Acessado em 9 de janeiro de 2002] Disponível na internet http://www.mundobucal.com.br

48. WESTERMAN, B.; STRINGFELLOW, P.M.; ECCLESTON, J.A. Forces transmitted through EVA mouthguard materials of different types and thickness. *Aust Dent J*, 40(6):389-91, 1995.

49. WIDMALM, S.E. Use and Abuse of Oclusal Splints. *Compendium*, 20:249-260, 1999

50. WITZIG, J. Custom mouthguards increase may increase player strength. *Dent Today*, 11(5):32-3, 1992.

A recolocação protética em geral e particularmente a de extremidade livre, deve somente ser implementada onde as condições existentes conduzem a problemas relevantes.

Kayser, Witter e Spanauf, 1987

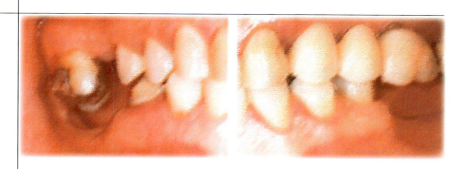

O fato das próteses de extremidades livres serem frequentemente descartadas pelos pacientes, deveria ser levado mais a sério pelos protesistas.

Kayser, Witter e Spanauf, 1987

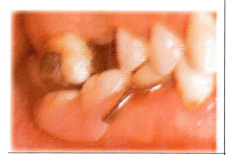 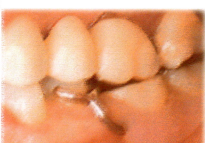

Placas Oclusais e Protetores Bucais

Capítulo

8

Arcada Dentária Reduzida –
Um Novo Conceito Terapêutico em Prótese

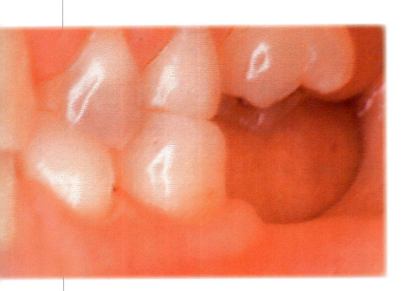

O objetivo principal de qualquer procedimento odontológico tem sido, ao longo do tempo, a preservação da dentição natural. Toda atividade feita na Odontologia, seja a mais simples, ou a mais complexa reabilitação, é para evitar que as pessoas se tornem desdentados totais. As medidas preventivas contra as doenças de cárie e periodontal têm apresentado sucesso considerável. Uma prova disso é o número de jovens sem lesões de cárie e a quantidade de dentes que os idosos hoje estão preservando. No entanto, o número de desdentados total e parcial ainda é preocupante. Estudos epidemiológicos relatam que um em cada dez indivíduos da população de baixa renda do Brasil é edêntulo aos 30 anos de idade.[26] E como é de se esperar, com o aumento da idade, este número tende a subir ainda mais.

A perda dental normalmente começa pelos molares, devido às doenças de cárie e periodontal. Um trabalho realizado nos países escandinavos por Duningere & Naujoks,[9] nos quais o sistema de prevenção, em termos de saúde pública, é de vanguarda, constatou que os molares são responsáveis por mais de 50% do índice CPOD.

A principal preocupação é para que estas pessoas com edentulismo parcial não passem para o outro estágio, que é a perda total dos elementos dentários. Cremos que neste ponto se resume um dos grandes problemas da Odontologia Preventiva. Parece que os mecanismos sociais voltam seus olhos somente para a prevenção em crianças, enquanto uma faixa muito grande da população fica de certa forma "desprotegida"e desorientada. Essas pessoas estão na dependência de trabalhos reabilitadores. Porém, muitas vezes, isso se torna impossível devido às condições físicas e mentais do paciente ou mesmo por razões financeiras decorrentes do tratamento. Possivelmente, uma mudança simples de comportamento, ou uma mudança de filosofia, dando uma abordagem diferenciada, talvez preventiva, pudesse evitar modificações drásticas na condição bucal, mantendo um nível de função bucal adequado com uma quantidade suficiente de dentes.

Alguns profissionais, atuando na área preventiva, de vez em quando perguntam: todas as reposições dentárias devem efetivamente ser feitas?

O presente capítulo tentará discutir, com bases nos trabalhos de Kayser et al,[13-15] este assunto, procurando conscientizar os profissionais da Odontologia para uma filosofia protética conservadora, a fim de que eles possam empregá-la nas diversas situações que diariamente aparecem em seus consultórios. Alguns profissionais, eventualmente, condenam e criticam esta filosofia, por considerá-la incompatível com a sua maneira de pensar, pois ainda estão dominados pelo velho dogma de que todos os dentes perdidos necessitam ser repostos. O objetivo dessa discussão é fazê-los refletir e repensar seus conceitos, bem como torná-los conscientes das nossas limitações diante de algumas situações que, muitas vezes, são frustrantes. Em contrapartida, poderão oferecer tratamentos simples, porém adequados e específicos, indo ao encontro das necessidades do paciente, e não obrigatoriamente dos desejos próprios.

CONCEITO

Arcada Dentária Reduzida: é definida como uma dentição onde os molares estão ausentes ou quando existe perda de unidades oclusais, começando de posterior para anterior.

Unidades Oclusais: são pares de dentes antagonistas que suportam a oclusão, por exemplo, pré-molares e molares.[14]

Este autor estabelece o princípio de que um pré-molar ocluindo contra outro pré-molar representa uma unidade oclusal; e que um molar ocluindo contra outro molar formam juntos duas unidades oclusais.

Excetuando-se os terceiros molares, já que faz parte do modernismo a sua remoção, cada pessoa que tem em sua boca até os segundos molares, possui 12 unidades oclusais, seis de cada lado. Pessoas que perderam os molares e permaneceram com dois pré-molares de cada lado têm quatro unidades oclusais. Esses pacientes são portadores de uma arcada dentária reduzida.

Para que o assunto não se torne confuso, vale lembrar que existe diferença entre arcada dentária reduzida e colapso oclusal (Figs. 8-1 e 8-2).

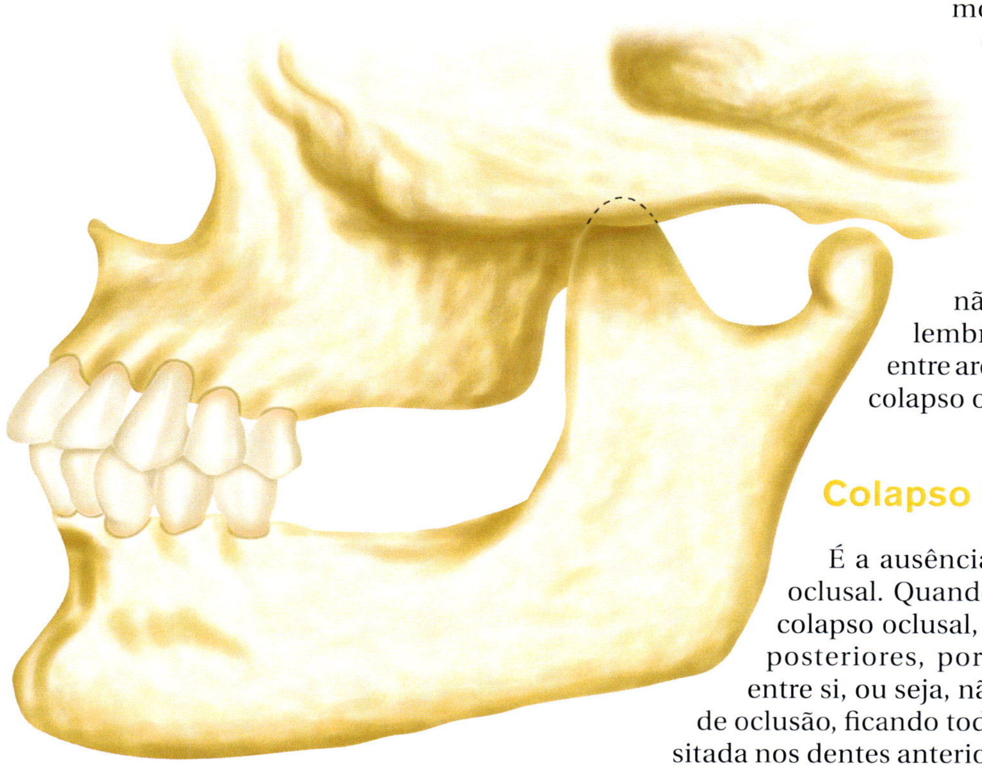

Colapso Oclusal

É a ausência de qualquer unidade oclusal. Quando o paciente apresenta colapso oclusal, ele até pode ter dentes posteriores, porém estes não ocluem entre si, ou seja, não possuem um relação de oclusão, ficando toda a carga oclusal depositada nos dentes anteriores.

Fig. 8-1 Desenho de uma arcada reduzida.

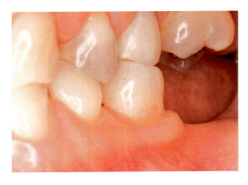

Fig. 8-2

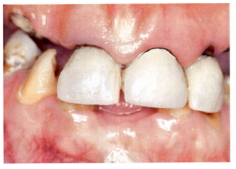

Fig. 8-3

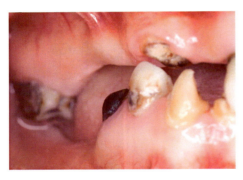

Fig. 8-4

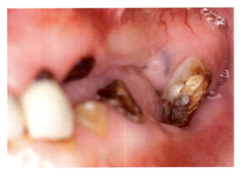

Fig. 8-5

Fig. 8-2 Vista lateral – paciente com a presença até o segundo pré-molar, há aproximadamente 25 anos. (Arcada Dental Reduzida).

Figs. 8-3 a 8-5 Vistas frontal e laterais direita e esquerda de uma paciente aos 26 anos de idade com colapso oclusal. Nenhum dente posterior oclui entre si.

Já nos pacientes com arcada dentária reduzida, pode haver apenas um pré-molar ocluindo contra outro pré-molar. Neste caso, somente uma unidade oclusal suporta a oclusão. Em outras palavras, estes dois dentes mantêm a dimensão vertical de oclusão (Figs. 8-3 a 8-5).

CONSIDERAÇÕES SOBRE AUSÊNCIA E REPOSIÇÃO DENTÁRIAS

Em 1929, McCollum[21] publicou um trabalho afirmando que a boca é um órgão da digestão, tão importante quanto é o fígado e o estômago, sendo que nela cada dente desempenha uma função indispensável e a perda de um prejudicaria automaticamente todo o sistema. Comparou a falta de um dente numa arcada com o dente de uma engrenagem, se um falha, toda a engrenagem não funciona. Por isso, sugeriu que os dentes fossem repostos com prótese parcial removível ou com prótese parcial fixa, devendo assim restabelecer todas as funções a eles destinados. Em 1937, Hirschfeld[11] defendeu a mesma idéia, recomendando que todos os dentes perdidos necessitariam de reposição o mais rápido possível. Ressaltou ainda que a não recolocação dos mesmos resultaria em sérios problemas, tais como: comprometimento estético, cárie dentária, lesões periodontais, impactação de alimentos e redução ou eliminação completa da função local.

No passado, a ausência de molares também era considerada responsável por sérios problemas no sistema estomatognático, como:

- Colapso periodontal, criando diastema na região anterossuperior.
- Deslocamento dos côndilos das ATMs, resultando em alteração da posição mandibular com aprofundamento da mordida.
- Sobrecarga nas ATMs, causando mudanças estruturais.

Devido a essas afirmações, os pacientes começaram a ser submetidos a tratamentos reabilitadores, sempre na tentativa de repor os 28 dentes tão necessários a sua demanda funcional. Conceito este que infelizmente norteia a maioria dos livros de Odontologia, em especial os de Prótese, até os dias de hoje, e nos tem levado a fazer tratamentos muitas vezes questionáveis.

No entanto, na década de 1970, esta conduta começou a ser questionada quando Ranfjord[27] afirmou: *Uma função satisfatória, assim como a estabilidade neuromuscular e oclusal pode ser estabelecida se os dentes anteriores e os pré-molares estiverem presentes, já que a dieta do homem moderno não requer uma dentição intacta para a sua demanda funcional.* O mesmo autor, ainda ressaltou: *A recolocação de molares é fonte comum de doença periodontal iatrogênica, e deve ser evitada se os requisitos estéticos e de função não forem afetados.*

Estudos feitos por Kerschbaum[17] mostraram que as falhas nos serviços odontológicos são muito altas. Já Zarb et al[35] afirmaram que o tão chamado preço biológico de um tratamento protético parece ser muito alto.

Também Wise[34] afirmou *que nem todos os dentes perdidos precisam ser repostos.*

Sabe-se que uma prótese fixa convencional dura em média de 6 a 6,6 anos, e que as próteses que estão sendo realizadas hoje em dia, mais de 60% delas, são repetições.

Em 1981, Kayser[14] assegurou que há capacidade suficiente de adaptação para assegurar uma função oral aceitável quando os pré-molares estão presentes.

Na realidade, a mudança comportamental do homem moderno tem trazido algumas alterações drásticas. Entre elas está a produção de alimentos tão refinados que parece que a estética está ocupando a principal função dos dentes em lugar da mastigação.

Para uma dentição ser considerada saudável, é necessário ter algumas característica e critérios biológicos, tais como:

- Ausência de manifestações patológicas.
- Função satisfatória.
- Variabilidade na forma e função.
- Capacidade de adaptação.

Na verdade, o simples fato de um paciente ter ausências dentárias não é indicativo para afirmar que sua dentição não esteja saudável. Necessitamos evidenciar se esta ausência está efetivamente comprometendo ou não a sua saúde bucal como um todo.

FUNÇÃO BUCAL E O NÚMERO MÍNIMO DE DENTES

É importante considerar que a Odontologia, de maneira geral, aceita a remoção dos terceiros molares com naturalidade, reduzindo o comprimento da arcada dentária. Também aceita, dentro do tratamento ortodôntico, além da ausência dos terceiros molares, a remoção dos primeiros pré-molares, criando, em parte, uma outra forma de arcada dentária reduzida.

Em 1974, Amsterdan[1] publicou talvez o seu trabalho de maior magnitude, intitulado: *25 anos de Prótese Periodontal,* artigo que virou referência internacional nas áreas abrangentes. Nele, o autor afirmou que, em 50 anos de vida, ocorre uma redução do tamanho da arcada dentária de 10 a 12 mm ocasionada pelos desgastes interproximais. A evidência desse fato é notada pela ampliação dos pontos de contato na direção vestibulolingual e com a diminuição do osso interproximal. Esses dados foram confirmados por Begg[3] através de estudos nos aborígines australianos (Fig. 8-6).

Para alguns, a perda dental muitas vezes é superdramatizada. Dependendo da óptica de cada profissional, pode levar a tratamento em algumas situações talvez desnecessárias.

Uma revista americana de Odontologia, *Dental Practice & Finance* – Março e Abril de 1997[16], publicou uma reportagem e a entrevista de um jornalista que procurou tratamento dentário com vários dentistas. Ele foi examinado por 50 profissionais em 28 estados americanos. Os orçamentos variaram de U$ 500 a U$ 29.000. Os planos de tratamento propostos foram de uma simples profilaxia até a sua reabilitação total. Esta entrevista foi feita porque o jornalista, Willian Ecenbarger, publicou na Revista *Reader's Digest,* fevereiro de 1997, um artigo com o título: *Como os Dentistas nos Roubam.*

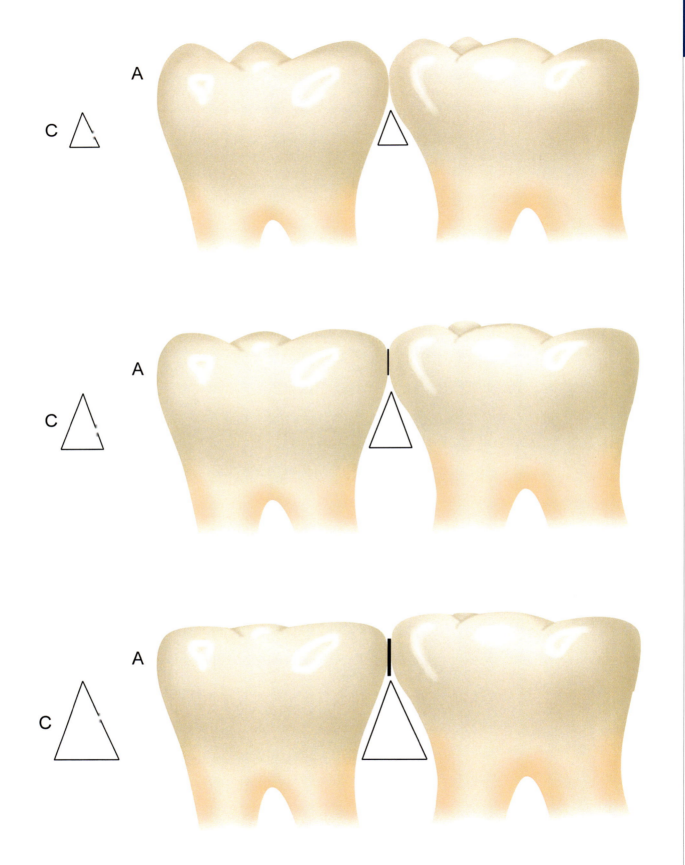

Fig. 8-6 Redução do tamanho de uma arcada dentária devido aos desgastes proximais, com o passar dos anos.

Oclusão: Para Você e Para Mim

A publicação provocou uma revolta muito grande nos dentistas americanos. É evidente que não faltaram críticas seríssimas ao jornalista. Acreditamos que os dentistas consultados fizeram seus planos de tratamento e orçamentos de acordo com o que sabiam da Odontologia e também com sua consciência visando o melhor para o seu paciente. Assim, fica evidente e bem claro a falta de critérios e parâmetros, neste caso, entre os clínicos americanos. Cremos que isso retrata a Odontologia de muitos países.

Na verdade, atuamos quase que praticamente da mesma maneira como fomos formados em nossas faculdades, e os trabalhos que realizamos são fundamentados também naquilo que aprendemos e acreditamos. Uma das coisas mais difíceis que existe é a mudança de mentalidade. Nós, em parte, resistimos muito a qualquer mudança que afeta nosso comportamento, especialmente em relação à nossa profissão.

O número de dentes que cada indivíduo necessita não pode ser estabelecido pelo dentista.[12] Outro autor, De Boever,[8] concluiu que em clínica particular a arcada dental reduzida é uma boa alternativa em pacientes com sérios problemas periodontais. Pilot[25], com base na literatura, também disse não existir evidências científicas disponíveis que possa defender que a arcada dentária reduzida deva ser estendida como um tratamento padrão.

Witter et al.[33] compararam o conforto bucal entre indivíduos com arcada dental reduzida, usuários de prótese parcial removível de extremo livre e indivíduos com arcadas dentárias completas. O conforto bucal foi medido conforme a ausência de dor ou desconforto, habilidade mastigatória e aparência da dentição. Os resultados não apontaram diferenças significativas entre os três grupos em relação à presença de dor e desconforto. As arcadas dentárias reduzidas, com três a cinco unidades oclusais, parecem oferecer conforto bucal suficiente. As próteses parciais removíveis de extremo livre, na maxila, não contribuíram para o conforto bucal dos indivíduos.

Meeuwissen et al.[22] realizaram um estudo com o propósito de conhecer o grau de satisfação de pacientes idosos em relação à presença da arcada dentária reduzida, especialmente considerando o número de unidades oclusais. Quando questionados sobre a satisfação com seu estado dental, 90% dos idosos responderam positivamente, 15% responderam não poder mastigar alimentos duros e 29% não estavam satisfeitos com a aparência dos seus dentes. A satisfação aumentou proporcionalmente ao número de unidades oclusais presentes. Já nos indivíduos com poucas unidades oclusais ou usuários de prótese parcial removível, estavam menos satisfeitos com seu estado dental.

Um estudo longitudinal com 118 pacientes com diferentes comprimentos de arcada dentária reduzida mostrou que existe uma capacidade de adaptação muito grande quando os oito pré-molares estão presentes. Essa adaptação aumenta ainda mais quando a arcada dentária reduzida é simétrica.[14]

Os pacientes idosos têm necessidades funcionais diferentes das dos pacientes mais jovens e podem não necessitar de reabilitação das arcadas.[29]

As experiências clínicas indicam que geralmente podem ser estabelecidas funções e oclusões satisfatórias, bem como estabilidade neuromuscular, se todos os pré-molares e dentes anteriores estiverem presentes, mesmo se estes perderam uma quantidade de suporte periodontal.[28]

Em 1982, a Organização Mundial da Saúde adotou como meta para a saúde bucal a manutenção de dentes ao longo da vida que proporcionem estética e função, constituindo uma dentição natural com não menos que vinte dentes, sem necessidade de prótese (Figs. 8-7 a 8-11).

AUSÊNCIA DENTÁRIA E DISFUNÇÃO MUSCULOARTICULAR (DMA)

Como já foi mencionada, a ausência de molares era tida como responsável por sérios problemas nos músculos e nas ATMs. Alguns trabalhos têm mostrado que esta relação não existe, exceto no caso de colapso oclusal, em que não há nenhum suporte posterior.

Em 1994, Witter et al[32] idealizaram um estudo com o objetivo de observar e descrever os efeitos clínicos relativos à estabilidade oclusal em indivíduos com arcada dentária reduzida, num período de seis anos. Os parâmetros para caracterizar a estabilidade oclusal foram: número de contatos oclusais na região posterior; a sobremordida profunda; o espaçamento interdental e o suporte de osso alveolar. Concluíram que uma arcada dentária reduzida com três a cinco unidades oclusais promove estabilidade oclusal duradoura.

Estudos epidemiológicos feitos por De Boever & Adriaens[7] e por Mejersjö[23] mostraram falta de correlação entre o número de unidades oclusais e a função ou disfunção do sistema estomatognático.

Num estudo realizado por Helm e Petersen,[10] publicado em 1988, após 20 anos de acompanhamento para verificar a correlação entre má oclusão morfológica acentuada e o surgimento de DMA em adolescente, concluíram, dentre outras coisas, que os pacientes que tiveram perda dental nesse período não apresentaram nenhuma correlação com o surgimento ou não das desordens temporomandibulares.

Outros estudos feitos por John & Owall[4] e Battituzzi[2] mostraram falta de correlação entre a ausência de molares com o desequilíbrio da função bucal.

AUSÊNCIA DENTÁRIA E PROBLEMA PERIODONTAL

Uma das grandes preocupações que o clínico geral e os especialistas em prótese têm está relacionada aos problemas periodontais que os pacientes possam vir a apresentar com a redução do número de dentes. Essa preocupação se fundamenta no fato de que, à medida que reduz a quantidade de dentes, os remanescentes ficariam sobrecarregados. Teoricamente, a preocupação

Estimativa do número mínimo de dentes necessários para satisfazer a demanda funcional do homem moderno

Função oral	Dentes necessários
Morder	Doze dentes anteriores
	Quatro pré-molares (?)
Mastigar	Oito pré-molares
	Quatro molares (?)
Falar	Doze dentes anteriores
Estética	Doze dentes anteriores
	Quatro pré-molares superiores
Estabilidade (conforto) mandibular	Doze dentes anteriores
	Oito pré-molares
	Quatro molares (?)
Total	Doze dentes anteriores
	Oito pré-molares
	Quatro molares (?)

Kayser, A.F.; Witter, D.J.; Spanauf, A.J.[13]

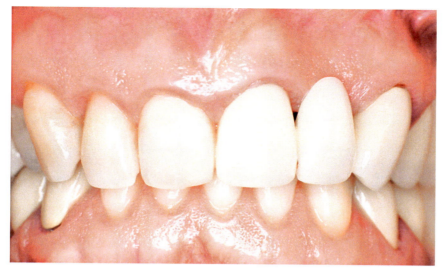

Fig. 8-7

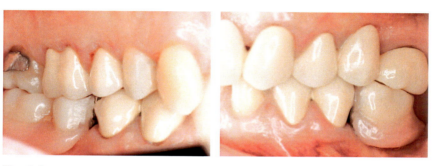

Fig. 8-8 Fig. 8-9

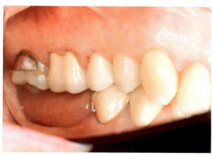 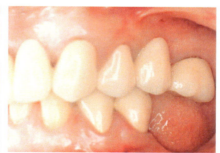

Fig. 8-10 Fig. 8-11

Figs. 8-7 a 8-9 Vistas frontal, laterais direita e esquerda de uma paciente com 56 anos de idade, tratada, por sua solicitação, com uma prótese parcial removível com encaixe. Para isso, foi necessário desgastar quatro dentes, dois pré-molares hígidos de cada lado. A paciente relatou que só usava a prótese para sair de casa, já que, para se alimentar, não havia se adaptado. Sugerimos à paciente que deixasse de usar a prótese, pois não tinha nenhum problema estético, e assim fez.

Figs. 8-10 e 8-11 Mostram a paciente sem a prótese, permanecendo com a arcada dentária reduzida. Função bucal aceitável.

é procedente. No entanto, se de fato isso acontecesse, todos os tratamentos ortodônticos que envolvessem exodontia, como já mencionado – às vezes são oito dentes removidos –, estariam comprometidos. Por outro lado, a substituição de dentes ausentes através de próteses, sejam fixas ou removíveis, resultaria em dentes remanescentes ainda mais sobrecarregados, porque além de receberem a carga normal, estariam também recebendo a carga dos elementos ausentes. É engano acreditar que, pelo fato de um dente estar unido a outros dentes por prótese, a carga sobre ele seria a mesma que quando estivesse isolado. Trabalhos do grupo de Nyman e Lindhe[24] indicam que o número de dentes não é um fator decisivo para obter sucesso nos resultados. A área do tecido periodontal pode ser reduzida longamente, ainda assim pode permanecer em boas condições de saúde. Estudos clínicos e experiências clínicas têm mostrado que dentes pilares de prótese parcial removível, em especial a de extremo livre, apresentam normalmente mobilidade aumentada. O método mais lento e oneroso de remover um dente é a prótese parcial removível mal planejada e executada.[31]

Outra situação que traz bastante preocupação diz respeito à inclinação que os dentes frequentemente sofrem, após a remoção dos dentes adjacentes. É importante chamar a atenção que as inclinações são maiores e mais comuns na arcada inferior. Esta inclinação acontece muitas vezes quando o dente irrompe após a exodontia do molar adjacente. Neste particular, a inclinação dos dentes é normalmente mais acentuada. Um outro fator que contribui para inclinação dos dentes inferiores é a relação oclusal. Os planos inclinados distais das cúspides dos dentes inferiores ocluem contra os planos inclinados mesiais das cúspide dos dentes superiores. A tendência desta relação oclusal, que é normal e natural, é mesialisar os dentes inferiores. Talvez isso possa também explicar o apinhamento dos dentes anteriores inferiores. Sendo os dentes de ambos os lados da arcada inferior pressionados para mesial, a resultante desta força será na região anterior, criando dessa forma os indesejáveis apinhamentos dentários.

Ainda no tocante aos molares inclinados, é regra geral suspeitar que a face mesial radicular tem regularmente perda óssea.

Sobre esse assunto, foi realizado um trabalho muito interessante na Suécia por quatro pesquisadores.[20] Eles selecionaram 69 pessoas, de uma amostra de 450, as quais possuíam molares com 30° ou mais de inclinação em relação ao plano oclusal. Foi avaliada a perda óssea por mesial e distal desses dentes e comparados aos dentes do lado oposto, que estavam na posição correta. Nenhuma diferença foi encontrada pelos autores nas amostras testadas. No entanto, isso não significa que os dentes inclinados não possam ser verticalizados; dependerá do objetivo proposto pelo profissional.

O que se pode considerar é que a região mesial desses dentes inclinados tem um processo de higienização mais difícil.

É muito comum observar na literatura protética a indicação da verticalização de molares para servir como elemento retentor de prótese. É possível que em algumas situações, isso possa ser feito e indicado. Os próprios ortodontistas, de maneira geral, contraindicam esse movimento, por ser muito traumatizante e difícil, além de comprometer o tecido ósseo por mesial e trazer transtorno oclusal. Talvez, a melhor solução seja manter o dente na posição de origem, buscando outro meio para a colocação da prótese ou mesmo não fazer nenhum trabalho restaurador.

Outra especulação sobre dente inclinado, dentro do aspecto da oclusão, é que muitos acreditam que a parte distal do dente fica alta, provocando prematuridade oclusal. Isso não é verdade. A distal do dente inclinado fica no plano oclusal, estabelecendo contato normal com o antagonista, enquanto a mesial fica em infraoclusão, isto é, sem contato oclusal.

COMO TRATAR UMA ARCADA DENTÁRIA REDUZIDA

Pelo índice de sucesso evidenciado, pela aceitação por parte dos profissionais cada vez maior e pelo fato de estarem se tornando cada vez mais populares, com certeza a melhor forma de se tratar, nos dias de hoje, um paciente com arcada dentária reduzida é com prótese sobre implantes. As próteses sobre implantes são, na nossa opinião, mais fáceis e bem mais conservadoras do que as convencionais. A propósito, é urgente que as escolas de Odontologia revejam o programa das próteses convencionais, pois as próteses sobre implantes já superaram em número as convencionais. Não existe necessidade de fazer trabalhos de pesquisa para constatar esse fato. É só fazer uma visita aos laboratórios de prótese dentária para certificar-se dessa realidade.

Esse tratamento com prótese sobre implante se resumiria no seguinte:

- Colocação de dois ou três implantes na distal do pré-molar, conforme a situação de cada paciente, e a colocação da prótese.
- Aproveitamento da raiz de um pré-molar e um ou dois implantes distais, colocando a prótese parcial fixa dentoimplantossuportada.
- Colocação de um implante distal, simplesmente para apoio de uma prótese parcial removível; essa prótese também seria uma prótese dentoimplantossuportada, porém diferente da prótese com extremo livre convencional, que é dentomucos-suportada.

Entretanto, nem todos os pacientes têm condições de colocar implantes e, sobre estes, prótese. Existe uma série de razões que impossibilitam este tratamento, tais como perda óssea considerável, problemas de ordem emocional, problemas financeiros, estado de saúde geral, etc.

OUTRAS MANEIRAS DE TRATAR UMA ARCADA DENTÁRIA REDUZIDA

Manter as condições existentes. Às vezes, com um ajuste oclusal, se consegue estabelecer contatos bilaterais mais efetivos, proporcionando mais conforto ao paciente e melhor eficiência mastigatória, em especial, se o paciente está a muito tempo sem os molares. As vantagens da manutenção da arcada dentária reduzida incluem:

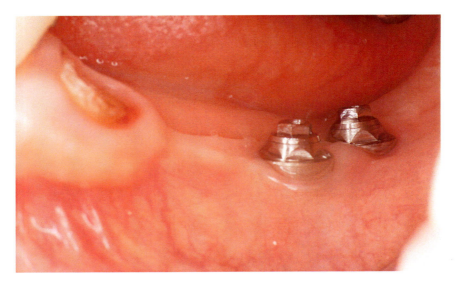

Fig. 8-12

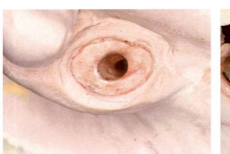

Fig. 8-13

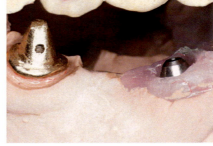

Fig. 8-14

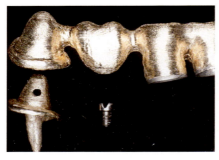

Fig. 8-15

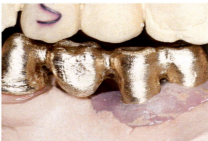

Fig. 8-16

Figs. 8-12 a 8-23 Caso clínico de uma paciente com 49 anos de idade tratada com prótese metalocerâmica suportada por dois implante (Sistema de Implante Conexão – Micruscone) e pela raiz do primeiro pré-molar inferior esquerdo. No núcleo, colocado na raiz desse dente, foi criado uma pequena rosca para que a prótese pudesse ser parafusada com "microparafuso".

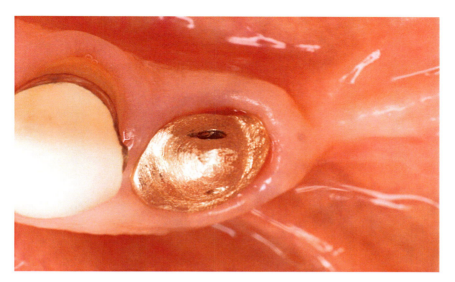

Fig. 8-17

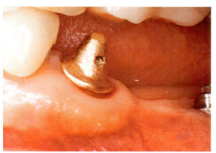

Fig. 8-18

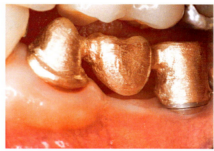

Fig. 8-19

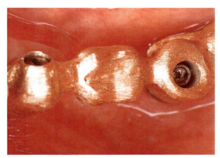

Fig. 8-20

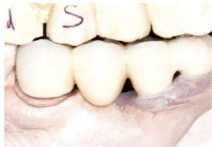

Fig. 8-21

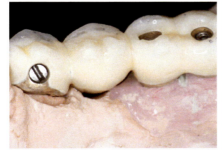

Fig. 8-22

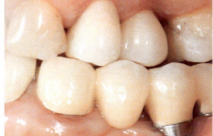

Fig. 8-23

Arcada Dentária Reduzida – Um Novo Conceito Terapêutico em Prótese

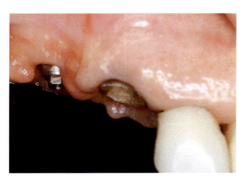

Fig. 8-24

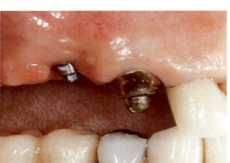

Fig. 8-25

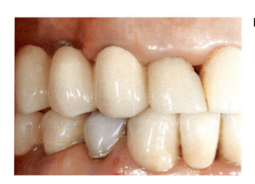

Fig. 8-26

Figs. 8-24 a 8-26 Paciente aos 64 anos de idade com extremidade livre superior do lado direito. O último "dente" existente era o canino. Somente um implante pôde ser colocado. Uma prótese fixa com três elementos de metalocerâmica com o segundo pré-molar suspenso foi instalada. Observar que na raiz do canino foi fundido junto ao núcleo um pilar de raiz do tipo Micruscone (Conexão), o que pode tornar a prótese totalmente parafusada.

Não houve necessidade de estender além do segundo pré-molar, porque o sorriso da paciente era limitado. Caso fosse necessário por razões estéticas, outro pré-molar seria colocado, porém sem superfície oclusal.

a racionalização do tratamento restaurador, a simplificação na manutenção da higiene bucal e a melhora no prognóstico dos dentes remanescentes, sendo considerada uma medida de boa relação custo-benefício!

Prótese parcial fixa de extremo livre. Apoia-se a prótese no mínimo em dois dentes e coloca-se um pôntico suspenso para distal. É válido ressaltar que esse tipo de prótese fixa é o que aponta o maior número de fracassos.

Prótese parcial removível de extremo livre. Esse tipo de prótese é a solução mais comum para o tratamento de arcada dentária reduzida. No entanto, também é o tipo de prótese mais rejeitado pelos pacientes. Mais de 50% das pessoas rejeitam o uso das próteses parciais removíveis de extremo livre, porque não conseguem se adaptar.

"O fato de as próteses parciais removíveis serem descartadas frequentemente pelos pacientes deveria ser levada mais a sério pelos protesistas.[14,15] Essas próteses são suportadas por duas estruturas completamente diferentes: pelo periodonto, que tem uma depressibilidade em torno de 0,1 mm, e a mucosa mastigatória, com uma depressibilidade de aproximadamente 1 mm. Mesmo com reembasamentos periódicos na base da prótese, a carga sempre recairá mais fortemente no último dente suporte. "É de pouca necessidade sociofuncional a substituição dos dentes posteriores perdidos com PPR, se o pa-

Figs. 8-27 a 8-31 Mostram paciente aos 72 anos de idade com arcada dentária reduzida. Foram colocados dois implantes e sobre eles uma prótese fixa metaloplástica com dois elementos, utilizando-se pilares Multi-Unit (Nobel).

Fig. 8-27
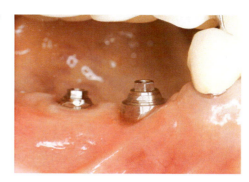

Fig. 8-28
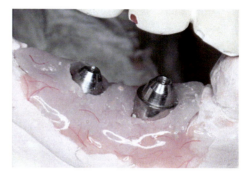

Fig. 8-29
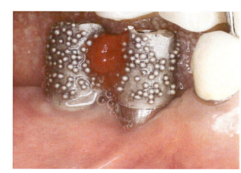

Fig. 8-30
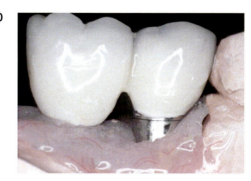

Fig. 8-31
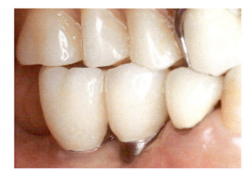

ciente for portador de três unidades oclusais."[19] Um outro problema desse tipo de prótese está no número limitado de desenhos da estrutura metálica. Por mais que se estude, que se programe, as estruturas metálicas serão muito semelhantes. O fator, talvez, que mais contribua para insucesso desse trabalho é a quantidade de dentes colocados à distal do dente pilar. Vários trabalhos,[5,18,31] inclusive desde a década de 1960,[6] enfatizam que se deve evitar a colocação dos segundos molares nas próteses parciais removíveis de extremo livre. Infelizmente, na atualidade, embora com todo o acesso que se tem à literatura, ainda os dentistas e técnicos insistem em colocar estes dentes. Quanto maior o número de dentes numa prótese de extremo livre, maior será o braço de alavanca, maior reabsorção óssea do rebordo e, como consequência, maior a carga sobre o dente suporte.

Em nossa opinião, as sequelas de uma prótese parcial removível seriam reduzidas, caso os seguintes aspectos forem considerados: colocar o apoio; na face mesial do dente retentor; estender a base da prótese o mais distal possível, reduzir o número de dentes até o primeiro molar, ou em vez do primeiro molar, colocar mais um pré-molar.

Nos casos de colapso oclusal, onde o canino é o último dente, aconselharíamos utilizar no máximo dois pré-molares, transformando a situação em uma arcada dentária reduzida (Figs. 8-32 a 8-37).

Arcada Dentária Reduzida – Um Novo Conceito Terapêutico em Prótese

Extrusão Dental

A preocupação com a extrusão dos dentes que ficariam sem antagonista é perfeitamente compreensível. Porém, existem procedimentos simples, que quando bem executados, podem conter este processo, os quais seriam através da união aos dentes adjacentes, que estão estabelecendo oclusão com o antagonista.

Esta união pode ser efetuada de várias maneiras, através do uso de próteses adesivas, feitas com metal, resina composta e porcelana; por restaurações com fio de aço colocado internamente, feitas com amálgama ou resina, desde que mantenha o espaço para a higienização; por coroas metalocerâmica ou metaloplásticas individuais, que podem ser unidas com solda; por *onlays* feitas com porcelana ou cerômeros; ou simplesmente acompanhar o caso clínico, pois há pacientes cujos dentes não sofrem extrusão.

As figuras 8-38 a 8-47 mostram alguns sistemas de contenção que podem ser usados para evitar a extrusão de dentes.

Considerações Finais

Estas considerações serão enfocadas em relação às próteses sobre implantes, seja do tipo protocolo, seja mucosoimplantossuportada.

No nosso entendimento, os princípios que norteiam a filosofia da arcada dentária reduzida podem e devem ser os mesmos praticados pelas prótese sobre implantes. Se o que foi dito sobre o assunto é válido para os dentes naturais e comprovado, porque também não recomendá-los para as próteses sobre os implantes?

Temos frequentemente participado de cursos e palestras, bem como visto em livros, e em nossas clínicas e na Universidade, próteses implantossuportadas tipo protocolo ou implantomucossuportada estendida até os segundos molares, em especial na arcada inferior. É também comum vermos dois implantes colocados na região dos incisivos inferiores, ancorando uma prótese que se estende até os segundos molares. Próteses como estas são convites ao fracasso. Se não há motivos estéticos e se a função bucal é aceitável na presença dos primeiros molares ou mesmo dos segundos pré-molares, por que repetir os erros das próteses convencionais?

Por acreditar e seguir essa filosofia de tratamento, obviamente com critérios, e procurando ampliar a sua divulgação com o objetivo principal de colaborar com nossos colegas dentistas, é que nos sentimos estimulados a escrever este capítulo, embora pequeno. Sabemos que pairam ainda muitas incertezas e dúvidas, também somos conscientes da existência de críticas, e que é bom que elas existam, mas o objetivo principal foi visar o cirurgião-dentista, para que ele possa praticar uma Odontologia científica, com menos dogmas, prazerosa e por que não dizer, mais humana (Figs. 8-48 a 8-50).

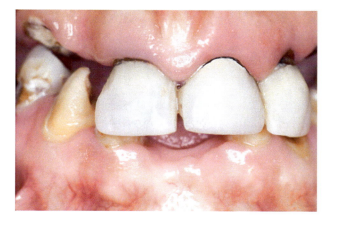

Fig. 8-32

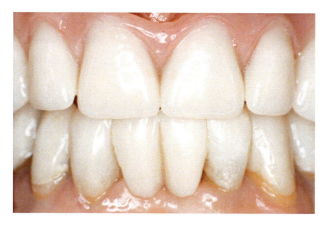

Fig. 8-33

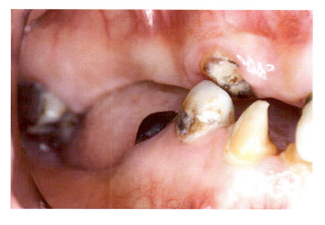

Fig. 8-34

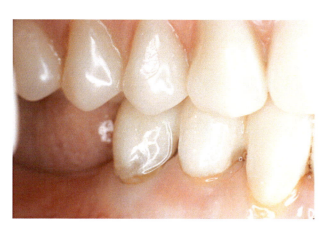

Fig. 8-35

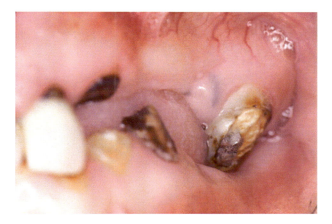

Fig. 8-36

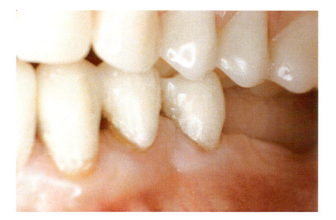

Fig. 8-37

Figs. 8-32 a 8-37 Vistas frontais e laterais direita e esquerda de uma paciente com colapso oclusal, antes e depois do tratamento. Os dentes e restos radiculares da arcada superior foram removidos, e colocada uma prótese total imediata, enquanto na arcada inferior, após cirurgia periodontal e colocação de núcleos, foram instaladas próteses provisórias.

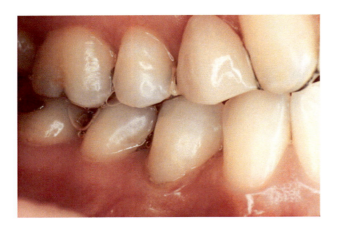
Fig. 8-38

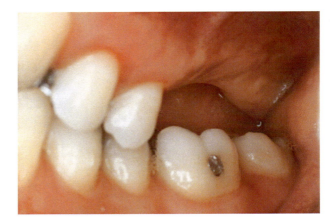
Fig. 8-39

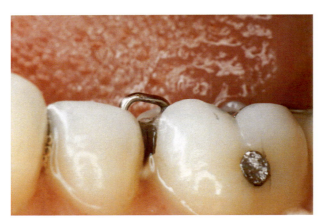
Fig. 8-40

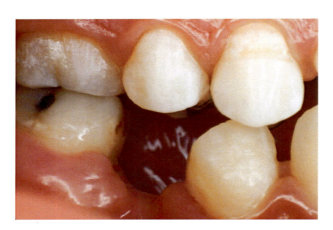
Fig. 8-41

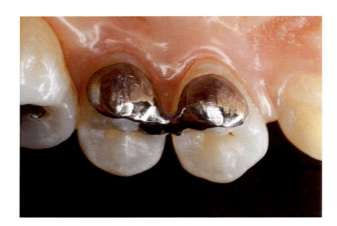
Fig. 8-42

Figs. 8-38 a 8-40 Paciente apresenta ausência dos molares superiores do lado esquerdo – arcada dentária reduzida. Nas superfícies oclusais do dente 35 ao 37, já com restauração com amálgama, foram feitas canaletas onde se colocou fio de aço e posterior colocação de amálgama. Como as ameias eram pequenas, as cristas marginais nas restaurações foram mantidas intactas. Já no fio de aço, deu-se a forma de uma alça para facilitar a passagem de fio dental, possibilitando a higienização.

Obs.: As restaurações não foram substituídas a pedido da paciente.

Figs. 8-41 e 8-42 Dente 15 sem antagonista. Impossibilitada de realizar prótese sobre implante na região inferior, foi confeccionada uma prótese adesiva unindo o dente 14 e o 15, evitando assim a extrusão do segundo pré-molar superior.

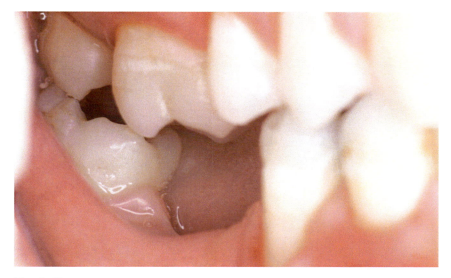

Fig. 8-43

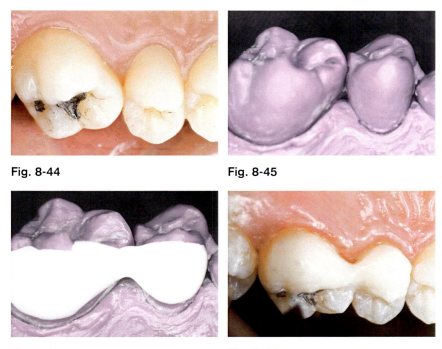

Fig. 8-44 Fig. 8-45

Fig. 8-46 Fig. 8-47

Figs. 8-43 a 8-47 Situação semelhante ao anterior. Neste caso, o hemiarco superior foi moldado e reproduzido em Impregum (poliéter). Nele foi confeccionada uma prótese adesiva de resina composta e, após acabada e polida, foi instalada na boca.

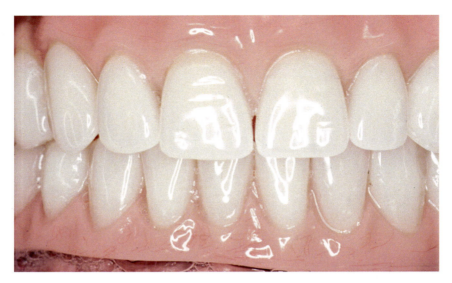

Fig. 8-48

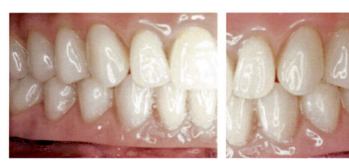

Fig. 8-49 **Fig. 8-50**

Figs. 8-48 a 8-50 Paciente tratado com prótese total superior e, na arcada inferior, foram colocados quatro implantes e, sobre eles, uma prótese parafusada estendida até os primeiros molares.

REFERÊNCIAS

1. AMSTERDAM, M. Periodontal prosthesis. *Twenty five years – in retrospect.* Alpha Omega, 1974.
2. BATTISTUZZI, P.G. e cols. Partial edentulism, prostheic treatment and oral function in a Dutch population. *J. Oral Rehabil.,* 14: 549-555, 1987.
3. BEGG & KESLING: Begg Orthod. Theory and Tcnique – apud. *In:* MOURA, C.R. *Ortodontia Clínica – passo a passo.* Robe, p. 94-95 199...
4. BJOM, A.L.; OWALL, B. Partial edentulismo and its prosthetic treatment. *Swed Dent. J.,* 3:15-25, 1979.
5. CARDOSO, A.C. Estúdio de la transmisión de furzas a la estruturas de suporte en prótesis parcial removible(P.P.R) de extremidade livre. *Rev. Odonto.* Dominicana, 1:43-48, 1992.
6. CHRISTENSE, F.F. Mandibular free-end denture. *J Proth. Dent.,* 12:111-15, 1962.
7. DE BOEVER, J.A.; ADRIAENS, P.A. Occlusal relationship in patients with pain-dysfunction symptoms in the temporomandibular joints. *J. Oral Rehabil.,* 1983; 10:1-7.
8. DE BOEVER, J.A. Principles of prosthodontic treatment after systemic periodontal treatment. *Die Quintessenz,* 1978; 11:101-5.
9. DUNNINGER, P. e cols. Wachs in 10 Jahren. *Dtsch Zahnarzt Z.* 41: 836-840, 1986.
10. HELM, S. & PETERSEN, E. Mandibular disfunction in adulthood in relation morphologic malocclusion at adolescent. *Acta. Odont. Scand.,* 47:309-315, 1989.
11. HIRSCHFELD, I. The individual missing tooth. *J. Am. Dent. Assoc.,* 1937, 24:67-82.
12. KARLSEN, K. Factors that influence the provision of partial prosthetic appliances. *J. Dent.,* 1973; 1:52-7.
13. KAYSER, A.F.; WITTER, D.J.; SPANAUF, A.J. Overtreatment with removable partial dentures in shortened dental arches. *Aust. Dent. J.,* 32:178-82, 1987.
14. KAYSER, A.F. Shortened dental Arch and oral function. *J. Oral Rehab.,* 8:457-62, 1981.
15. KAYSER, A.F. The shortened Dental Arch: A therapeutic Concept in Reduced Dentitions and Certain Hihg-Risk group. *Int. J. Period. Rest. Dent.,* 9:427-449, 1989.
16. KEHOE, B.; BLUNK, D. Target Practice. Why Reader's Digest threw darts at dentistry. *Dent. Pract. & Finan.,* 24-30, 1997.
17. KERSCHBAUM, T.H. The condition and the change of the remaining dentition after treatment with removable partial dentures and crowns. Cologne, Federal Republic of Germany: Universitats Zahn – und Kieferklinik Kölln, 1978. *D Dent M thesis.*
18. KROLL, A.J. Periodontal Considerations in removable partial denture design. *In:* WENTZ, F.M. ed *Principles and practice of periodontics.* Springfield Thomas, 1978, cap. 9, p. 231-48.
19. LEAKE, J.L.; HAWKINS, R.; LOCHER, D. Social and Functional impact of reduced posterior dental units in older adults. *J. Oral Reabil.,* 21: 1-10, 1994.
20. LUNDGREN, D. e cols. Periodontal conditions around tipped upright molars in adults. An intra-individual retrospective study. *Europ. J. of Orthod.,* 14:449-455, 1992.
21. MCCOLLUM, B.B. Consideration and treatment of the mouth as an organ of Digestion. *J. Amer. Dent. Ass.,* 1426-1431, 1929.
22. MEEUWISSEN, J.H. et al. Satisfaction with reduced dentitions in elderly peoplo. *J. Oral Reab.,* 22: 397-401, 1995.
23. MEJERSJÖ, C. Long-term development after treatment of mandibular dysfunction and osteoarthrosis. Gothenburg. Sweden:, Sweden? Universitetet I Göteborg, 1979. *D Odont thesis.*
24. NYMAN, S.; ERICSSON, I. The capacity of reduced periodontal tissues to support fixed bridgework. *J. Clin. Periodontal,* 1982; 9:409-14.
25. PILOT, T. Analysis of the overall effectiveness of treatment of periodontal disease. *In:* SHANLEY, D. *Efficacy of treatment procedures in Periodontics.* Chicago: Quintessense Co, 1980, p. 213-231.
26. PINTO, V.G. *A odontologia brasileira as vésperas do ano 2000: Diagnóstico e caminhos a seguir.* Ed. Santos: São Paulo, 1993.
27. RAMFJORD, S.P. Periodontal aspects of restorative dentistry. *J. Oral Rehabil.,* 1974; 1:107-126.
28. RAMFJORD, S.P.; ASH, M.M. Periodontologia e periodontia: *Teoria e Prática Moderna.* São Paulo: Ed. Santos, 1991.
29. SMITH, J.W.; SHEIRAM, A. How dental conditions handicap the elderly. *C Dent. Oral Epid.,* 7: 305-10, 1979.
30. STEINHARDT, G. The reciprocal dependence between the periodontal tissues and the têmporomandibular joint in the chewing act. *Dtsch Zahnarztl Z,* 1950; 5:1157-73.
31. VIEIRA, D.F. & TODESCAN, R. Estarrecedora situação da prótese parcial removível. *Ver. Ass. Paul. Cirur. Dent.,* 6: 299-310.
32. WITTER, D.J. et al. A 6-years follow-up stud of oral function in shortened dental arches. Part I: Occlusal stability. *J. Oral Reabil.,* 21:113-125, 1994.
33. WITTER, D.J. e cols. Oral confort in shortened dental arches. *J. Oral Rehabil.,* 17: 1990, p. 137-143.
34. WISE, M.D. Occlusion and restorative dentistry for the general practitioner. Part II. Examination ot the occlusion and fabrication of study casts. *Brit. Dent. J.,* 152(5):160-5, 1982.
35. ZARB, G.A.; BERGMANN, B.; CLAYTON, J.A.; MACKAY, H.F. Prosthodontic treatment for partially edentulous patients. St. Louis: CV Mosby, 1978:17-62.

Impressão e acabamento

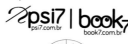